Entwicklung und erste empirische Überprüfung eines stationären Interventionskonzepts zur Behandlung von Typ 1 Diabetikern mit Hypoglykämieproblemen

AF893513

Psychophysiologie in Labor und Feld

Herausgegeben von Michael Myrtek und Jochen Fahrenberg

Band 11

PETER LANG

Frankfurt am Main · Berlin · Bern · Bruxelles · New York · Oxford · Wien

Thomas Kubiak

Entwicklung und erste empirische Überprüfung eines stationären Interventionskonzepts zur Behandlung von Typ 1 Diabetikern mit Hypoglykämieproblemen

PETER LANG
Europäischer Verlag der Wissenschaften

Bibliografische Information Der Deutschen Bibliothek
Die Deutsche Bibliothek verzeichnet diese Publikation in der Deutschen Nationalbibliografie; detaillierte bibliografische Daten sind im Internet über <http://dnb.ddb.de> abrufbar.

Zugl.: Freiburg (Breisgau), Univ., Diss., 2002

D 25
ISSN 1430-8109
ISBN 3-631-50659-7

© Peter Lang GmbH
Europäischer Verlag der Wissenschaften
Frankfurt am Main 2003
Alle Rechte vorbehalten.

Das Werk einschließlich aller seiner Teile ist urheberrechtlich geschützt. Jede Verwertung außerhalb der engen Grenzen des Urheberrechtsgesetzes ist ohne Zustimmung des Verlages unzulässig und strafbar. Das gilt insbesondere für Vervielfältigungen, Übersetzungen, Mikroverfilmungen und die Einspeicherung und Verarbeitung in elektronischen Systemen.

www.peterlang.de

Für Sofie, Jana und Lisa-Ann

Abstract

Background and Aims. To develop and assess the effectiveness of a self-management oriented intervention programme for the treatment and prevention of reduced hypoglycaemia awareness and hypoglycemia problems regarding (1) prevalence of hypoglycaemia problems (severe hypolycaemia and/or reduced hypoglycaemia awareness); (2) severe hypoglycaemic episodes (coma/requiring assistance); (3) hypoglycaemia awareness (self-rating).

Materials and Methods. The intervention was developed on the basis of descriptive analysis of a clinical sample of type 1 diabetes patients. For evaluation, $N = 207$ type 1 diabetic inpatients took part in this controlled pre-post study. $N = 105$ patients participated in a self-management oriented treatment programme (3 long lessons, experimental group, EG), $N = 102$ patients received conventional patient education on the subject of hypoglycaemia (2 standard lessons, control group, CG). Measurements were obtained before treatment (t_0) and after 6 months follow-up (t_1).

Results. Relevant baseline characteristics were parallel in both groups (CG *vs.* EG: age 34.4 $\pm$ 12.9 *vs.* 37.0 $\pm$ 14.1, sex[male] 41 [40.2%] *vs.* 41 [39.0%], duration of disease 16.2 $\pm$ 9.3 *vs.* 16.4 $\pm$ 10.6, HbA_{1c} [%] 7.0 $\pm$ 1.7 *vs.* 7.0 $\pm$ 1.5, prevalence diabetic complications 44 [43.1%] $\pm$ 41 [39.0%], severe hypoglycaemia (past 12 months) 1.33 $\pm$ 4.5 *vs.* 1.4 $\pm$ 4.7, hypoglycaemia awareness 11.7 $\pm$ 5.3 *vs.* 12.1 $\pm$ 4.9 prevalence hypoglycaemia problems 43 [42.2%] *vs.* 53 [50.5%]). Follow-up data were obtained from 92 CG patients (90.2%) and 85 EG patients (81.0%) with a mean follow-up period of 6.75 $\pm$ 3.2 *vs.* 6.51 $\pm$ 3.5 months (n.s.). (1) Prevalence of hypoglycaemia problems decreased in EG (t_0 *vs.* t_1 : 41 [48.2%] *vs.* 20 [23.5%]), whereas prevalence in CG remained constant (t_0 / t_1 : 38 [41.3%]; Mantel-Haenszel-χ^2=5.45, $p < .01$). EG intervention leads to a relative risk reduction of 43.7% (odds ratio) to suffer from hypoglyaemia problems at t_1 (log likelihood=-111.96, $p < .05$; McFadden's $\rho^2 = .29$); (2) Number of severe hypoglycaemic episodes decreased markedly (coma), resp. significantly (requiring assistance) more in EG than in CG (number/12 months, CG *vs.* EG; coma t_0: 1.26 $\pm$ 4.5, t_1: 0.94 $\pm$ 5.3 *vs.* t_0: 1.13 $\pm$ 4.6, t_1: 0.115; assistance required: t_0: 1.27 $\pm$ 4.7, t_1: 3.05 $\pm$ 0.7 *vs.* t_0: 1.91 $\pm$ 4.6, t_1: 0.77 $\pm$ 3.5; Mann-Whitney test on differences t_0-t_1 , EG *vs.* CG: coma n.s., assistance required $p < .01$); (3) hypoglycaemia awareness remained constant in EG, whereas some deterioration was observed in CG (CG *vs.* EG, t_0:11.53 $\pm$ 5.3, t_1: 10.03 $\pm$ 4.7 *vs.* t_0: 12.05 $\pm$ 4.8, t_1: 11.71 $\pm$ 5.1, $p = .064$). Furthermore, HbA1c levels did not differ (CG *vs.* EG, t_0: 6.8 $\pm$ 1.5, t_1: 6.2 $\pm$ 1.3 *vs.* t_0: 6.8 $\pm$ 1.6, t_1: 6.3 $\pm$ 0.9, n.s.).

Conclusion. A benefit of self-management based intervention could be observed with regards to primary target criteria. Results are consistent with findings showing the superiority of self-management based patient education in other fields of diabetes self-care. With hypoglycaemia unawareness being a major obstacle for achieving durably near normal glycemic control in type 1 diabetes, a self-management based programme could offer a substantial contribution, offering opportunities of treatment as well as prevention of hypolycaemia problems.

Danksagung

Zu großem Dank bin ich den Mitarbeitern des Diabetes Zentrum Mergentheim verpflichtet, inbesondere dem 1999 verstorbenen ärztlichen Direktor des Zentrums, Herrn Dr. med. Kristian H. Bergis, dessen Engagement diese Arbeit erst ermöglicht hat. Ebenso will ich dem Leiter des Forschungsinstituts der Diabetes-Akademie, Priv.-Doz. Dr. Norbert Hermanns, danken, der mir während aller Phasen des Projekts hilfreich zur Seite stand. Weiter sind Bernd Kulzer, leitender Diplompsychologe im Diabetes Zentrum, und Hans-Jürgen Schreckling, leitender Oberarzt, verantwortlich für die Insulinpumpentherapie, zu nennen. Weiterhin danke ich Herrn Prof. Dr. Fahrenberg, Psychologisches Institut der Universität Freiburg, für Betreuung und Unterstützung während der gesamten Dauer des Forschungsvorhabens. Zu erwähnen sind weiterhin die Stationsärzte, die zur erfolgreichen Umsetzung der Basisdokumentation beigetragen haben. Hier seien namentlich insbesondere Herr Dr. med. Christian Kipp, Herr Ulrich Schulte, Frau Dr. med. Christine Hammermeister und Frau Bettina Kuhr erwähnt. Ferner danke ich Herrn Prof. Dr. med. Thomas Haak, Chefarzt des Diabetes Zentrum Mergentheim, für seine Unterstützung und die Möglichkeit, das Projekt durchzuführen. Einen großen Teil der im Rahmen der Untersuchung eingesetzten PSION-Kleincomputer wurden freundlicherweise von Frau Prof Dr. Fehm-Wolfsdorf zur Verfügung gestellt. Herrn Dipl. phys. Paul Hüttner, Psychologisches Institut der Universität Freiburg, und Herrn Martin Walter, Firma gsm-Design, Nürnberg, seien für ihren Beitrag zur Programmierung der Kleincomputer herzlich gedankt. Viele andere haben einen Anteil an dieser Arbeit, sei es durch inhaltliche wie methodische Diskussionen oder durch das Gegenlesen des Manuskripts, zu nennen sind hier Melanie Ebert, Hannah Rittmeier, Rainer Leonhart und Frau Dr. phil. Stephanie Lichtenberg. Besonderer Dank gilt meinen Eltern, meiner Ehefrau und meinen Töchtern, die mir während der gesamten Dauer des Forschungsvorhabens zur Seite standen. Ohne ihre Unterstützung wäre dieses Projekt nicht möglich gewesen.

Inhaltsverzeichnis

Tabellenverzeichnis

Abbildungsverzeichnis

1 Einleitung

Typ 1 Diabetes ist eine chronische Stoffwechselerkrankung, die vom Betroffenen ein hohes Maß an Selbstbehandlungskompetenzen und krankheitsbezogenen Selbstmanagementfertigkeiten verlangt (Reinecker, 1995). Die Hauptverantwortung für die erfolgreiche Durchführung der Therapie liegt beim Patienten selbst. Vor dem Hintergrund des Selbstmanagementansatzes gilt der Diabetes als Modellparadigma für verhaltensmedizinische bzw. gesundheitspsychologische Ansätze in der medizinischen Versorgung. Die Bedeutung und Effektivität eines solchen verhaltensmedizinischen Vorgehens konnte in zahlreichen neueren Studien bestätigt werden (Glasgow et al., 1999; Norris, Engelau & Venkat-Nayaran, 2001; Rachmani, Levi, Slavachevski, Avin & Ravid, 2002).

Die vorliegende Arbeit ist dieser verhaltensmedizinischen Perspektive verpflichtet. Gegenstand ist die Entwicklung und erste empirische Überprüfung eines stationären Behandlungs- und Schulungsprogramms zur Prävention und Behandlung von hypoglykämieassoziierten Problemen bei Typ 1 Diabetes. Die Problematik der Unterzuckerungen stellt zwar nur einen kleinen Ausschnitt aus dem Spektrum verhaltensmedizinisch relevanter Problembereiche bei Diabetes mellitus dar (vgl. Kulzer, 1992). Dennoch kommt ihr ein entscheidender Stellenwert im Rahmen der Diabetesbehandlung zu. Hypoglykämien sind als einer der wichtigsten limitierenden Faktoren der Insulintherapie zu sehen (Cryer, 1994). Auch ist eine gesteigerte Inzidenz von Hypoglykämieproblemen im Zusammenhang mit modernen Therapieformen beobachtbar (The Diabetes Control and Complications Trial Research Group, 1998, 1997), ein Umstand, der die Bedeutung des Problembereiches weiter unterstreicht. Damit geht auch ein gesteigertes Interesse auf dem Gebiet der Hypoglykämieforschung einher (Abbildung 1.1): Hypoglykämien sind zu einem wichtigen Thema in der modernen Diabetologie geworden. Dies wird auch durch die in den USA vom National Institute of Health finanziell geförderten Forschungsprojekte im Bereich der Patientenschulung deutlich (Brown, 1999; Tabelle 1.1): neben länderspezifischen Besonderheiten (Schulung ethnischer Minderheiten) und methodischen Schwerpunkten (z. B. Einsatz von Informationstechnologie) liegen inhaltliche Schwerpunkte auf dem Gebiet der Intervention bei Hypoglykämieproblemen und der Evaluation verhaltensmedizinisch orientierter Ansätze.

Im Kern der Hypoglykämieprobleme, wie sie als Gegenstand dieser Arbeit definiert werden, steht das sog. „hypoglycemia unawareness"-Syndrom, ein Syndrom, das durch eine fehlende oder beeinträchtigte Wahrnehmung von Unterzuckerungen charakterisiert ist (Frier & Fisher, 1999). Für die Genese und Aufrechterhaltung einer beeinträchtigten Hypoglykämiewahrnehmung sind miteinander interagierende biomedizinische Faktoren (z. B. Verschiebung glykämischer Schwellen) sowie psychologische bzw. psychosoziale Determinanten (z. B. interozeptive Leistungen, Verhaltensfaktoren, Umgang mit Hypoglykämien) gleichsam von entscheidender Bedeutung.

Zielsetzung dieser Arbeit ist, aus praxisbezogener Sicht ein praktikables Behandlungsprogramm zu entwickeln und zu evaluieren mit dem Ziel, ein effektives Präventions- und Interventionsinstrument verfügbar zu haben, um die Prävalenz von schweren Unterzuckerungen und Hypoglykämieproblemen zu senken.

Diese Arbeit wurde unter einer primär anwendungsbezogenen Perspektive durchgeführt. Auf die Entwicklung und Darstellung eines detaillierten „Störungsmodells" von hypoglykämieassoziierten Problemen wird hierbei bewußt verzichtet, da dies weder im Fokus dieser Arbeit liegt, noch einen entscheidenden Nutzen gegenüber heuristischen Rahmenmodellen für die Entwicklung des Interventionsprogramms bietet. Der interessierte Leser sei auf Her-

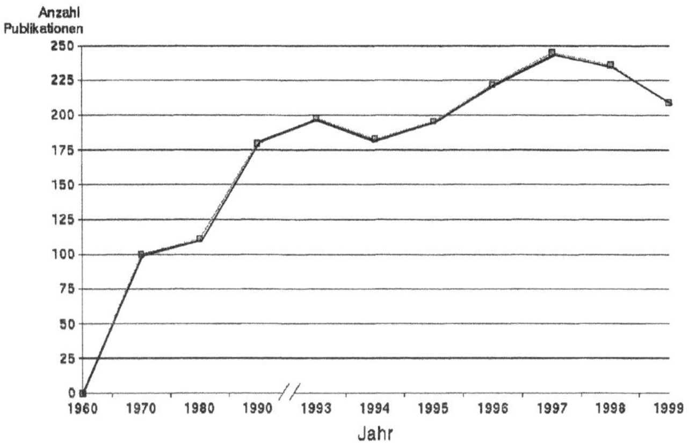

Abbildung 1.1: Anzahl Publikationen zum Thema „Hypoglykämie" zwischen 1960 und 1999 (Quelle: MedLine).

Anmerkungen. Dargestellt sind die Ergebnisse einer Recherche in der Datenbank MedLine (Stand: Dezember 2000; englischsprachige Publikationen mit Schlagwort „hypoglycemia"/„hypoglycaemia" – Beschränkung auf Publikationen/Studien im Humanbereich).

manns (2000) verwiesen, der ein detailliertes, empirisch fundiertes Störungsmodell der Hypoglykämieproblematik entwirft.

Die vorliegende Arbeit ist in drei große Bereiche gegliedert: im *ersten Teil* wird ein Überblick über den theoretischen Hintergrund der Arbeit gegeben (Kapitel 2). In Kapitel 2.1 werden dabei die für diese Arbeit relevanten Grundlagen des Diabetes und verhaltensmedizinische Ansätze, die im Rahmen des zu entwickelnden Interventionsprogramms Anwendung finden, dargestellt. Es folgt eine ausführliche Darstellung der Unterzuckerungsproblematik im Rahmen der Diabetesbehandlung (Kapitel 2.2).

Der *zweite Teil* der Arbeit beschäftigt sich mit der Entwicklung des Interventionsprogramms (Kapitel 3 und 4). Hierbei werden relevante Vorarbeiten für Evaluationsplanung (Operationalisierung der Zielkriterien) und die Programmentwicklung (Ist-Analyse) dargestellt (Kapitel 3.1). Anschließend wird das zu implementierende Pro-

Tabelle 1.1: Vom National Institute of Health in den USA finanzierte Forschungsschwerpunkte zur Schulung von Diabetespatienten (nach Brown, 1999, p. 57; Hervorhebungen vom Verfasser).

- Schulungsprogramme für kulturelle Minderheiten
- *verhaltensmedizinische Interventionen (fokussierend auf Empowerment, Coping, Verhaltensmodifikation etc.)*
- *„hypoglycemia unawareness" und Hypoglykämieprobleme*
- neue Selbstbehandlungansätze des Patienten zuhause (z. B. eigenständige computergestützte Auswertung der individuellen Blutglukosemeßgeräte)
- kulturspezifische diätetische Schulungsinhalte (z. B. Fettkonsum bei bestimmten Minoritäten)
- Einsatz von Computertechnologie
- Nachsorge in der Patientenedukation
- Prävention durch Ernährung und Bewegung (Typ 2 Diabetes)
- Evaluation und Vergleich verschiedener Leistungserbringer (z. B. Diabetesberater, Pflegepersonal)

gramm ausführlich vorgestellt (Kapitel 3.2). Eine Darstellung des Evaluationsplans schließt diesen Teil der Arbeit ab (Kapitel 4).

Im *dritten Teil* der Arbeit erfolgt die Darstellung der Ergebnisse der ersten empirischen Überprüfung des Programms (Kapitel 5). Die Diskussion der Ergebnisse und ein Ausblick auf das geplante weitere Vorgehen nach Abschluß dieses Projekts schließen die Arbeit ab (Kapitel 6). Kapitelbezogene Zusammenfassungen der jeweils relevantesten Aspekte sollen dem Leser eine rasche Orientierung ermöglichen.

2 Theoretischer Hintergrund

2.1 Grundlagen des Diabetes mellitus

Der Diabetes mellitus ist keine homogene Erkrankung. Vielmehr werden unter dem Begriff verschiedene Störungen des Kohlenhydratstoffwechsels zusammengefaßt, deren Leitsymptom ein mehr oder weniger chronisch erhöhter Blutglukosespiegel (*Hyperglykämie*) ist (Berger, 1995b). Es existieren eine Vielzahl unterschiedlicher ätiologisch begründbarer Formen des Diabetes (World Health Organization, 1985; The Expert Committee on the Diagnosis and Classification of Diabetes Mellitus, 2001). Die zahlenmäßig bedeutsamsten diabetischen Syndrome sind dabei der Typ 2 und Typ 1 Diabetes.

Charakteristisch für den Typ 2 Diabetes (synonym „non insulin-dependent diabetes", NIDDM; sog. „Altersdiabetes") ist ein Syndrom, das mit einem ausgeprägten Hyperinsulinismus und einer Insulinresistenz einhergeht (Starke, 1995c). Für seine Entstehung spielen eine hereditäre Komponente sowie vor allem auch Faktoren, die mit der individuellen Lebensweise assoziiert sind (mangelnde Bewegung, Adipositas), eine entscheidende Rolle (Starke, 1995c; American Diabetes Association & National Institute of Diabetes, Digestive, and Kidney Diseases, 2002). Der Typ 2 Diabetes weist eine beträchtliche Querschnittsprävalenz und steigende Inzidenz auf und hat mittlerweile in Industrienationen den Status einer „Volkskrankheit" (Janka, 2001).

Im Mittelpunkt dieser Arbeit wird der Typ 1 Diabetes stehen (synonym „insulin-dependent diabetes mellitus", IDDM; Insulinmangeldiabetes, juveniler Diabetes mellitus). Auf das Krankheitsbild des Typ 2 Diabetes wird nur in Querverweisen eingegangen, wenn sich wichtige Parallelen ziehen lassen. Im allgemeinen sind schwere Hypoglykämien bzw. Hypoglykämieprobleme, die im Fokus dieser Arbeit stehen, bei Patienten mit einem diätetisch bzw. mit oralen Antidiabetika eingestellten Typ 2 Diabetes ein äußerst seltenes, dann allerdings oft schwerwiegendes Ereignis (Campbell, 1993; vgl. Holstein, Plaschke, Hammer & Egberts, 2002 zu Inzidenzen von schweren hypoglykämischen Episoden bei Behandlung mit oralen Antidiabetika). Allerdings muß bereits an dieser Stelle darauf hingewiesen werden, daß die Problematik der Unterzuckerungen zunehmend auch für den Typ 2 Diabetes an Bedeutung gewinnt, da in jüngster Zeit auf der Basis großangelegter Therapievergleichsstudien eine „Intensivierung" der Therapie des Typ 2 Diabetes erfolgt, die ein erhöhtes Hypoglykämierisiko nach sich zieht (American Diabetes Association, 2001; vgl. Kind, Peacock & Donnelly, 1999; UK Prospective Diabetes Study Group, 1998; vgl. auch den kürzlich veröffentlichten Überblicksartikel von Cryer, 2002).

Der Diabetes ist eine chronische Krankheit. Der Betroffene muß in die Lage versetzt werden, seine Erkrankung selbst zu „managen" („Selbstmanagementansatz"; American Diabetes Association, 1998; vgl. Kanfer, Reinecker & Schmelzer, 2000). Das erzielbare Behandlungsergebnis hängt entscheidend vom Therapieverhalten der Betroffenen ab (Reinecker, 1995) – nur durch eine optimale Selbstbehandlung läßt sich die Entwicklung gravierender diabetischer Folgeerkrankungen vermeiden bzw. verzögern. Ein Großteil der Verantwortung für Therapieerfolg und Umsetzung der Therapie im Alltag liegt beim Patienten selbst. Im Bereich der Diabetesversorgung hat sich in diesem Kontext eine verhaltensmedizinische Perspektive als Paradigma durchgesetzt, die sich an einer biopsychosozialen Betrachtungsweise orientiert und sich dem Konzept des „empowerment" verpflichtet sieht (Anderson, 1995; Feste, 1992). Im folgenden wird ein Überblick über die für diese Arbeit relevanten Grundlagen des Typ 1 Diabetes, dessen Behandlung und den Stellenwert des Selbstmanagementansatzes gegeben, bevor in Kapitel 2.2 detailliert auf die Hypoglykämieproblematik eingegangen wird.

2.1.1 Epidemiologie

Im Gegensatz zum Typ 2 Diabetes ist die Prävalenz des Typ 1 Diabetes vergleichsweise gering: Typ 1 Diabetiker stellen mit einem Anteil von weniger als 5% im Vergleich zu der Gruppe der Typ 2 Diabetiker eine Minderheit innerhalb der Population der Diabetespatienten dar (Berger, 1995c). Gegenwärtig leben ca. 200.000 Typ 1 Diabetiker in der Bundesrepublik Deutschland (Berger & Jörgens, 1995). In den letzten Dekaden läßt sich auch eine deutliche Steigerung der Inzidenz des Typ 1 Diabetes feststellen, deren Ursache noch nicht geklärt ist (für einen Überblick siehe Berger, 1995c, 1995b; Janka, 2001).

Der Typ 1 Diabetes ist die häufigste endokrinologische Erkrankung des Kindes- und Jugendalters (Hürter, 1997). Für die Gruppe der Kinder und Jugendlichen unter 20 Jahren wird die Inzidenz in der Bundesrepublik Deutschland auf ca. 7 von 100.000 geschätzt (Berger, 1995c; Janka, 2001), der Inzidenzgipfel liegt in etwa beim 13. Lebensjahr (Hürter, 1997) mit Hinweisen auf eine Verschiebung in Richtung Erstmanifestation in den jüngeren Lebensjahren (Weets et al., 2002). Allerdings kann sich ein Typ 1 Diabetes in jedem Lebensalter manifestieren (vgl. Klassifikation der American Diabetes Association; The Expert Committee on the Diagnosis and Classification of Diabetes Mellitus, 2001).

2.1.2 Ätiologie

Es wird von einer multifaktoriellen Verursachung des Typ 1 Diabetes ausgegangen (Berger, 1995b; Hürter, 1997). Neben nachgewiesenen genetischen Prädispositionen, im Sinne einer gesteigerten Vulnerabilität, kommen Umweltfaktoren eine bislang nicht abschätzbare Wirkung zu. Diskutiert werden u. a. virale Infekte oder Exposition gegenüber bestimmten Toxinen. Es ist davon auszugehen, daß der Typ 1 Diabetes kein Krankheitsbild mit einer einheitlichen Ätiologie ist. Vielmehr sind unter dieser nosologischen Kategorie unterschiedliche Störungsbilder (z.B. Typ 1 Diabetes mit Manifestation im Kindes- *vs.* im Erwachsenenalter) mit ähnlichem „Phänotypus" und vergleichbarer Pathophysiologie des Kohlenhydratstoffwechsels zusammengefaßt.

2.1.3 Pathophysiologie

Beim Stoffwechselgesunden wird der Blutglukosespiegel über die Wirkung der antagonistischen Hormone Insulin und Glukagon fein reguliert und in engen Margen konstant gehalten (Starke, 1995d; Cryer, 1997), so daß sich dieser in der Regel zwischen 50 mg/dl und postprandial maximal ca. 150 mg/dl bewegt (Berger & Jörgens, 1995; vgl. Abbildung 2.1). Unterzuckerungen (*Hypoglykämien*), d.h. unphysiologisch niedrige Blutzuckerspiegel, können bei Stoffwechselgesunden kaum auftreten. Abbildung 2.2 veranschaulicht auf der linken Seite das Zusammenspiel der Stoffwechselhormone Insulin und Glukagon.

Insulin ist eines der wichtigsten *anabolen Stoffwechselhormone* des Menschen; vereinfacht sind drei Stoffwechseleffekte des Insulins zu berücksichtigen (Wuttke, 1993): (1) Insulin ermöglicht die Utilisation von im Blutkreislauf zirkulierender Glukose durch das sog. insulinsensitive Gewebe (Muskel, Fettgewebe, Leber – cerebrale Glukoseutilisation ist demgegenüber primär insulin*un*abhängig); (2) es hemmt unabhängig vom Blutzuckerspiegel die Ausschüttung von Glukagon aus den α-Zellen; (3) es hemmt die Wirkung des Glukagons an der Leber (Hemmung der hepatischen Glukoseproduktion). Es ergibt sich somit insgesamt ein *blutzuckersenkender Effekt* des Insulins.

Die Ausschüttung des *Glukagons* aus den α-Zellen erfolgt primär in Abhängigkeit vom herrschenden Blutzuckerspiegel. Hauptwirkort dieses Hormons ist die Leber. Drei Hauptwirkungen des Glukagons sind zu unterscheiden: (1) Stimulierung der hepatischen Glukoseneubildung (Glukoneogenese), (2) Wiedergewinnung von Glukose aus gespeichertem Glykogen (Glykogenolyse), (3) lipolytische Mechanismen zur Bereitstellung von Fettsäuren als Energieträger (Ketogenese). Insgesamt hat Glukagon einen *blutzuckersteigern-*

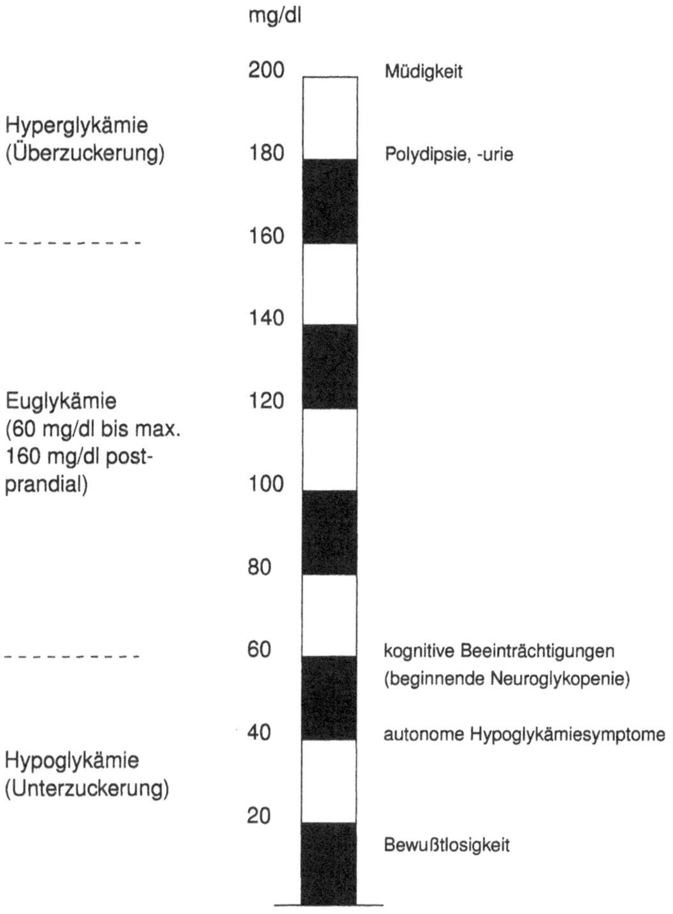

Abbildung 2.1: Blutglukosebereiche: Hyper-, Hypo- und Euglykämie (linke Seite der Abbildung, in mg/dl). Aufgeführt sind glykämische Schwellen für hypoglykämische bzw. hyperglykämische Symptome (rechte Seite der Abbildung; siehe Kapitel 2.2.3). Zu beachten ist, daß es sich um prototypische Schwellen handelt, da glykämische Schwellen inter- und auch intraindividuell stark variieren können.

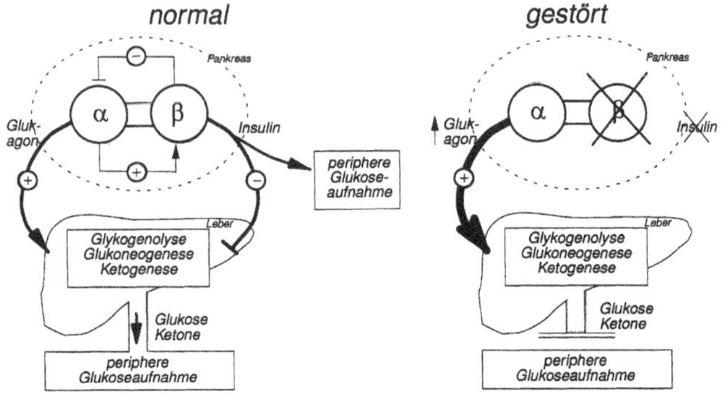

Abbildung 2.2: *Links:* normale Glukohomöostasis beim Stoffwechselgesunden (links); *rechts:* gestörte Glukohomöostasis beim Diabetiker (nach Starke, 1995d, p. 215).

den Effekt und eine *katabole Wirkung.*

Die Leber produziert unter Ruhebedingungen etwa 10 g Glukose/h, wobei ca. dreiviertel dieser Produktion glukagonabhängig ist (Berger & Jörgens, 1995). Ihr entspricht eine korrespondierende Produktion von Insulin, so daß unter Ruhebedingungen die Glukohomöostasis gewährleistet ist (sog. *basaler Insulinbedarf*).

Die Ausschüttung des blutglukosesenkenden Hormons Insulin paßt sich an Situationen erhöhten Insulinbedarfs (z. B. bei der Nahrungsaufnahme kohlenhydrathaltiger Mahlzeiten im Sinne des *mahlzeitenabhängigen Insulinbedarfs*) und reduzierten Insulinbedarfs (z. B. bei körperlicher Bewegung) flexibel und schnell an (Abbildung 2.3).

Charakteristisch für den Typ 1 Diabetes ist ein Insulinmangel. Infolge eines progredienten degenerativen Prozesses werden die β-Zellen des Pankreas, die das lebenswichtige Hormon Insulin produzieren, zerstört (Martin & Kolb, 2001). Der Körper kann kein eigenes Insulin mehr produzieren. Dies führt zur Störung des primären Insulin-Glukagon-Regelkreises des Kohlenhydratstoffwechsels (Ab-

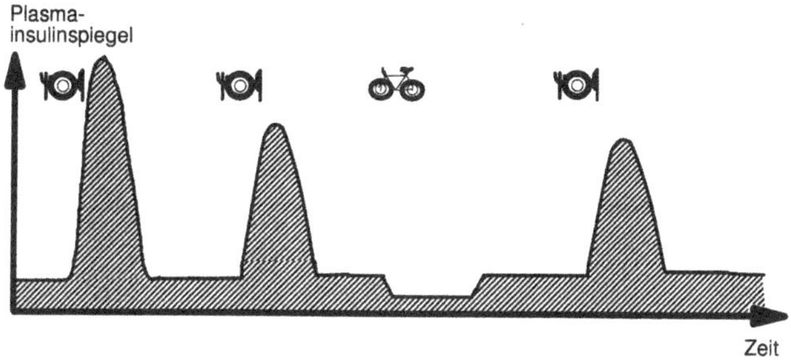

Abbildung 2.3: Prototypischer Verlauf des Plasmainsulinspiegels beim Stoffwechselgesunden in Abhängigkeit von der Aufnahme blutzuckerwirksamer Nahrung (symbolisiert durch die „Gedecke") und körperlicher Aktivität (symbolisiert durch das Fahrrad) im Tagesverlauf (nach Berger & Jörgens, 1995, p. 71). Deutlich wird, wie rasch sich die Insulinsekretion den veränderten Bedingungen (Nahrungsaufnahme bzw. Bewegung) anpaßt.

bildung 2.2, rechte Seite der Abbildung).

Ohne dieses Hormon können mit der Nahrung aufgenommene Kohlenhydrate nicht verwertet werden: der Bluzuckerspiegel steigt, die im Blut zirkulierende Glukose, die aus den mit der Nahrung aufgenommenen Kohlenhydraten gewonnen wird, kann nicht verwertet werden (Starke, 1995d). In einem solchen Zustand des Insulinmangels gleitet der Organismus in eine katabole Stoffwechsellage ab. Die Lipolyse wird zur Deckung des Energiebedarfs stimuliert, Fettdepots abgebaut. Dadurch steigen im Blut zirkulierende Fettsäuren bedrohlich an. Über kurz oder lang entwickelt sich der lebensbedrohliche Zustand einer „Übersäuerung" des Körpers, einer metabolischen Azidose (diabetische Ketoazidose, syn. diabetisches Koma; Berger, 1995a; Kitabchi et al., 2001). Der Betroffene ist infolge des manifestierten Insulinmangels auf eine Substitutionstherapie mit exogen zugeführtem Insulin angewiesen.

2.1.4 Komplikationen des Diabetes mellitus

2.1.4.1 Akutkomplikationen des Diabetes mellitus

Unter Akutkomplikationen werden kurzzeitige „Entgleisungen" des Blutglukosespiegels außerhalb des euglykämischen Bereiches zusammengefaßt. Es können dabei unterschieden werden:

- die *hyperglykämische Stoffwechselentgleisung* (überhöhte Blutzuckerwerte), die entsteht, wenn - gemessen am aktuellen Bedarf - dem Körper zu wenig Insulin zur Verfügung steht. Bei nicht rechtzeitiger Behandlung durch Zuführung von Insulin kann eine solche Hyperglykämie in den beschriebenen lebensgefährlichen Zustand der diabetischen Ketoazidose münden.

- Unterzuckerungen (*Hypoglykämien*) entstehen, wenn gemessen am aktuellen Bedarf des Körpers zu viel Insulin wirksam ist. Mögliche Ursachen für ein solches Überangebot sind vielfältig (z.B. Injektion zu hoher Insulindosen, falsche Einschätzung des Kohlenhydratgehaltes einer Mahlzeit, gesteigerte Insulinempfindlichkeit des glukoseutilitisierenden Gewebes infolge körperlicher Anstrengung/Bewegung; für eine Übersicht siehe Amiel, 1993). Während das Pankreas des Stoffwechselgesunden die Insulinsekretion bedarfsgerecht und fein steuern kann, sind bisherige Therapiestrategien der Substitution des Insulins in dieser Hinsicht nach wie vor suboptimal.

  Hypoglykämien sind prinzipiell iatrogene Akutkomplikationen, die nicht aus der Erkrankung *per se* entstehen, sondern Nebenwirkungen der Insulinbehandlung sind. Hypoglykämien sind also eigentlich nicht Akutkomplikationen des Diabetes, wie sie oft in der Literatur bezeichnet werden (Mühlhauser, 1995), sondern *Komplikationen der Insulintherapie* (Frier, 1993). Die Problematik der Hypoglykämien im Zusammenhang mit der Erreichung normoglykämischer Therapieziele wird ausführlich in Kapitel 2.2 dargestellt.

2.1.4.2 Diabetische Folgeerkrankungen

Während die Akutkomplikation der diabetischen Ketoazidose durch die Einführung der Insulintherapie und der Blutglukoseselbstkontrolle an Bedeutung verloren hat, stellen diabetische Folgeschäden nach wie vor ein gravierendes Problem dar. Ursache dieser Folgeerkrankungen sind mit dem Diabetes assoziierte charakteristische Gefäßveränderungen (*Angiopathien*, Tooke, 1999a). Vor allem *glukotoxische Effekte* infolge der mehr oder weniger stark ausgeprägten chronischen Hyperglykämie sind ein wichtiger ätiopathogenetischer Faktor (für Details siehe Brownlee, Cerami & Vlassara, 1988; Gwynne & McMillan, 1991; MacLeod, 1999; für einen Überblick siehe Starke, 1995a; Schleicher, 2001). Eine anhaltende Hyperglykämie führt u. a. zu einer Glykierung von Proteinen (Bildung von „advanced glycation end products") und damit zu Membranveränderungen der Gefäße als Ursache der diabetischen Angiopathien (Singh, Barden, Mori & Beilin, 2001). Es können unterschieden werden:

- *mikroangiopathische Komplikationen*, d. h. pathologische Veränderungen der Kapillargefäße, insbesondere der Gefäße der Filtrationsapparate der Niere (Glomerulosklerose) und der Netzhaut (u.a. Mikroinfarkte und Gefäßproliferationen; Tooke 1999b);

- *makroangiopathische Komplikationen*: im Rahmen des Diabetes finden sich darüber hinaus gehäuft atherosklerotische, makroangiopathische Veränderungen (Williams & Airey, 1999). Diese werden durch spezifische metabolische Abnormalitäten (u. a. auch die chronische Hyperglykämie) des Diabetes und den häufig mit dem Diabetes assoziierten arteriellen Hypertonus begünstigt (Baumgartl & Standl, 1999) und sind für das erhöhte Risiko für kardiovaskuläre Komplikationen (koronare Herzkrankheit, Herzinfarkt, Apoplex) bei Menschen mit Diabetes mitverantwortlich (Standl & Schnell, 2000; Janka, 2001). Makroangiopathische Veränderungen, die insbesondere bei Typ 2 Diabetes häufig auftreten (vgl. Starke, 1995b;

Leschke, 1995), sind nach neueren Erkenntnissen auch im Bereich des Typ 1 Diabetes relevant und wurden bisher oft unterschätzt (Williams & Airey, 1999). Eventuell spielen auch kurzzeitige postprandiale Hyperglykämien („Blutglukosespitzen") bei der Genese der Makroangiopathie eine Rolle (Temelkova-Kurktschiev et al., 2000).

Die beobachtbaren Angiopathien lassen sich mit einer vorzeitigen Gefäßalterung vergleichen (Kent, 1976; Baumgartl & Standl, 1999). Zu den klinisch bedeutsamsten Syndromen, die sich aus diesen Gefäßveränderungen ergeben, zählen:

- die diabetische *Retinopathie*, vermittelt durch mikroangiopathische Veränderungen der Netzhaut (Kohner & Chibber, 1999); die Prävalenzangaben schwanken zwischen 20% und 74% (Lemmen, Kroll & Wagener, 1995). Nach 20 Jahren Krankheitsdauer ist eine Retinopathie bei 95% der Diabetespatienten beobachtbar, bei 5% liegen schwere Verlaufsformen mit drohender Erblindung vor (Klein, Klein, Moss, Davis & DeMets, 1984) – die Inzidenz der Neuerblindungen schwankt bei Trautner, Haastert, Giani und Berger (2001) von 1990 bis 1998 bei Typ 1 Diabetespatienten zwischen 59 und 88 auf 100.000 Patientenjahre;

- die diabetische *Nephropathie* infolge einer mikroangiopathisch bedingten glomerulären Sklerose (Kofoed-Enevoldson, 1999), die bei ca. 25% – 40% der Diabetiker nach einer Krankheitsdauer von 10 Jahren nachweisbar ist (Kemmer & Sawicki, 1995) und in ein terminales Nierenversagen münden kann. Hierbei ist von großer Bedeutung, daß eine manifeste Nephropathie ein eigenständiger ungünstiger prognostischer Faktor im Hinblick auf die Entwicklung kardiovaskulärer Sekundärerkrankungen darstellt (Harvey et al., 2001; Roper, Bilous, Kelly, Unwin & Connolly, 2002);

- die diabetische *Neuropathie*, die auf eine Mikroangiopathie der nervenversorgenden Gefäße und evtl. eine genuine Axonopathie zurückzuführen ist (Starke, 1995a; Boulton & Malik, 1999; Schleicher, 2001). Prävalenzangaben schwanken zwischen 5% und 60%. Die wichtigsten klinischen Bilder der Neuropathie sind hierbei die peripher-sensorische und die autonome Neuropathie (Reiners & Auer, 1995).

Diabetische Folgeschäden entwickeln sich in der Regel über Jahre. Die beschriebenen gravierenden Folgeerkrankungen sind im wesentlichen für die hohe Morbidität und die drastisch erhöhte Mortalität bei Diabetikern mit fortgeschrittener Krankheitsdauer verantwortlich (Berger, 1995b). Die Lebensqualität der Betroffenen kann dadurch drastisch eingeschränkt werden (z.B. bei Erblindung infolge einer diabetischen Retinopathie oder bei ausgeprägten neuropathischen Schmerzen; vgl. Kulzer, 1992; Sennef, 1999; Rubin, 2000; Koopmanschap, 2002). Der Einfluß auf die Lebensqualität wird auch durch die Ergebnisse großangelegter Längsschnittstudien unterstrichen, die deutlich machen, daß das Vorhandensein gravierender Folgeschäden mit einer niedrigeren Lebensqualität einhergeht (The Diabetes Control and Complications Trial Research Group, 1996b; UK Prospective Diabetes Study Group, 1999).

Unter psychologischen Gesichtspunkten ergibt sich aus der beschriebenen *Zeitperspektive*, d. h. der langsamen, progredienten Entwicklung diabetischer Folgeschäden, eine besondere Problematik: bedeutsam ist die Tatsache, daß moderat erhöhte Blutglukosewerte meist keine akuten Beschwerden verursachen (im Sinne für ein langfristig erfolgreiches Selbstbehandlungsverhalten günstiger Kontingenzen, vgl. „timing of impact"; Carmody, 1997). Dieses Ausbleiben akuter Beschwerden ist im Hinblick auf die Selbstbehandlung problematisch, da keine unmittelbare Motivation (wie z. B. die Reduktion von Beschwerden) zu einer normnahen Stoffwechselführung besteht, und u. U. so von den Betroffenen zu wenig auf eine Normalisierung ihrer Blutglukosewerte geachtet wird.

Die mit der chronischen Krankheit des Typ 1 Diabetes assoziierte *Mortalität* ist im Vergleich zur Referenzpopulation der Stoffwechselgesunden nach wie vor drastisch erhöht (standardisierte Mortalitätsraten von 2.2 bis 3.7 bei Typ 1 Diabetikern im Vergleich zu Stoffwechselgesunden bei Brown, Scott & Moir, 2001). Im Hinblick auf diese hohe Exzeßmortalität (über die Sterblichkeitsrate Stoffwechselgesunder hinausgehende Mortalität) spielen weniger akute Stoffwechselentgleisungen (Hypoglykämien, diabetische Ketoazidosen) eine Rolle, als charakteristische diabetische Folgeschäden, wie die diabetische Nephropathie oder kardiovaskuläre Komplikationen im Rahmen einer diabetesassoziierten koronaren Herzkrankheit (Berger, 1995b). Im Mittel ist die Lebenserwartung von Diabetespatienten um sechs Jahre verkürzt (Janka, 2001).

Die effektive Prävention diabetischer Folgeschäden ist nach wie vor mit das größte Problem, dem sich die klinische Diabetologie zu stellen hat. Angesichts der immensen Kosten, die insbesondere durch die Behandlung von Diabetespatienten mit bereits bestehenden Organkomplikationen entstehen (vgl. Rubin, Altman & Mendelson, 1994; Caro, Ward & O'Brien, 2002 und die kürzlich publizierten Ergebnisse der großangelegten Studie „Cost of Diabetes in Europe Type 2" [CODE-2], Jönsson, 2002; Williams, Van Gaal & Lucioni, 2002), ist auch die gesundheitspolitische und ökonomische Dimension in diesem Zusammenhang nicht zu unterschätzen (Trautner, 1995). Eine effektive Prävention diabetischer Folgeerkrankungen ist also sowohl medizinisch als auch ökonomisch indiziert (Gilmer, O'Connor, Manning & Rush, 1997) und nimmt den zentralen Stellenwert in der gegenwärtigen Diabetologie ein (vgl. die in der „St. Vincent"-Deklaration festgesetzten Ziele zur Reduktion der diabetischen Folgeerkankungen; St. Vincent Group, 1990).

2.1.5 Insulinbehandlung

Im Rahmen moderner Therapiekonzepte, sog. *intensivierten Therapieformen*, wird hierbei Insulin mehrfach täglich subkutan injiziert („intensivierte Insulintherapie") oder über eine Insulinpumpe dem subcutanen Gewebe zugeführt („continuous subcutaneous insulin infusion", CSII; Mühlhauser, Spraul & Berger, 1995).

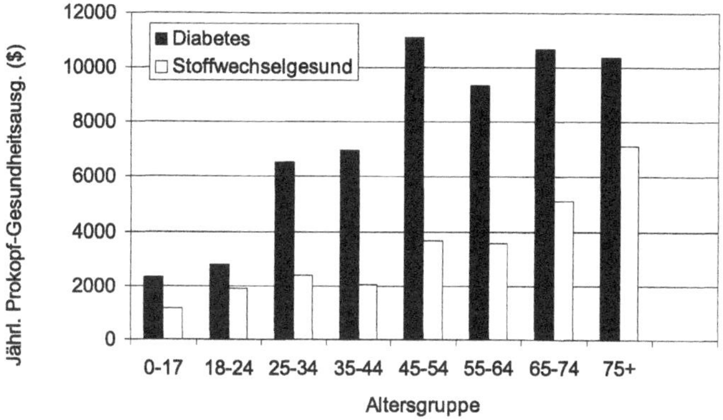

Abbildung 2.4: Gesundheitsausgaben für Diabetespatienten (pro Kopf und Jahr) im Vergleich zu einer stoffwechselgesunden Stichprobe (nach Rubin et al., 1994).

Anmerkungen. Typ 1 Diabetes und Typ 2 Diabetes sind zusammengefaßt. Daten basieren auf einer repräsentativen Erhebung der Krankenversicherungs-/Leistungsdaten in den USA aus dem Jahre 1992.

Ziel der Insulintherapie ist eine möglichst „physiologische" Substitution des Insulins, d. h. es werden Therapieformen favorisiert, mit denen es gelingt, die Insulinsekretion des Stoffwechselgesunden möglichst gut zu „imitieren". Dies impliziert flexible, gezielte Anpassungen der Insulindosierung, z. B. an Nahrungsaufnahme oder körperliche Bewegung. Je besser es gelingt, den Blutglukosespiegel durch die Insulinbehandlung dauerhaft im Normalbereich zu halten (sogenannte „normoglykämische Stoffwechseleinstellung), desto günstiger wirkt sich dies hinsichtlich der Vermeidung akuter und langfristiger Komplikationen des Diabetes aus, die im folgenden Abschnitt beschrieben werden (The Diabetes Control and Complications Trial Research Group, 1993; Bolli, 1999). Ein Überblick über momentan eingesetzte unterschiedliche Insulintherapieformen kann Anhang A entnommen werden.

2.1.5.1 Erfolgskontrolle

Zur Definition der Therapieziele und zur Erfolgskontrolle werden unterschiedliche Maße herangezogen:

- Blutglukosezielwerte/-bereiche im normoglykämischen Bereich dienen zur Festlegung und Optimierung des Insulinschemas (z.B. Nüchternzielblutzucker, postprandiale Blutglukosespiegel, Blutzuckerspiegel, ab denen zusätzliches „Korrekturinsulin" administriert wird; Tabelle 2.1);

- die Bestimmung eines glykierten Hämoglobinwertes (zumeist HbA_{1c} oder HbA_1), der es erlaubt, die Qualität der Stoffwechseleinstellung im Zeitraum der letzten zwei bis drei Monate zu überblicken. Hierbei handelt es sich um die Bestimmung des Anteils von bestimmten Hämoglobinfraktionen am Gesamthämoglobin, die mit der Plasmaglukose eine chemische Verbindung eingegangen sind. Zu beachten ist, daß je nach Meßmethode unterschiedliche Normbereiche für Stoffwechselgesunde als Referenz Anwendung finden (für Details siehe John, Bullock & MacKenzie, 1992; Heinemann, Sawicki, Withold & Starke, 1995).

Tabelle 2.2 faßt die gegenwärtig empfohlenen glykämischen Ziele der Insulintherapie des Typ 1 Diabetes zusammen (vgl. Abbbildung 2.1). Dabei wird die starke Orientierung an normnahen Blutglukosewerten deutlich, die denen des Stoffwechselgesunden fast vergleichbar sind.

2.1.6 Stellenwert der normoglykämischen Blutglukoseführung – das therapeutische Dilemma der Diabetesbehandlung

Der wichtigste und empirisch am besten abgesicherte *präventive Faktor* bezüglich der Entstehung diabetischer Folgeschäden ist eine

Tabelle 2.1: Blutglukosezielbereiche zur Erzielung einer normnahen Einstellung für die Insulinbehandlung des Typ 1 Diabetes nach den Kriterien der American Diabetes Association (2001).

Nüchternblutglukose (mg/dl)	*Beurteilung*
< 100	physiologisch
80–120	Zielbereich
< 80/> 140	Handlungsbedarf („additional action suggested")

Anmerkungen. Werte beziehen sich auf die mittleren Nüchternblutglukosespiegel (Vollblut, mind. 8 h seit der letzten Nahrungsaufnahme).

strikt normoglykämisch orientierte Stoffwechseleinstellung, d.h. eine Blutglukoseführung, die sich an den physiologischen Blutglukosespiegeln des Nichtdiabetikers orientiert. Dies ist angesichts der Rolle, die glukotoxische Mechanismen bei der Entstehung dieser Komplikationen vermutlich spielen, einleuchtend.

Der präventive Wert einer normoglykämischen Stoffwechseleinstellung konnte in Längsschnittstudien wie Querschnittsanalysen untermauert werden (Reichard et al., 1991; Reichard, Nilsson & Rosenqvist, 1993; Liu et al., 1993; Wang, Lau & Chalmers, 1993). Spätestens seit den Befunden des groß angelegten prospektiven „Diabetes Control and Complications Trial" (DCCT) gilt der Zusammenhang zwischen der Güte der Stoffwechseleinstellung und der Prävention von diabetischen Folgeerkrankungen als gesichert (The Diabetes Control and Complications Trial Research Group, 1993, 1998). Mit den Ergebnissen des DCCT konnte gezeigt werden, daß das Auftreten bzw. die Progression gravierender diabetischer Folgeerkrankungen, wie die diabetische Retinopathie (Abbildung 2.5a), die Nephropathie oder die autonome Neuropathie durch eine mo-

Tabelle 2.2: Therapieziele (HbA_{1c}) für die Insulinbehandlung des Typ 1 Diabetes nach den Kriterien der American Diabetes Association (2001).

HbA_{1c} (%)	*Beurteilung der Stoffwechseleinstellung*
< 6	Normbereich
< 7	therapeutischer Zielbereich
> 8	schlecht („additional action suggested")

Anmerkungen. Empfehlungen gültig bei einem Normbereich des HbA_{1c} von 4.0-6.0 % (2 SD Bereich).

derne Insulinsubstitutionstherapie mit normoglykämisch orientierter Blutglukoseeinstellung deutlich reduziert bzw. verlangsamt werden kann. Die Fragestellungen des DCCT als Längsschnittstudie bezogen sich auf die Vorteile der modernen intensivierten *vs.* der konventionellen Insulintherapie (siehe Anhang A) bei Typ 1 Diabetikern ohne bzw. mit bestehenden moderaten Folgeschäden (Retinopathie), d. h. bei einem Kollektiv der *Primär-* bzw. *Sekundärprävention* (N = 726 bzw. N =715, mittlerer Katamnesezeitraum: 6.5 Jahre). In der Gruppe unter intensivierter Insulintherapie konnte im Mittel eine deutliche bessere Stoffwechseleinstellung erzielt werden (mittlere Blutglukosespiegel 155 ± 30 mg/dl *vs.* 231 ± 55 mg/dl), sowie in diesem Zusammenhang eine geringere Häufigkeit des Auftretens bzw. der Progression bestehender Folgeschäden beobachtet werden (Retinopathie: Risikoreduktion um 76% in der Primär-, um 54% in der Sekundärpräventionskohorte). Die Ergebnisse des DCCT und anderer Studien schlagen sich unmittelbar in den gegenwärtigen Empfehlungen für Ziele der Insulintherapie (intensivierte Insulintherapieformen, Blutzuckerzielwerte, HbA_{1c}) des Typ 1 Diabetes nieder (American Diabetes Association, 2001).

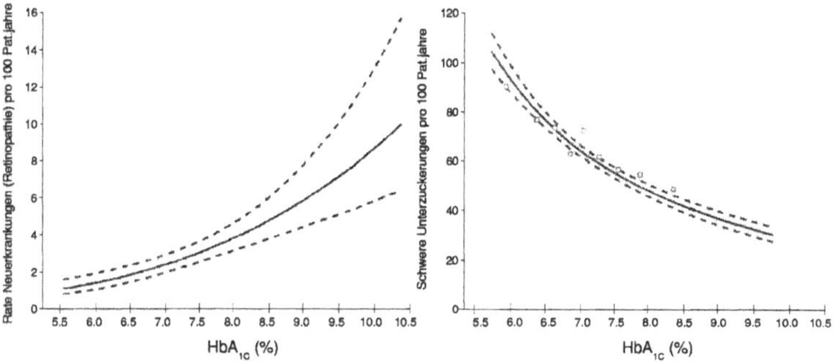

(a) HbA_{1c} und Retinopathie. (b) HbA_{1c} und schwere Hypoglykämien.

Abbildung 2.5: Risiko für (a) die Entwicklung diabetischer Folgeschäden (Beispiel Retinopathie) und (b) schwere Hypoglykämien in Abhängigkeit der Stoffwechseleinstellung (mittlerer HbA_{1c} während Studiendauer) im Diabetes Control and Complications Trial (nach The DCCT Research Group, 1993, 1997). Dargestellt sind die logistische Regressionskurve, Konfidenzintervall (unterbrochene Linie) sowie aggregierte Rohdatenpunkte.

Für die Insulintherapie von entscheidender Bedeutung ist weiterhin die Beziehung zwischen Stoffwechseleinstellung und der Häufigkeit schwerer Unterzuckerungen mit Bewußtlosigkeit. Es zeigt sich hier eine im Vergleich zum Zusammenhang zwischen Stoffwechseleinstellung und Folgeschäden umgekehrte Beziehung (Abbildung 2.5b). Mit sinkendem HbA_{1c}-Wert nimmt im DCCT unter intensivierter Insulintherapie die Häufigkeit schwerer Unterzuckerungen von der Tendenz her „exponentiell" zu (The Diabetes Control and Complications Trial Study Group, 1993, 1997). In der Gruppe unter intensivierter Insulintherapie war im Vergleich zur schlechter eingestellten „konventionellen" Gruppe sogar ein dreifach erhöhtes Risiko für schwere Unterzuckerungen mit Bewußtlosigkeit im Gruppenmittel beobachtbar (The Diabetes Control and

Complications Trial Research Group, 1997). Dieser Befund deckt sich mit Ergebnissen anderer Studien (Reichard et al., 1991). Dies ist im Zuge einer konsequenten Normalisierung der Blutzuckerspiegel nicht verwunderlich, da sich der Blutzucker in normnahen Bereichen näher an der Grenze zur Hypoglykämie bewegt, und somit die „safety zone" (Holmes, 1990a) des Blutzuckers „nach unten" geringer ist.

Eine optimale Insulintherapie des Typ 1 Diabetes muß also zwei entgegengesetzte Ziele miteinander vereinbaren (Bolli, 1999):

- die möglichst weitgehende Reduktion des Risikos für diabetische Folgeerkrankungen durch eine normnahe Blutzuckerführung;
- bei gleichzeitiger Vermeidung schwerer Hypoglykämien.

Die Diabetestherapie befindet sich in einem *therapeutischen Dilemma* (Amiel, 1999), das durch die Befunde des DCCT illustriert wird. Obwohl Hypoglykämien nur einen Aspekt der Diabetesbehandlung darstellen, sind sie der „limitierende Faktor" der Insulintherapie (Cryer, 1994).

Die Wahl der anzustrebenden Blutzuckerzielbereiche determiniert weitreichend das Risiko für Unterzuckerungen bzw. Folgeerkrankungen. Die gegenwärtigen Therapieempfehlungen orientieren sich stark an den Blutglukosespiegeln des Nichtdiabetikers und streben normnahe HbA_{1c}-Werte an (American Diabetes Association, 1998). Hierdurch wird implizit ein vergleichsweise hohes Hypoglykämierisiko bei möglichst weitgehender Reduktion des Risikos für Folgeerkrankungen in Kauf genommen.

2.1.7 Diabetes mellitus und Selbstmanagement

2.1.7.1 Diabetes mellitus und Selbstbehandlungsverhalten

Die skizzierte Problematik der diabetesbedingten Folgeerkrankungen macht deutlich, welche entscheidende Rolle den Selbstbehandlungskompetenzen und dem Selbstbehandlungsverhalten des Betroffenen für die individuelle Prognose der Erkrankung zukommt. Das „Selbstmanagement" der chronischen Erkrankung Diabetes mellitus muß in den Alltag bestmöglich integriert werden, um dauerhaft normnahe Blutglukosewerte zu erreichen sowie mittel- bis langfristig auftretende diabetische Folgeerkrankungen zu vermeiden (Reinecker, 1995). Das erreichbare Behandlungsergebnis hängt entscheidend vom Selbstmanagement und den Selbstbehandlungskompetenzen des Betroffenen ab – die Hauptverantwortung für den Therapieerfolg liegt beim Patienten selbst.

Im vorhergehenden Kapitel wurden die komplexen Anforderungen deutlich, die die Therapie an Menschen mit Typ 1 Diabetes stellt: sie müssen durch ihr Therapieverhalten unter Berücksichtigung verschiedener Faktoren, wie z. B. der Wahl der Insulindosis, Nahrungsaufnahme oder körperlicher Bewegung, die Funktionen des durch den Insulinmangel gestörten Regelkreises des Kohlenhydratstoffwechsels übernehmen, um den Blutglukosespiegel in möglichst engen Margen zu halten, die denen des Stoffwechselgesunden annähernd vergleichbar sind. Gewissermaßen muß der Patient durch sein Selbstbehandlungsverhalten die Steuerung des beim Stoffwechselgesunden autark regulierten Blutglukosespiegels übernehmen.

2.1.7.2 Verhaltensmedizinische Perspektive

Der Diabetes mellitus wird oft als ein Modellparadigma des verhaltensmedizinischen Ansatzes betrachtet (Petermann & Wendt, 1995; Snoek & Skinner, 2000). Der verhaltensmedizinische Ansatz will somatische und psychische Faktoren und deren Wechselwirkungen bei genuin somatischen Erkrankungen unter einer störungsspezifischen und individualisierten Perspektive integriert betrachten (McKegney & Schwartz, 1986; Knight & Camic, 1998; *biopsychosozialer Ansatz*, Engel, 1980; Smith & Nicassio, 1995). Diese Perspektive wird sowohl bei Diagnostik als auch Behandlung eingenommen (Flor, Birbaumer & Hahlweg, 1999). Im klinischen Kontext werden dabei insbesondere die aktive Rolle des Patienten und dessen Selbstregulationsfähigkeiten betont (vgl. Kanfer et al., 2000).

Der Einfluß psychosozialer Parameter auf somatische Variablen und deren Wechselwirkungen ist bei Diabetes mellitus mannigfaltig. Zu nennen sind z. B. der Einfluß sozialer Unterstützungssysteme auf Selbstbehandlung und Stoffwechseleinstellung sowie Auswirkungen individueller Stressoren und Kontrollüberzeugungen auf die Effektivität des Selbstbehandlungsverhaltens (z. B. Schwartz, Springer, Flaherty & Kihani, 1986; Schwartz, Coulson, Toovy, Lyons & Flaherty, 1991; Skinner & Hampson, 1998). Bewältigungsverhalten (Coping) und Umgang mit der Erkrankung sind wichtige Einflußfaktoren hinsichtlich der Lebensqualität der Patienten (Rose, Fliege, Hildebrandt, Schirop & Klapp, 2002). In ihrem Positionspapier unterstreichen Glasgow et al. (1999) den Stellenwert verhaltenswissenschaftlicher Ansätze, insbesondere in den Gegenstandsbereichen der Förderung der individuellen Selbstmanagementkompetenzen, aber auch bei spezifischeren diabetesbedingten und diabetesassoziierten Problemen (z. B. psychische Störungen, Beeinflussung der Lebensqualität, Kriseninterventionen und Interventionen bei Hypoglykämieproblemen; für eine Übersicht siehe Kulzer, 1992; Rubin, 1997; Rubin, 2000). Die Autoren betonen, daß im Diabetesbereich die historisch bedingte dualistische Betrachtungsweise zwischen biomedizinischen Faktoren einer Erkrankung wie deren Behandlung einerseits und psychologischen Faktoren andererseits mittlerweile durch gesicherte empirische Befunde zur Effektivität eines verhaltensmedizinischen Ansatzes als obsolet anzusehen ist.

Verhaltensmedizinischer Ansatz und eine biopsychosoziale Betrachtungsweise nehmen im Bereich der Diabetesversorgung eine herausragende Stellung ein. Dies wird auf programmatischer Ebene, z. B. in den Richtlinien der American Diabetes Association zur Gestaltung von Schulungsprogrammen deutlich (Mensing et al., 2000). Hierbei wird explizit ein Selbstmanagementansatz propagiert („National Standards for Diabetes Self-Management Education Programs"). Eine vergleichbare programmatische Ausrichtung gilt für die Bundesrepublik Deutschland (vgl. Hillenbrand, Schmidbauer,

Standl & Wilms, 1995; Kulzer et al., 2002). Auch im Curriculum der postgraduierten Weiterbildung zum Fachpsychologen der Deutschen Diabetes Gesellschaft sind verhaltensmedizinische Ansätze und das Konzept des Selbstmanagement fest verankert (Arbeitskreis Psychologie DDG, 2001).

2.1.7.3 Patientenschulung

Patientenedukation nimmt einen wichtigen Stellenwert in der Behandlung der meisten chronischen Erkrankungen ein (Lamparter-Lang, 1997a): Patientenschulung stellt dabei eine wichtige Intervention im Sinne der Primär- und Sekundärprävention zum Ausbau adäquater Selbstbehandlungsfertigkeiten dar (Petermann, 1997; Kok, 1997). Chronisch erkrankten Menschen müssen Wissen und Fertigkeiten vermittelt werden, die die Grundlage für eine effektive Selbstbehandlung darstellen und hierfür eine unabdingbare Voraussetzung bilden (Petermann, 1997; Lamparter-Lang, 1997b). Schwerpunkte liegen dabei in der Anleitung zum eigenverantwortlichen Selbstmanagement der Erkrankung („empowerment"; vgl. Lamparter-Lang, 1997b).

Auch im Diabetesbereich nimmt die Schulung der Patienten einen wichtigen Stellenwert ein (Berger, 1995d; Scholz, 1995; Petermann & Wendt, 1995; Pfohl, 2001). Zu den Schulungsinhalten zählen Bereiche wie Insulinwirkung, Dosisselbstanpassung, Diätetik u.a. Diese zentrale Position der Patientenschulung im Rahmen der Diabetestherapie schlägt sich auch deutlich in den Behandlungsrichtlinien für Typ 1 Diabetes und den kürzlich erarbeiteten Versorgungsleitlinien in Deutschland nieder (Hillenbrand et al., 1995; American Diabetes Association, 1998, 2001; Scherbaum & Landgraf, 2002; vgl. auch Kulzer et al., 2002).

Wie in Abschnitt 2.1 gezeigt wurde, ist der Typ 1 Diabetes eine komplexe chronische Erkrankung, die hohe Anforderungen an Selbstbehandlungskompetenzen und -fertigkeiten des Betroffenen stellt (Petermann & Essau, 1995). „Klassische" Patientenschulung i. S. der reinen Vermittlung von Faktenwissen reicht erwiesenermaßen nicht aus (Arseneau, Mason, Wood, Schwab & Green, 1994; Raz, Soskolne & Stein, 1988). Vielmehr sind häufig keine Zusammenhänge zwischen Wissensstand und erzieltem Behandlungsergebnis (Qualität der Stoffwechseleinstellung) beobachtbar (Roth, Kulzer, Teupe & Borkenstein; 1995; Rose et al., 2002. Dem Betroffenen muß handlungsleitendes Wissen vermittelt werden, das dieser dann im Alltag noch korrekt umsetzen und – falls notwendig – modifizieren kann (Reinecker, 1995). Der Ansatz des „empowerment" der Patienten ist für die moderne Patientenschulung im Diabetesbereich von entscheidender Bedeutung (Hillenbrand et al., 1995; Vogel & Kulzer, 1997). Rose et al. (2002) bringen diesen Sachverhalt pointiert zum Ausdruck: „Obviously, good glycemic control can be achieved by means of routine and intuition, without having detailed knowledge about the disease, just as having such knowledge does not necessarily mean being able to implement it" (p. 40).

Die Effektivität verhaltensmedizinischer Schulungs- und Behandlungsansätze im Diabetesbereich konnte vielfach bestätigt werden (für eine Übersicht siehe Glasgow et al., 1999; Brown, 1999; Glasgow, 1999). Die meisten der publizierten Evaluationsstudien von Schulungsprogrammen haben allerdings den Typ 2 Diabetes zum Gegenstand. Untersuchungen zur Effektivitätsüberprüfung von Schulung bei Typ 1 Diabetes sind eher selten (z. B. Mühlhauser, Bruckener, Berger, Cheta & Jörgens, 1987; Pieber et al., 1995; Bott, Bott, Hemmann & Berger, 2000).

Bei der momentanen Befundlage ist es allerdings schwer auszumachen, welche Charakteristika der Schulung am wirksamsten ist bzw. welche mediierenden Prozesse durch Patientenschulung ausgelöst werden, die sich im Selbstbehandlungsverhalten dann niederschlagen – die Erhöhung der individuellen Selbstmanagementkompetenzen bzw. die wahrgenommene diabetesbezogene Selbstwirksamkeit („self-efficacy") scheinen dabei entscheidende Parameter zu sein (vgl. Review von Peyrot, 1999).

Einige Evaluationsergebnisse zur Prüfung der Effektivität der Schulung von Diabetespatienten seien im folgenden kurz detaillierter aufgegriffen. Im Rahmen von Studien zur Untersuchung von

Prozess- und Ergebnisqualität der Diabetesbehandlung in der Bundesrepublik Deutschland konnte z. B. gezeigt werden, daß eine strukturierte Diabetesschulung zu einer Senkung des HbA_{1c} und einer Verringerung der Inzidenz von Akutkomplikationen, insbesondere schweren Hypoglykämien, führt (Schiel, Ulbrich & Müller, 1998; Müller et al., 2000). Kelly, Schumacher, Mayer und Brown (2000) konnten in einer regional begrenzten Qualitätsmanagementstudie, die 13 nordamerikanische Diabetesfachzentren mit insgesamt 837 einbezogenen Patienten einschloß, zeigen, daß Interdisziplinarität und ein explizit selbstmanagementorientiertes Vorgehen entscheidende Prädiktoren für den Behandlungserfolg der jeweiligen Einrichtung sind (bezogen auf 11 Qualitätskriterien, die aus den Behandlungsleitlinien der American Diabetes Association abgeleitet sind; vgl. American Diabetes Association, 1998). Demgegenüber konstatieren die Autoren nach wie vor ein Defizit hinsichtlich patientenorientierter und auf den Aufbau von Selbstbehandlungskompetenzen gerichteter Vorgehensweisen in einigen Zentren (vgl. Untersuchung zur Behandlungsqualität von Typ 2 Diabetikern von Glasgow & Strycker, 2000). Es ist davon auszugehen, daß auch in Deutschland eine verhaltens- und selbstmanagementorientierte Diabetesversorgung - obschon zwar Programm - noch lange nicht flächendeckend auf allen Stufen des Versorgungssystems realisiert ist.

Im Bereich des Typ 2 Diabetes demonstrieren de Fine Olivarius, Beck-Nielsen, Andreasen, Hoerder und Pederson (2001) im Rahmen einer prospektiven, randomisierten Studie bei insgesamt 874 Patienten zwar keinen Effekt auf klinische Endpunkte (z. B. kardiovaskuläre Ereignisse) und Mortalität, aber einen signifikanten Nutzen von selbstmanagementorientierter Schulung und Patientbetreuung im Hinblick auf die Risikofaktoren Nüchternblutglukose, HbA_{1c}, Blutdruck und Lipidstoffwechsel, die in engem Zusammenhang mit dem Selbstbehandlungsverhalten stehen nach einem Follow-up von sechs Jahren. Die kürzlich publizierten Metaanalysen von Norris et al. (2001) und Norris, Lau, Smith, Schmid und Engelau (2002) unterstreichen die Bedeutung von strukturierter, selbstmanagementorientierter Patientschulung im Diabetesbereich (Effekt auf Parameter der Stoffwechseleinstellung bei Typ 2 Diabetes: Senkung des *GHb* um 0.76% bei einem Katamnesezeitraum von drei Monaten).

2.1.8 Versorgungssituation in der Bundesrepublik Deutschland

Zur Optimierung der medizinischen Versorgung von Menschen mit Diabetes werden von der Deutschen Diabetes Gesellschaft (DDG), der deutschen Fachgesellschaft für Erforschung und Behandlung des Diabetes mellitus, zunehmend Modelle der integrierten Versorgung favorisiert und in Modellversuchen implementiert (vgl. Hillenbrand, 2000). Insbesondere eine effektivere und effizientere Verzahnung ambulanter mit stationärer Versorgung sowie die Stärkung der hausärztlichen Versorgung soll so zur Behandlungsoptimierung und Kostendämpfung beitragen. Hierbei sind mehrere Trends innerhalb der geplanten versorgungsstrukturellen Veränderungen auszumachen:

1. Stärkung des ambulanten Sektors und der hausärztlichen Versorgung;

2. zunehmende Professionalisierung und Spezialisierung innerhalb der Versorgungsstrukturen;

3. zunehmende Spezifizierung der Versorgungsstrukturen (z. B. durch Implementierung spezifischer Indikations- und Kontraindikationskriterien).

Abbildung 2.6 illustriert exemplarisch das Versorgungskonzept, wie es vom AOK Wissenschaftsbeirat vorgelegt wurde, als prototypisches Beispiel für andere Modelle der integrierten Versorgung (nach Hillenbrand, 2000). Auf der ersten Stufe ist die hausärztliche Versorgung angesiedelt. Beim Vorliegen spezifischer Kriterien erfolgt die Weiterbehandlung in einer diabetologischen Schwerpunktpraxis. Hierbei handelt es sich um von niedergelassenen Fachärzten (Diabetologen DDG) geführte Praxen, die auch über zusätzliches Schulungspersonal verfügen (Diabetesberater DDG). Die stationäre Versorgung schließt sich auf einer dritten Stufe an.

Die Fachkrankenhäuser zur Diabetesbehandlung bzw. die an Universitätskliniken angegliederten Ambulanzen verfügen i.d.R. über ein interdisziplinäres Schulungs- und Behandlungsteam (ärztlicher/psychologischer Dienst, Diätetik, Diabetesberatung) und spezifische, auf das stationäre Setting zugeschnittene Versorgungsleistungen („Fußambulanzen", problemspezifische Schulungsgruppen). In der klinischen Diabetologie, insbesondere auch im Bereich der stationären Versorgung, hat sich in den vergangenen zwei Jahrzehnten national wie international das verhaltensmedizinische Paradigma als erfolgreiches handlungsleitendes Behandlungsmodell etabliert (American Diabetes Association, 2001; vgl. Fortbildungscurricula und Zertifizierungsrichtlinien der DDG; Deutsche Diabetes Gesellschaft, 2001), das im folgenden Abschnitt skizziert wird.

Ergänzt werden diese versorgungsstrukturellen Neuerungen durch eine zunehmende Professionalisierung der Heilberufe, die sich der Betreuung von Diabetikern widmen. Hierzu zählen z. B. Zertifizierungen durch die Deutsche Diabetes Gesellschaft zum Diabetologen DDG, Diabetesberater DDG oder auch Fachpsychologen DDG. Dieser Schritt stellt zudem eine entscheidende flankierende Maßnahme zur Sicherung einer qualitativ hochwertigen Versorgung dar. In diesem Zusammenhang ist auch die momentane Entwicklung von differenzierten, evidenzbasierten Behandlungleitlinien nach US-amerikanischem Vorbild durch die Deutsche Diabetes Gesellschaft zu sehen (Scherbaum, 2002; Scherbaum & Landgraf, 2002).

Eine Reflexion der gegenwärtigen Versorgungssituation in Deutschland ist von großer Bedeutsamkeit im Hinblick auf die Definition der Zielpopulation und den Möglichkeiten der Erreichung der Adressaten von spezifischen Interventions- und Trainingsprogrammen, wie sie Gegenstand dieser Arbeit sind (Rossi, Freeman & Lipsey, 1999). Andererseits muß in diesem Kontext als Caveat ange-

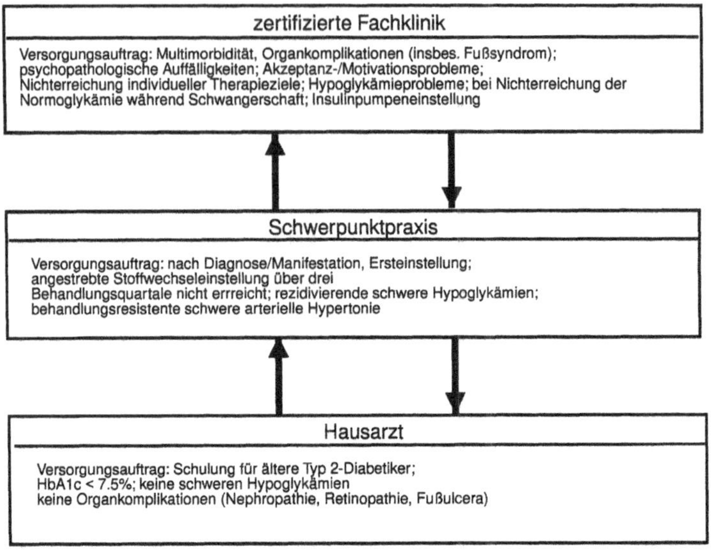

Abbildung 2.6: Modell der Diabetesversorgung in der Bundesrepublik Deutschland (modifiziert nach AOK Wissenschaftsbeirat, zit. nach Hillenbrand, 2000).

bracht werden, daß sich momentan – insbesondere in der Diabetesversorgung – schwer kalkulierbare gesundheitspolitische Veränderungen abzeichnen (vgl. Bundesministerium für Gesundheit, 2002), so daß es schwer ist, definitive Aussagen über die weitere Entwicklung der erwähnten Trends zu treffen.

2.1.9 Zusammenfassung

In diesem Kapitel wurden die für diese Arbeit relevanten medizinischen Grundlagen des Typ 1 Diabetes im Überblick dargestellt. Festzuhalten sind dabei insbesondere folgende Gesichtspunkte:

- der Typ 1 Diabetes ist eine chronische Stoffwechselerkrankung, die mittlerweile - insbesondere durch den Einsatz moderner Insulintherapiestrategien - gut behandelbar ist;

- ein Hauptproblem der Diabetesbehandlung besteht nach wie vor aus der Prävention diabetischer Folgeerkrankungen, die mit einer hohen Morbidität und Mortalität assoziiert sind und enorme Kosten im Gesundheitssystem verursachen. Moderne Therapiestrategien zielen auf eine normnahe, physiologische Stoffwechseleinstellung, um so das Auftreten bzw. Fortschreiten diabetischer Folgeschäden zu verhindern bzw. hinauszuzögern. Durch eine normnahe Blutglukoseführung erhöht sich dabei das Unterzuckerungsrisiko drastisch, so daß ein essentielles „therapeutisches Dilemma" entsteht;

- die Behandlungsergebnisse hängen entscheidend vom Selbstbehandlungsverhalten des Betroffenen ab. Dem Typ 1 Diabetiker kommt somit ein Großteil der Verantwortung für die optimale Durchführung der Therapie zu. Moderne Therapiestrategien erfordern zudem komplexe Selbstbehandlungsfertigkeiten. Patientenedukation nimmt somit auch einen zentralen Stellenwert in der Diabetesbehandlung ein. Verhaltensmedizin und Selbstmanagementansatz haben sich in diesem Zusammenhang besonders bewährt;

- im Bereich der Diabetesversorgung in der Bundesrepublik Deutschland gibt es einen deutlichen Trend hinsichtlich der Professionalisierung und Stärkung des ambulanten Versorgungssektors. Diesem Umstand muß das zu entwickelnde Behandlungsprogramm adäquat Rechnung tragen.

2.2 Hypoglykämien als limitierender Faktor der Diabetestherapie

Sowohl Patient als auch Behandler sehen sich im täglichen Diabetesmanagement mit dem skizzierten therapeutischen Dilemma konfrontiert, das Ziel einer normoglykämischen Stoffwechseleinstellung mit dem der Vermeidung schwerer Unterzuckerungen möglichst gut miteinander zu vereinbaren. Dieses Kapitel will einen umfassenden Einblick in das Thema Hypoglykämie als limitierendem Faktor der Diabetestherapie geben.

Bei Hypoglykämie und Hypoglykämiewahrnehmung spielen interagierende physiologische wie psychologische Prozesse eine entscheidende Rolle. In diesem Kapitel werden aus diesem Grund zunächst die Grundlagen der Hypoglykämie und Hypoglykämiewahrnehmung detailliert dargestellt (Abschnitte 2.2.1 bis 2.2.3). Danach wird auf das klinisch bedeutsame Syndrom einer beeinträchtigten Hypoglykämiewahrnehmung („hypoglycemia unawarencss") eingegangen. Abschließend werden existierende Behandlungsansätze skizziert (Abschnitte 2.2.4 und 2.2.5).

2.2.1 Grundlagen

2.2.1.1 Klassifikation

Es existieren unterschiedliche Klassifikationsversuche für Unterzuckerungen (Cryer, 1997; Tattersall, 1999, siehe Tabelle 2.3). Generell spricht man von Unterzuckerungen bei Blutzuckerspiegeln von weniger als 60 mg/dl (Abbildung 2.1 auf Seite 9). Neben rein *biochemischen Unterzuckerungen* (Blutglukosespiegel unter 60 mg/dl, die vom Betroffenen nicht bemerkt werden und keine weiteren Konsequenzen haben, lassen sich leichte von sog. schweren Unterzuckerungen unterscheiden (Cryer, 1997; Tattersall, 1999). *Leichte Unterzuckerungen* umfassen diejenigen Episoden, die vom Betroffenen selbständig erkannt und behandelt werden, indem schnell wirksame Kohlenhydrate zugeführt werden. Da Diabetiker diese Unterzuckerungen anhand charakteristischer Hypoglykämiesymptome bemerken, spricht man auch von sog. symptomatischen Unterzuckerungen. *Schwere Unterzuckerungen* sind Hypoglykämien, bei denen der Betroffene die Unterzuckerung nicht mehr selbständig durch Kohlenhydratzufuhr behandeln kann und auf Fremdhilfe angewiesen ist (Cryer, 1997). Da das Kriterium der Fremdhilfe (z. B. im Falle des „Einflößens" zuckerhaltiger Getränke durch Angehörige) ein wenig präzises Kriterium ist, wird zur Operationalisierung der schweren Hypoglykämie in vielen Studien das Kriterium Glukagon i. m. oder Glukose i. v. herangezogen, da diese Angaben objektiver und verifizierbar sind (siehe hierzu Tattersall, 1999).

Es ist wichtig festzuhalten, daß es sich bei der Unterscheidung in leichte *vs.* schwere Unterzuckerungen nicht um gänzlich unterschiedliche Kategorien handelt. Schwere Unterzuckerungen entwickeln sich vielmehr meist dann, wenn leichte Hypoglykämien nicht rechtzeitig erkannt bzw. nicht erfolgreich behandelt werden.

2.2.1.2 Epidemiologie

Biochemische und leichte Unterzuckerungen sind im Rahmen einer normoglykämisch orientierten Diabetestherapie unvermeidlich (Mühlhauser, 1995). Exakte Prävalenzangaben existieren nicht und sind bislang technisch kaum zu bestimmen gewesen, da die von den Betroffenen selbst durchgeführten Punktmessungen (ca. 3–4-mal pro Tag bei einer intensivierten Insulintherapie) nicht engmaschig genug sind, und sich viele, unbemerkte Unterzuckerungen auch zwischen den Punktmessungen – insbesondere auch nachts (vgl. Thow & Home, 1993; Tattersall & Gale, 1979; Raile, Noelle, Busse-Widmann & Schwarz, 2002)– ereignen können (Tattersall, 1993). Eine Ausnahme bildet die ältere Untersuchung von Arias, Kerner, Zier, Navacués und Pfeiffer (1985), die eine technisch sehr aufwendige kontinuierliche Blutzuckermessung im stationären Setting durchführten. Leider sind die gewonnenen Ergebnisse auf gegenwärtige Verhältnisse nicht übertragbar, da konventionell behan-

Tabelle 2.3: Klassifikation von Hypoglykämien, basierend auf Klassifikationsvorschlägen von Tattersall (1993, 1999) und Cryer (1997).

biochemische Hypoglykämie	Blutglukosespiegel unter 60 mg/dl, keine Hypoglykämiesymptome
leichte Hypoglykämie	Hypoglykämie, die vom Betroffenen bemerkt und selbst behandelt werden kann (orale Zufuhr schnell wirksamer Kohlenhydrate)
schwere Hypoglykämie	unterschiedliche Definitionen: (1) Hypoglykämien, bei denen sich der Betroffene nicht mehr selbst helfen kann (*Fremdhilfekriterium*), (2) Hypoglykämien, die mit Glukagon i. m. bzw. Glukose i. v. behandelt werden durch Angehörige bzw. Notarzt (*Bewußtlosigkeitskriterium*)

delte Diabetiker mit nach heutigem Standard vergleichsweise schlechter Stoffwechseleinstellung untersucht wurden. Mit den jüngsten Entwicklungen in der Glukosesensortechnik wird es möglich sein, durch kontinuierliche Blutzuckermessung exaktere Angaben bezüglich der Prävalenz leichter Unterzuckerungen zu gewinnen.

Berger und Jörgens (1995) gehen von einer Häufigkeit von ein bis zwei leichten Unterzuckerungen pro Woche im Rahmen einer normoglykämisch orientierten Insulintherapie aus. Aufgrund der Auswertung von Blutzuckertagebüchern, die von Diabetikern geführt wurden, kommen Pramming, Thornsteinsson, Bendtson und Binder (1991) zu dem Schluß, daß Typ 1 Diabetiker unter einer intensivierten Insulintherapie im Durchschnitt 1.6 (prospektiv erhoben) bis 1.8 (retrospektiv erfragt) leichte, symptomatische Unterzuckerungen pro Woche erleiden.

Aufgrund der dargestellten methodischen Probleme ist die Prävalenz „rein" biochemischer Hypoglykämien, die nicht bemerkt werden, kaum bestimmbar. Es ist allerdings von einer hohen, bislang häufig unterschätzten Häufigkeit biochemischer Unterzuckerungen auszugehen (Cryer, 1997).

Die Prävalenz *schwerer Unterzuckerungen* ist in verschiedenen Subgruppen der Population höchst unterschiedlich. Es existieren Risikogruppen, in denen schwere Hypoglykämien gehäuft auftreten (The Diabetes Control and Complications Trial Research Group, 1997). Eine Vielzahl von Faktoren beeinflußt das Unterzuckerungsrisiko (Tattersall, 1993; Gold, Frier, MacLeod & Deary, 1997). Zu nennen sind z. B.:

- normnahe Stoffwechseleinstellung (Reichard et al., 1991; The Diabetes Control and Complications Trial Research Group, 1993, 1997; Amiel, 1999);
- eine lange Erkrankungsdauer (Pramming et al., 1991);
- dysfunktionale Insulintherapie (Amiel, 1993);
- beeinträchtigte Hypoglykämiewahrnehmung (siehe Abschnitt 2.2.4).

Darüber hinaus scheinen spezifische diabetische Folgeerkrankungen mit einem erhöhten Hypoglykämierisiko assoziiert zu sein, wie z. B. die autonome Neuropathie (Bottini et al., 1997; Fanelli et al., 1997). Diese Risikofaktoren sind zudem nicht unabhängig voneinander, sondern weisen starke Interdependenzen auf (Gold et al., 1997; vgl. Abbildung 2.7).

2.2.1.3 Morbidität und Mortalität

Leichte Hypoglykämien führen in der Regel nicht zu negativen Konsequenzen für den Betroffenen, auch wenn sie z. T. als äußerst unan-

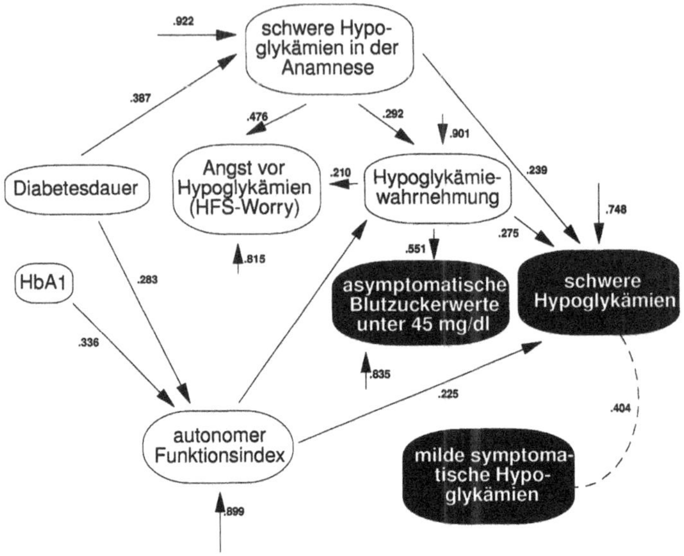

Abbildung 2.7: Pfadanalytisches Modell: Prädiktion schwerer Unterzuckerungen (nach Gold et al., 1997).

genehm empfunden werden. Natürlich können in bestimmten Situationen, wie z. B. Prüfungssituationen (im Sinne der akuten Leistungsminderung durch die Unterzuckerung) oder kritischen Situationen im Straßenverkehr (im Sinne einer erhöhten Unfallgefahr), auch leichte Unterzuckerungen negative Konsequenzen nach sich ziehen.

Schwere Unterzuckerungen sind demgegenüber mit einer beträchtlichen Morbidität assoziiert (vgl. Mühlhauser, 1995). Es können hierbei folgende Aspekte unterschieden werden:

- schwere Unterzuckerungen mit Bewußtlosigkeit sind mit einer deutlich erhöhten *Unfallgefahr* assoziiert. Dies betrifft insbesondere Situationen, wie das Führen eines Kraftfahrzeugs,

Arbeit an Maschinen und ähnliches. Systematische Daten bezüglich der Prävalenz hypoglykämieassoziierter Unfälle mit schwereren Auswirkungen liegen nicht vor. Bezogen auf Verkehrsunfälle, die durch Unterzuckerungen verursacht werden, liegen widersprüchliche Studienergebnisse vor, die nur zum Teil auf ein erhöhtes Unfallrisiko von Diabetikern hinweisen (Chantelau, Dannbeck, Kimmerle & Ross, 1990; Hansotia & Broste, 1991; Veneman, 1996). Vor diesem Hintergrund ist es verständlich, daß der Zugang zu bestimmten Berufen, z. B. die berufsmäßige Personenbeförderung oder Tätigkeiten, die einen berufsmäßigen Waffengebrauch implizieren, ausgeschlossen sind (Finck, 1995; vgl. auch den Patientenratgeber von Malcherczyk & Fink, 1999);

- bis heute wird kontrovers diskutiert, ob gehäufte schwere Unterzuckerungen zu neurologischen Ausfällen und bleibenden *neuropsychologischen Defiziten* führen (Deary & Frier, 1996; Deary, 1999). Transiente Defizite sind häufig beobachtbar (Lins & Adamson, 1993; vgl. Kubiak & Hermanns, 2000). Dies steht im Einklang mit experimentellen Befunden, die oft einen drastischen zentralnervösen Effekt von Hypoglykämien nachweisen können, wie z. B. Veränderungen im Neurotransmitterhaushalt oder die Ausbildung cerebraler Ödeme (Figlewicz, Brot, McCall & Szot, 1996; Gisselsson, Smith & Siesjö, 1998; Auer & Siesjö, 1988; Mohseni, 2001). Bleibende Schädigungen im Einzelfall sind nachgewiesen (z. B. Gold & Marshall, 1996; Kurabayashi, Kubota, Tamura, Akiba & Shirakura, 1996; Purucker, Nguyen, Lammert, Koch & Matern, 2000 und die historischen Arbeiten von Sakel, 1935; vgl. Spencer, 1948), auch wenn es häufig schwierig ist, die schwere Unterzuckerung als schädigende Noxe zweifelsfrei festzumachen (vgl. Tattersall, 1993).

Ein systematischer Zusammenhang zwischen häufigen schweren Hypoglykämien und permanenten kognitiven Beeinträchtigungen konnte bislang nicht nachgewiesen werden. Insbesondere widersprechen sich die Ergebnisse großangelegter

Längsschnittstudien (The Diabetes Control and Complications Trial Research Group, 1996a; Reichard, Berglund, Britz, Levander & Rosenqvist, 1991), die keine bleibenden Beeinträchtigungen feststellen konnten, mit einer Vielzahl von Querschnittsstudien (z. B. Wredling, Levander, Adamson & Lins, 1990; Langan, Deary, Hepburn & Frier, 1991; Deary, Langan, Graham & Hepburn, 1992; Perros, Deary, Sellar, Best & Frier, 1997; für einen Überblick siehe Deary, 1993b; Perros & Deary, 1999; Kubiak, 1998). Bei einer kritischen Würdigung der Befundlage ist es dennoch angebracht, die potentielle Gefährlichkeit schwerer Unterzuckerungen nicht zu unterschätzen (Deary, 1997);

- weiterhin zu berücksichtigen ist die mögliche *psychosoziale Morbidität* von Unterzuckerungen. Schwere Unterzuckerungen stellen ein belastendes Ereignis dar und können zu Spannungen im familiären oder auch beruflichen Umfeld führen (z. B. Marrero, Guare, Vandagriff & Fineberg, 1997). Insbesondere der mit schweren Hypoglykämien einhergehende Kontrollverlust wird von zahlreichen Betroffenen als traumatisch erlebt. Daraus entstehende ausgeprägte Ängste vor Unterzuckerungen sind daher auch keine Seltenheit (Polonsky, Davis, Jacobson & Anderson, 1992; Hepburn, Deary, MacLeod & Frier, 1994). Rose et al. (2002) konnten im Rahmen einer pfadanalytischen Modellierung bei einer größeren Stichprobe einen Einfluß akuter hypo- wie hyperglykämischer Blutglukoseschwankungen auf die Lebensqualität der Betroffenen abbilden.

Schwere Hypoglykämien können darüber hinaus prinzipiell auch zum Tode führen (vgl. sog. „dead in bed"-Syndrom; vgl. Tattersall & Gill, 1991; Tattersall & Gale, 1993; Sovik & Thordarson, 1999). Exakte Angaben bezüglich der hypoglykämieassoziierten *Mortalität* sind allerdings nicht verfügbar, da entsprechende Todesfälle nicht systematisch erfaßt werden (Tattersall & Gale, 1993). Zudem ist eine schwere Unterzuckerung als Todesursache zweifelsfrei kaum feststellbar (Tattersall, 1993). Eine wichtige Rolle könnten bei einer entsprechenden Vorschädigung des Herz-Kreislauf-Systems durch die Hypoglykämie ausgelöste akute kardiovaskuläre Komplikationen spielen (vgl. Fisher & Heller, 1999; vgl. Kasuistik eines hypoglykämieinduzierten Myokardinfarktes von Meier, 2002).

2.2.2 Physiologische Effekte einer Hypoglykämie

Eine Hypoglykämie führt zu einer Kaskade typischer physiologischer Reaktionen, die in einer mehr oder minder charakteristischen Sequenz ablaufen (vgl. Cryer, 1993a; Cryer, 1994; Cryer, 1997). Diese physiologischen Effekte lassen sich in zwei Gruppen klassifizieren: (a) zum einen Effekte, die Teil der sog. *Blutglukosegegenregulation* sind. Hierbei handelt es sich zumeist um hormonell vermittelte Effekte, die darauf abzielen, einen Blutzuckerabfall zu vermeiden bzw. eine bereits entstandene Hypoglykämie zu korrigieren; (b) zum anderen *neuroglykopenische Effekte,* die durch eine Minderversorgung des Gehirns mit Glukose verursacht werden und sich in „kognitiven Dysfunktionen" äußern. Cryer (1997) weist allerdings zurecht darauf hin, daß die prinzipielle Unterscheidung von blutglukosegegenregulatorischen vs. neuroglykopenischen Effekten einer Hypoglykämie in gewissem Sinne artifiziell ist, da vermutlich die meisten blutglukosegegenregulatorischen Mechanismen durch eine zentralnervöse Neuroglykopenie ausgelöst werden.

2.2.2.1 Blutglukosegegenregulation

Während Insulin *das* blutzuckersenkende Hormon überhaupt und in seiner Funktion „unersetzlich" ist, finden sich eine ganze Reihe hormoneller Mechanismen, die verhindern, daß der Blutglukosespiegel in einen hypoglykämischen Bereich absinkt (Cryer, 1993c, 1993a, 1997). Cryer (1997) spricht in diesem Zusammenhang von einem gegenregulatorischen „fail–safe system" (p. 54). Die Gesamtheit der Mechanismen, die einen blutzuckersteigernden Effekt haben, werden unter dem Begriff der Blutglukosegegenregulation zusammengefaßt. Charakteristisch für das System der Blutglukosegegenregulation ist neben dem Vorhandensein *redundanter Mechanismen* dessen *hierarchische Organisation* (Cryer, 1993b, 1997).

Die komplexe hierarchische Organisation der Blutglukosegegenregulation wird in Abbildung 2.8 zusammenfassend dargestellt. Ein wichtiger Begriff in diesem Zusammenhang ist das Konzept der *glykämischen Schwelle*, d. h. des Blutglukoseschwellenwertes bzw. -bereiches, ab dem sich bei fallendem Blutzucker bestimmte physiologische Effekte einstellen. Die glykämischen Schwellen verschiedener gegenregulatorischer Mechanismen ist in einer Vielzahl von Untersuchungen durch experimentelle Blutglukosemanipulationen untersucht worden (z. B. die Untersuchungen an Stoffwechselgesunden von Schwartz, Clutter, Shah & Cryer, 1987; Mitrakou et al., 1991; Fanelli et al., 1994).

Primärer Regelkreis. Der primäre Regelkreis des Glukosestoffwechsels, der durch die Stoffwechselhormone Insulin und Glukagon konstituiert wird, inkorporiert die gegenregulatorischen Mechanismen der obersten Hierarchieebene. Über ihn können fallende Blutzuckerspiegel schnell und wirksam korrigiert werden. Die *Insulinsekretion* wird beim Nicht-Diabetiker primär über den Blutzuckerspiegel gesteuert. Ein Abfall des Blutzuckers führt somit als erstes zu einer verminderten Insulinsekretion. Beim insulinbehandelten Diabetiker kann dieser Mechanismus nicht greifen, da einmal subkutan appliziertes Insulin nicht mehr dem aktuellen Insulinbedarf entsprechend supprimiert werden kann, sondern weiterhin passiv resorbiert wird. Als Antagonist des Insulins im primären Regelkreis des Blutzuckerstoffwechsels wird die Sezernierung des *Glukagons* ebenfalls am stärksten durch den vorherrschenden Blutglukosespiegel bestimmt. Bei der Initiierung der Glukagonantwort auf eine Hypoglykämie spielen zentralnervöse Prozesse eine wichtige Rolle (vgl. die tierexperimentellen Befunde von Biggers et al., 1989; vermutlich ist der Nucleus ventromedialis hypothalami in diesem Zusammenhang als zentraler „Blutglukose-Sensor" eine wichtige Struktur). Verringert sich im hypoglykämischen Zustand beim

Stoffwechselgesunden die Sekretion des Insulins, führt dies zu einer Abschwächung der tonischen Hemmung der glukagonproduzierenden α-Zellen.

Sympathoadrenerges System. Die sympathoadrenerge Response auf einen hypoglykämischen Stimulus stellt die zweite Ebene der Glukosegegenregulation dar (Cryer, 1997; Maggs & Sherwin, 1998). Beim Stoffwechselgesunden spielt dieser redundante Mechanismus eine untergeordnete Rolle. Äußerst wichtig wird er, wenn der zuvor beschriebene primäre Regelkreis ausfällt bzw. in seiner Funktion beeinträchtigt ist, wie dies beim Diabetiker der Fall ist. Hinsichtlich der sympathoadrenergen Response sind zwei Effekte zu unterscheiden (Maggs & Sherwin, 1998): (a) Erhöhung des *sympathischen Tonus* durch gesteigerte Aktivität des peripheren sympathischen Nervensystems; (b) *Sezernierung von Katecholaminen aus dem Nebennierenmark* in den Blutkreislauf (Adrenalin, Noradrenalin). Der erste der beiden Effekte ist – aus methodischen Gründen – in diesem Kontext bislang wenig untersucht worden (Maggs & Sherwin, 1998). Demgegenüber ist die Wirkung des ausgeschütteten Adrenalins relativ gut erforscht: Adrenalin unterstützt den Glykogenabbau in Leber und Muskulatur und kann zu einer passageren Insulinresistenz beitragen. Weiterhin inhibiert es bei Stoffwechselgesunden zusätzlich die Insulinsekretion an den β-Zellen (Wuttke, 1993, S. 418f.). Eine Hypoglykämie ist mit der effektivste Stimulus zur Ausschüttung von Katecholaminen aus dem Nebennierenmark, der beim Menschen bekannt ist (Cryer, 1997; Bolli, 1998b). Infolge der physiologischen Effekte der Katecholamine – insbesondere des Adrenalins – wirken diese mit Glukagon synergistisch, d.h. sie haben einen *blutzuckersteigernden Effekt*. Klinisch bedeutsam ist die Tatsache, daß die ausgeschütteten Katecholamine aufgrund ihrer systemischen Wirkung bei gleichzeitiger Aktivierung des peripheren Sympathicus entscheidend zur Entstehung von charakteristischen Hypoglykämiesymptomen beitragen (Zittern, Herzrasen, etc.): eine *„vegetative Notfallreaktion"* wird ausgelöst (Jänig, 1993, S. 335ff.). Diese Symptome sind für den insulinpflichtigen Diabetiker im Hinblick auf die Wahrnehmung von Hypoglykämien äußerst wichtig. Bei der Triggerung der adrenergen Response kommt zentralnervösen Prozessen eine große Bedeutung zu. Insbesondere ist hier z.B. wiederum der ventromediale Teil des Hypothalamus als wahrscheinlicher Ort des „zentralen Blutglukosesensors" zu nennen, über den die Kaskade der sympathoadrenergen Reaktion ausgelöst wird (Cryer, 1997; Maggs & Sherwin, 1998; Kinsley & Simonson, 1996; Biggers et al., 1989).

Weitere gegenregulatorische Mechanismen. Auf der dritten Hierarchieebene der glukosegegenregulatorischen Faktoren siedelt Cryer (1997) die vermehrte Ausschüttung von *Cortisol* und *Wachstumshormon* an. Die Rolle, die andere Mechanismen, wie z.B. weitere Hormone, spezifische Neurotransmitter, andere Stoffwechselsubstrate außer der Glukose (z.B. Ketonkörper) oder eine etwaige Autoregulation des Blutglukosespiegels im Rahmen der Blutglukosegegenregulation spielen können, ist noch nicht geklärt. Beide Hormonantworten werden zentralnervös ausgelöst und haben einen blutzuckersteigernden Effekt. Dieser tritt allerdings erst mit einer recht großen Verzögerung von mehreren Stunden ein (Cryer, 1997). Beide Mechanismen sind bei der schnellen Korrektur von Hypoglykämien ohne Bedeutung.

2.2.2.2 Neuroglykopenie

Das menschliche Gehirn deckt seinen Energiebedarf nahezu ausschließlich durch Glukose und ist dabei auf eine konstante Versorgung durch den Blutkreislauf angewiesen, da es dem Gehirn nicht möglich ist, Glukose in nennenswertem Umfang zu speichern (McCall, 1992, 1993). Fällt der Blutglukosespiegel in den hypoglykämischen Bereich ab, so führt dies zu einer zentralnervösen Energiedeprivation (*Neuroglykopenie*, Marks & Rose, 1981). Dieser Deprivationszustand verstärkt sich mit weiter fallenden Blutglukosespie-

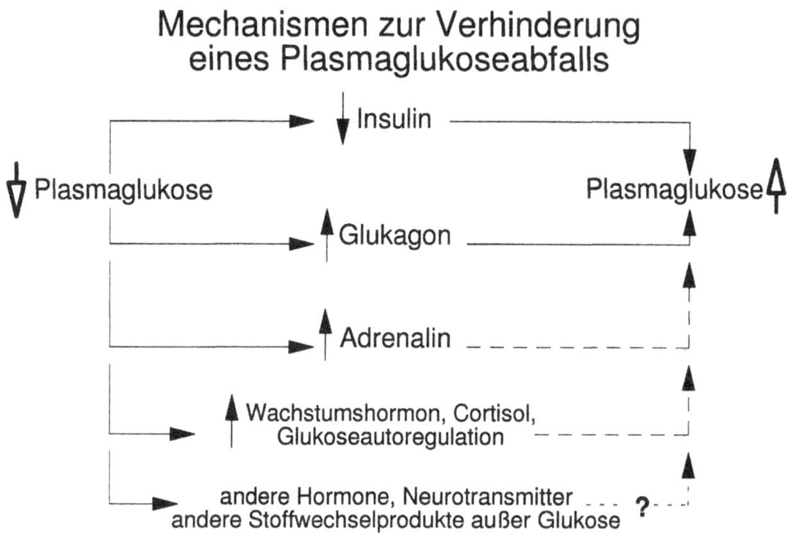

Abbildung 2.8: Intakte Blutglukosegegenregulation nach Cryer und Gerich (1990, p. 534), Erläuterungen im Text.

geln und ist mit transienten neuropsychologischen cerebralen Funktionsstörungen assoziiert. Die akuten neuropsychologischen Effekte der hypoglykämieassoziierten Neuroglykopenie wurden extensiv laborexperimentell untersucht (für einen Überblick siehe Holmes, 1990b; Deary, 1993a, 1999; vgl. auch Übersichtsdarstellung in Kubiak, 1998).

Diese bilden sich z. B. in charakteristischen Veränderungen in der Ableitung evozierter Potentiale und im Elektroencephalogramm ab (Algan, 1989; Pozzessere et al., 1991; Jones et al., 1990; Blackman, Towle, Lewis, Spire & Polonsky, 1990; für einen Überblick siehe Bendtson, 1993; Comi, 1997). Es gibt Hinweise dafür, daß initial insbesondere frontalbetonte Veränderungen in Parametern auftreten, die mit Aufmerksamkeitsleistungen und „frontalen" Leistungen assoziiert werden (z. B. P300-Komponente), die rostrocaudal fortschreiten (Amiel et al., 1991; Blackman et al., 1990) sowie Hinweise auf Unterschiede der Vulnerabilität verschiedener Leistungsbereiche auf einen neuroglykopenischen Zustand (Schultes et al., 2002). Dieser Befund deckt sich weitgehend mit Untersuchungen, die mittels funktioneller Bildgebung zentralnervöse Effekte der Hypoglykämie untersuchen (MacLeod et al., 1994; MacLeod, Gold & Frier, 1996). Allerdings läßt sich keine allgemeingültige Abfolge von neuropsychologischen Leistungsbeeinträchtigungen bestimmen, da die entsprechenden glykämischen Schwellen interindividuell stark variieren (Gonder-Frederick, Cox, Driesen, Ryan & Clarke, 1994) und die eingesetzten Testverfahren häufig nur schlecht vergleichbar sind (vgl. Strachan, Frier & Deary, 1997; Amiel, 1998).

Zu den charakteristischen Auswirkungen der Neuroglykopenie gehören ebenfalls emotionale Veränderungen, die häufig im Zusammenhang mit Unterzuckerungen auftreten (Deary, 1999). Es handelt sich dabei meist um negative Stimmungsveränderungen und emotionale Effekte, die wieder auf eine temporäre frontalbetonte Dysfunktion schließen lassen (Aggressivität, „Sturheit", Rigidität; vgl. Merbis, Snoek & Heine, 1996; Gold, Deary & Frier, 1997; 7, 1998).

2.2.3 Hypoglykämiewahrnehmung

2.2.3.1 Hypoglykämiesymptome

Fällt der Blutglukosespiegel in den hypoglykämischen Bereich ab, bemerkt dies der Betrofffene in der Regel anhand typischer Symptome. Ausgehend von ihrer Entstehung lassen sie sich in zwei Gruppen gliedern (Deary, 1999; Hepburn et al., 1991; Hepburn, 1993):

Autonome Symptome. Diese Symptome resultieren aus einer Aktivierung der Hypophysennebennierenrinde-Achse (hormonelle Blutglukosegegenregulation); fällt der Blutzucker unter einen bestimmten Spiegel (sog. glykämische Schwelle für autonome Aktivierung), wird der Sympathicus aktiviert und aus der Nebennierenrinde Katecholamine ausgeschüttet. Als Korrelat dieser autonomen Aktivierung wird häufig der Plasmaadrenalinspiegel herangezogen (Maggs & Sherwin, 1998). Zu den typischen autonomen Symptomen zählen z. B. Zittern, Schwitzen, Herzklopfen oder auch Angstzustände. Diese Symptome sind in der Regel leicht bemerkbar, wenn sie auftreten.

Neuroglykopenische Symptome. Diese Symptome haben ihre Ursache in dem akuten Glukosemangel des zentralnervösen Nervensystems und sind vielfältiger, da sie vermutlich stärker durch aktive Interozeptionsprozesse und situationale Variablen beeinflußt werden. Zu dieser Symptomgruppe werden u.a. Konzentrationsschwierigkeiten, Seh-, Sprach- und Gedächtnisstörungen sowie auch typische emotionale Veränderungen (z. B. Aggressivität oder Sturheit) und Verhaltensauffälligkeiten (z. B. rigide Verhaltensweisen, „automatisierte" Handlungen) gezählt.

Es ist wichtig darauf hinzuweisen, daß der Betroffene Hypoglykämiesymptome im Sinne einer *Gestalt* wahrnimmt, d. h. im Alltag Symptomgruppen nicht klar voneinander unterscheidbar sind (Frier, 1999). So ist es auch häufig schwer, die von Patienten berichteten Symptome eindeutig einer der beiden Gruppen zuzuordnen (Deary, 1999). Dies betrifft weniger relativ eindeutig zuordenbare autonome Symptome, wie z. B. Zittern oder Schwitzen. Schwieriger ist die Zuordnung eher unspezifischer Symptome, z. B. Unwohlsein, Hungergefühl, Schwäche, allgemeine Konzentrationsschwierigkeiten (vgl. Cox, Eickhoff, Gonder-Frederick & Clarke, 1993; Hepburn, 1993). Auch faktorenanalytische Lösungen zur Gruppierung berichteter Hypoglykämiesymptome sind unbefriedigend geblieben – so ergibt sich bei Hepburn, Deary und Frier (1992) im Rahmen einer dreifaktoriellen Lösung ein „autonomer", ein „neuroglykopenischer" sowie ein dritter „unspezifischer" Faktor mit einer gleichzeitig geringen Faktorenreinheit. Eine pathophysiologisch begründete Dichotomisierung in autonome und neuroglykopenische Symptome läßt sich also nicht aufrechterhalten.

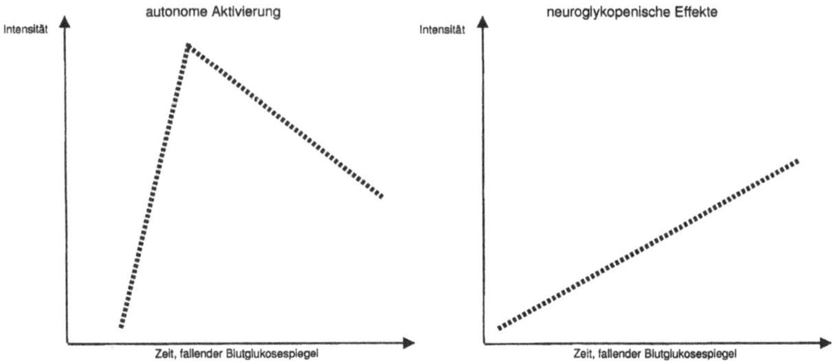

Abbildung 2.9: Hypoglykämie und schematisch dargestellter Verlauf der Intensität autonomer Aktivierung und neuroglykopenischer Effekte (vgl. Frier, 1999). *Links:* autonome Aktivierung, die bei fallendem Blutzucker in kurzer Zeit ihr Maximum erreicht, sobald eine bestimmte glykämische Schwelle überschritten ist. *Rechts:* neuroglykopenische Effekte, die subtil beginnen und mit zunehmendem Blutglukoseabfall stärker werden.

Die aufgrund von Laboruntersuchungen (Mitrakou et al., 1991; Towler, Havlin, Craft & Cryer, 1993) häufig postulierte Dominanz autonomer Symptome für die Hypoglykämiewahrnehmung läßt sich für Alltagsbedingungen nur schwer aufrechterhalten (Hepburn et al., 1992), da im Alltag die „Symptomgestalt" für die Entdeckung einer Hypoglykämie entscheidend ist (Frier, 1999). Dennoch ist die beschriebene Klassifikation in zweifacher Hinsicht von Bedeutung (vgl. Übersicht von McAulay, Deary & Frier, 2001):

- neuroglykopenische und autonome Symptome einer Hypoglykämie unterscheiden sich im zeitlichen Verlauf. Neuroglykopenische Symptome beginnen subtil und sind zunächst nur schwer bemerkbar, verstärken sich mit fallendem Blutzucker aber zunehmend (Frier, 1999). Bei sehr tiefen Blutglukosespiegeln kann die neuroglykopenische Symptomatik infolge der zentralnervösen Glukosedeprivation so stark ausgeprägt sein, daß der Betroffene handlungsunfähig wird. Die autonome Antwort auf Unterzuckerungen führt sehr rasch zu einer maximalen autonomen Warnsymptomatik, wie sich leicht aus der Physiologie der sympathoadrenergen Aktivierung erklären läßt (King & MacDonald, 1999). Diese autonome Symptomatik verflacht, auch im Falle einer weiter fortschreitenden Unterzuckerung, relativ schnell wieder. Abbildung 2.9 stellt schematisch prototypische Verläufe autonomer *vs.* neuroglykopenischer Warnsymptome einander gegenüber;

- zum zweiten kommt der autonomen Antwort auf Hypoglykämien und der autonomen Hypoglykämiesymptomatik eine wichtige Rolle bei der Genese des Syndroms einer beeinträchtigten Hypoglykämiewahrnehmung zu (vgl. Abschnitt 2.2.4.3).

2.2.3.2 Hypoglykämiewahrnehmung als Interozeptionsleistung

Der Prozess der Hypoglykämiewahrnehmung umfaßt mehr als die bloße Wahrnehmung von Hypoglykämiesymptomen (Frier, 1993; Gonder-Frederick, Cox, Kovatchev, Schlundt & Clarke, 1997; Abbildung 2.10). Hinzu kommen die Prozesse der Symptominterpretation und der Handlungsausführung.

Die Komponente der *Symptominterpretation* ist dabei vergleichbar mit Interpretationsprozessen, die im Rahmen der Interozeptionsforschung untersucht werden. Wenn Symptome wahrgenommen werden, müssen sie zunächst richtig interpretiert werden, d. h. der Betroffene muß entscheiden, ob die Ursache der wahrgenommenen Symptome eine Hypoglykämie ist oder nicht. Erst, wenn er die Symptomatik auf eine Unterzuckerung zurückführt, wird er in der Regel eine adäquate Selbstbehandlung einleiten (vgl. Gonder-Frederick et al., 1997). Intervenierende Variable in diesem Prozessstadium kann z. B. die Maskierung von Symptomen sein. Beispielsweise hat der Betroffene im Rahmen sportlicher Aktivität gegebenenfalls zu entscheiden, ob das Symptom „Schwitzen" auf eine Hypoglykämie

Tabelle 2.4: Von Patienten berichtete Handlungsfehler im Zusammenhang mit der Selbstbehandlung einer Unterzuckerung.

Handlungsrigidität

- Patient bemerkt Hypoglykämie, zögert aber die Selbstbehandlung hinaus, indem er stattdessen seine momentane Tätigkeit (Computerarbeit) für ca. 20 Min fortsetzt, weil er „erst diese Seite noch fertigschreiben will"
- bei einem Besuch in einer Kfz-Werkstatt will ein Patient, der eine Hypoglykämie bei sich bemerkt, unbedingt den Traubenzucker aus dem Handschuhfach seines PKW holen, dem gewohnten Aufbewahrungsort – der Wagen befindet sich allerdings bereits auf der Hebebühne. Der Patient muß von zwei Mechanikern gewaltsam daran gehindert werden, zum Wagen hochzuklettern

Unkontrollierte Handlung

- Patient berichtet „Heißhungerattacke" während einer Hypoglykämie, und nimmt wahllos kohlenhydratlose bzw. -arme Nahrungsmittel zu sich, durch die die Hypoglykämie nicht behoben wird

Handlungsunfähigkeit

- Handlungsfähigkeit eines Patienten bricht völlig zusammen, Patient will Kohlenhydrate zu sich nehmen, ist aber zu keiner Handlung mehr in der Lage

Durch Emotionsveränderungen beeinträchtigte Handlungsfähigkeit

- Patient, der von einem Angehörigen darauf hingewiesen wird, er solle eine Blutzuckermessung durchführen, wird aggressiv und reagiert mit einem Wutanfall

Anmerkungen. Die Übersicht enthält eine Auswahl von Hypoglykämieepisoden, die von Typ 1 Diabetikern schriftlich beschrieben wurden.

oder die körperliche Aktivität zurückzuführen ist. Die Aufnahme eines adäquaten Selbstbehandlungsverhaltens (*Handlungsausführung*) in der Situation, d. h. die Zufuhr schnell resorbierbarer Kohlenhydrate in Form von Traubenzucker oder ähnlichem, schließt den Prozess der Hypoglykämiewahrnehmung ab.

Der besonders erschwerende Umstand bei einer Hypoglykämie ist dabei, daß mit fallendem Blutglukosespiegel die Auswirkungen der Neuroglykopenie und damit auch die akuten neuropsychologischen Beeinträchtigungen der Betroffenen zunehmen. Das „Zeitfenster" zwischen der ersten Wahrnehmung von Symptomen und der Möglichkeit der Initiation der Selbstbehandlung ist also limitiert – irgendwann resultiert aus der Neuroglykopenie die Handlungsunfähigkeit des Betroffenen (Frier & Fisher, 1999). Eine rechtzeitige, möglichst sofortige Selbstbehandung nach Entdeckung der Hypoglykämie ist entscheidend.

Theoretisch können neuroglykopenische Effekte alle Prozesse der Hypoglykämiewahrnehmung beeinträchtigen (Abbildung 2.10). Patientenberichten zufolge ist insbesondere die Handlungsinitiation davon betroffen, da diese am Ende des Prozesses liegt und die Neuroglykopenie in diesem Stadium bereits stark ausgeprägt sein kann. Häufig wird berichtet, daß die Aufnahme der Selbstbehandlung nicht mehr gelingt, obwohl die Hypoglykämie entdeckt wurde (Tabelle 2.4). Systematische alltagsnahe Untersuchungen zu dieser Problematik stehen bislang noch aus. Dies betrifft insbesondere auch den Einfluß situationaler Variablen auf die Symptomwahrnehmung.

Eine interessante Perspektive wird durch den Vergleich der Ergebnisse der *Interozeptionsforschung* mit dem Prozess der Hypoglykämiewahrnehmung eröffnet. Die Interozeptionsforschung hat sich in den vergangenen Jahrzehnten intensiv mit dem Thema der Wahrnehmung körperlicher Symptome beschäftigt (Vaitl, 1996). Interozeption wird in diesem Kontext als die Wahrnehmung „innerer" körperlicher Zustände definiert, wobei zwischen Propriozeption (u. a. Position des Körpers im Raum durch Afferenzen von Gelenkrezeptoren) und Viszeroception (Wahrnehmung viszeraler Afferen-

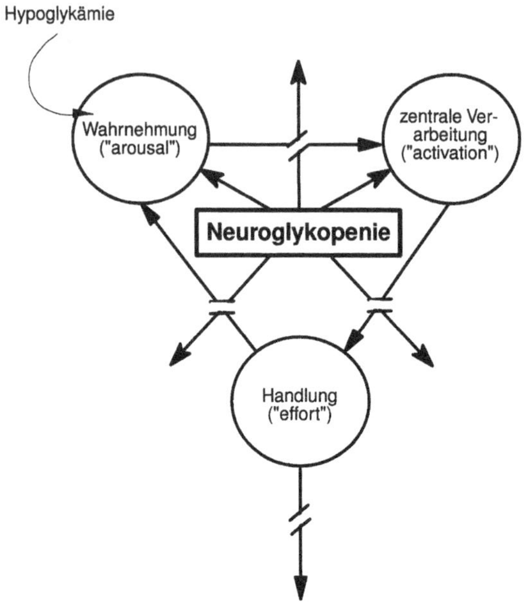

Abbildung 2.10: Prozessmodell der Hypoglykämiewahrnehmung nach Frier (1993).

zen, d.h. Signale die von den inneren Organen ausgehen) unterschieden wird (Vaitl, 1996).

Die Interozeptionsforschung beschäftigte sich schwerpunktmäßig mit Gegenstandsbereichen, die es erlauben, Parallelen zur Hypoglykämiewahrnehmung zu ziehen, so z. B. mit der Wahrnehmung von kardiovaskulärer Aktivität und Blutdruckschwankungen (z. B. Fahrenberg, Franck, Baas & Jost, 1995; Vogt & Schandry, 1995) oder von Atemwegsobstruktionen bei Patienten mit Asthma bronchiale. Im Fokus der Forschung standen dabei die Untersuchung von interozeptiven Prozessen (Konzept der „Symptom-Awareness"), die beobachtbaren deutlichen interindividuellen Differenzen bezüglich interozeptiver Leistungen (z. B. Schandry, 1981) und der Einfluß kognitiver und situativer Variablen für die „Symptom-Awareness" (z. B. Konzepte der Symptombewertung oder die „competition of cues"-Hypothese; Pennebaker, 1982, 1995; Vaitl, 1996). Weiterhin wurden die Rolle der Interozeption im Rahmen der klinischen Forschung, z. B. im Rahmen der Arbeiten zur Ätiologie von Panikstörungen, und die Rolle, die dysfunktionale Interozeptionen dabei spielen (Zoellner & Craske, 1999) bzw. die Möglichkeit der Verbesserung von Interozeptionsleistungen durch „biofeedback"-ähnliches Vorgehen (z. B. Weitkunat, Schandry, Sparrer & Beck, 1987) intensiv untersucht. Ebenso konnte gezeigt werden, daß sich durch den Einsatz strukurierter Symptom-Reports (i. S. von „Symptomtagebüchern") die Interozeptionsleistungen verbessern (Vogt & Schandry, 1995; Schandry, Leopold & Vogt, 1996).

Es besteht jedoch ein entscheidender Unterschied zwischen der im Rahmen der Interozeptionsforschung untersuchten Wahrnehmung körperlicher Vorgänge und der Hypoglykämiewahrnehmung. Während die Wahrnehmung der autonomen Aktivierung im Zusammenhang mit einer Unterzuckerung sicherlich mit den im Rahmen der Interozeptionsforschung untersuchten Wahrnehmungsvorgängen vergleichbar ist, ist es fraglich, ob dies auch auf die Wahrnehmung neuroglykopenischer Effekte zutrifft. Die Wahrnehmung der autonomen Aktivierung kann als Interozeption im eigentlichen Sinne verstanden werden. Die Neuroglykopenie äußert sich in einer progredienten Verschlechterung neuropsychologischer Leistungen, d. h. die kognitive Leistungsfähigkeit des Betroffenen nimmt quantitativ (z. B. im Sinne einer Verlangsamung) oder qualitativ (z. B. im Sinne eines häufigeren Auftretens von Handlungsfehlern) ab, emotionale Veränderungen können sich einstellen. Im Gegensatz zur Interozeption der autonomen Aktivierung erfordert die Wahrnehmung neuroglykopenischer Effekte eine Evaluation der eigenen Handlungen an individuellen Leistungsstandards. Erschwerend kommt dabei hinzu, daß dieser Bewertungsprozess selbst durch die Neuroglykopenie beeinträchtigt werden kann.

Es ist demnach nicht geklärt, ob im Rahmen der Interozeptionsforschung erprobte Techniken zur Verbesserung der Wahrnehmung, insbesondere hierbei „feedback"-Methoden (z. B. Rückmeldung des Herzschlages; Schandry, 1981), eine Verbesserung der Wahrnehmung neuroglykopenischer Effekte bewirken können. Allerdings kann angenommen werden, daß eine systematische, strukturierte Selbstbeobachtung ebenfalls zu einer Verbesserung der neuroglykopenischen Symptomwahrnehmung beiträgt. So sind Selbstbeobachtungsverfahren auch Bestandteil etablierter Interventionsmaßnahmen zur Verbesserung der Hypoglykämiewahrnehmung allgemein (siehe Kapitel 2.2.4).

2.2.4 Syndrom der beeinträchtigten Hypoglykämiewahrnehmung

Einer der wichtigsten Risikofaktoren für das Auftreten (rezidivierender) schwerer Hypoglykämien ist eine beeinträchtigte Hypoglykämiewahrnehmung, d. h. Unterzuckerungen werden gar nicht oder nicht mehr rechtzeitig wahrgenommen. Dieses Syndrom der „hypoglycemia unawareness" steht im Mittelpunkt des Abschnitts. Als isoliertes Syndrom ist die „hypoglycemia unawareness" nicht erschöpfend zu beschreiben bzw. zu verstehen – das individuelle Selbstbehandlungsverhalten, das Selbstmanagement der Diabetestherapie, hat einen entscheidenden Einfluß auf Genese und Aufrechterhaltung einer „hypoglycemia unawareness". Deshalb wurde in diesem Kontext auch der weitergefaßte Begriff des „Hypoglykämieproblems" gewählt. Zunächst werden in diesem Kapitel die Klinik und medizinische Aspekte des „hypoglycemia unawareness"-Syndroms dargestellt (Abschnitte 2.2.4.1 und 2.2.4.3). Psychologische Einflußfaktoren werden dargestellt (Abschnitt 2.2.4.4) und unter einer verhaltensmedizinischen Perspektive integriert (Abschnitt 2.2.4.5). Eine Übersicht über bisherige Interventions- und Schulungskonzepte zum Themenkomplex „Hypoglykämie" schließt dieses Kapitel ab (Abschnitt 2.2.5).

2.2.4.1 Klinik der „hypoglycemia unawareness“

Im Regelfall nimmt ein Diabetiker im Wachzustand eine sich entwickelnde Hypoglykämie anhand von Warnsymptomen rechtzeitig genug wahr, um die notwendigen Selbstbehandlungsmaßnahmen zu ergreifen. Betroffene mit einer beeinträchtigten Hypoglykämiewahrnehmung entdecken Unterzuckerungen häufig erst bei sehr tiefen Blutglukosespiegeln - oder auch überhaupt nicht mehr (Frier & Fisher, 1999; Bolli, 1998a). Häufig ist der Blutzuckerspiegel dann bereits schon so tief abgesunken, daß die Handlungsfähigkeit eingeschränkt ist (Frier, 1993; vgl. Abschnitt 2.2.3.2 auf Seite 47).

Hypoglykämiewahrnehmung ist dabei kein Alles-oder-Nichts-Phänomen, sondern bewegt sich auf einem Kontinuum zwischen intakter und nicht mehr vorhandener Wahrnehmungsfähigkeit - manche Autoren präferieren in diesem Zusammenhang daher den Begriff der „impaired hypoglycemia awareness" (z. B. Clarke, Cox, Gonder-Frederick & Julian, 1995). Das Syndrom einer „hypoglycemia unawareness" ist bereits in der Frühphase der Insulintherapie beschrieben worden (Maddock & Trimble, 1928). Eine stark eingeschränkte Hypoglykämiewahrnehmung und die damit verbundene Unsicherheit bzw. verminderte Vorhersehbarkeit hinsichtlich des Auftretens von Unterzuckerungen kann eine starke Belastung für den Betroffenen darstellen (vgl. den Erfahrungsbericht von Fletcher, 1980).

Bei einer stark beeinträchtigten Hypoglykämiewahrnehmung muß sich der Betroffene alleinig auf andere Strategien zur Hypoglykämieentdeckung verlassen. Hierzu zählen beispielsweise engmaschige Blutzuckerselbstkontrollen oder auch die gezielte Nutzung externer „cues", wie z. B. die Nutzung von Informationen über pharmakokinetische Wirkverläufe des administrierten Insulins oder die unterschiedliche Resorptionsgeschwindigkeit verschiedener Nahrungsmittel („Wann kann ich mit einer Hypoglykämie rechnen?").

2.2.4.2 Epidemiologie

Es liegen keine gesicherten epidemiologischen Studien zur Prävalenz einer beeinträchtigten Hypoglykämiewahrnehmung vor. Dies ist unter anderem auch auf methodische Probleme bei der Erfassung der Qualität der Hypoglykämiewahrnehmung zurückzuführen (siehe Kapitel 3). Da es in der Regel nicht möglich ist, die Hypoglykämiewahrnehmungsfähigkeit zeitnah zu erfassen, verlassen sich die meisten Studien auf eine retrospektive Einschätzung der Wahrnehmungsfähigkeit oder der Symptomschwellen durch die Patienten.

Zudem ist die Qualität der Hypoglykämiewahrnehmung ein sehr dynamisches Phänomen und kurzfristigen „spontanen" intraindividuellen Schwankungen unterlegen (siehe nächster Abschnitt zur Pathophysiologie der „hypoglycemia unawareness"). Dies erschwert eine Erfassung der Hypoglykämiewahrnehmung, wie sie z. B. im Rahmen der Verlaufskontrolle einer gezielten Interventionsmaßnahme erforderlich ist, deutlich.

Da die Genese einer „hypoglycemia unawareness" stark von der individuellen Häufigkeit (leichter) Hypoglykämien abhängt, ist anzunehmen, daß im Zusammenhang mit normoglykämisch orientierten Therapieformen und der damit assoziierten erhöhten Inzidenz für Unterzuckerungen auch die Prävalenz für eine „hypoglycemia unawareness" zunimmt; ein Trend, der auch in der klinischen Praxis beobachtbar ist. Es ist davon auszugehen, daß im Rahmen der heutigen normoglykämischen Therapiekonzepte etwa ein Drittel der Menschen mit Typ 1 Diabetes von einer beeinträchtigten Hypoglykämiewahrnehmung betroffen sind. Das Syndrom einer „hypoglycemia unawareness" läßt sich in diesem Zusammenhang in Korrespondenz zu den diabetischen Langzeitkomplikationen als iatrogener „Folgeschaden" durch eine - nach wie vor - unphysiologische Insulintherapie verstehen (Frier & Fisher, 1999).

2.2.4.3 Pathophysiologie

Dem Syndrom der „hypoglycemia unawareness" liegt pathophysiologisch eine charakteristische Verschiebung der Blutzuckerschwellen zugrunde: die *Schwellen für die Blutglukosegegenregulation* verschieben sich nach unten (Cryer, 1997, 1999). Dies hat zwei wichtige Effekte: (1) der Blutzuckerabfall vollzieht sich ungebremster, da kontrainsulinär wirkende Hormone erst später sezerniert werden; (2) autonome Symptome, als Korrelat der Aktivierung des Sympathicus bzw. der Hypophysen-Nebennierenrinde-Achse, treten erst später, bei tieferen Werten oder überhaupt nicht auf. Die Ursache für diese beobachtbare Schwellenverschiebung liegt in einer selektiven zentralnervösen Anpassung an tiefe Blutzuckerwerte. Die hormonelle Antwort auf einen fallenden Blutzucker wird vermutlich durch ein Kerngebiet des Hypothalamus (Nucleus ventromedialis) ausgelöst (Amiel, 2002). Dieses Kerngebiet paßt sich nun an häufige tiefe Blutzuckerwerte an. Als Ursache für diese Anpassung ist vermutlich ein verstärkter Glukosetransport in die betreffenden Neurone durch erhöhte Exprimierung bestimmter Glukosetransportermoleküle (GLUT-1) verantwortlich (McCall, 1993; vgl. die Befunde von Boyle, Scott, Kempers, O'Connor & Nagy, 1995). Eventuell spielen auch Prozesse einer Desensibilisierung der adrenergen Signaltransmission eine Rolle (Berlin et al., 1987; Schwab, Leichtenschlag, Martin & Bartels, 1997). Cryer (1997) hat diese Schwellenverschiebung in sein Modell des sogenannten hypoglykämieassoziierten autonomen Versagens integriert. Dieses Modell ist modifiziert in Abbildung 2.11 dargestellt.

Das Modell der „hypoglycemia-associated autonomic failure" illustriert den Mechanismus, der zu einer Schwellenverschiebung der autonomen Antwort auf Unterzuckerungen führt. Durch häufige leichte Unterzuckerung oder auch gelegentliche schwere hypoglykämische Episoden wird ein „objektiver Teufelskreis" in Gang gesetzt (unterer Teil der Abbildung links): eine gehäufte Exposition gegenüber tiefen Blutzuckerwerten führt zu einer Anpassung des Kerngebiets, das die autonome Antwort auf Unterzuckerungen aus-

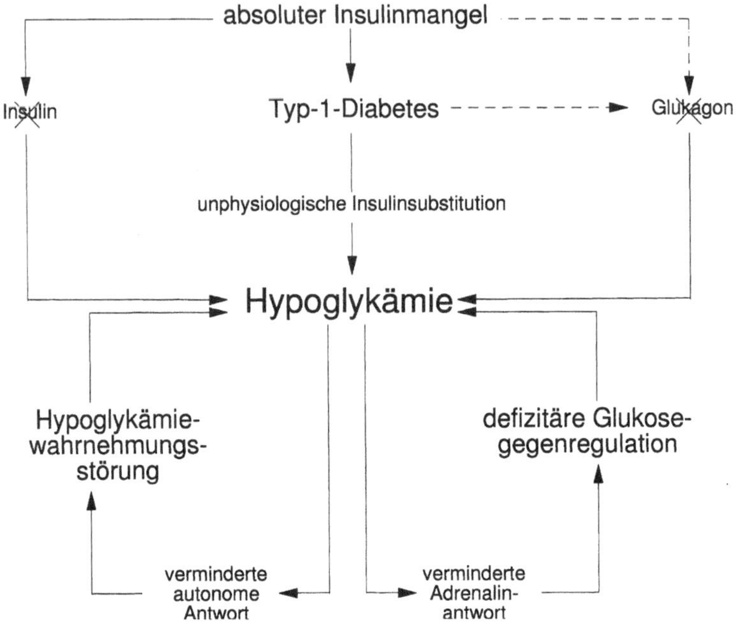

Abbildung 2.11: Modell der „hypoglycemia associated autonomic failure" (nach Cryer, 1997).

löst. Die hormonelle Antwort erfolgt demnach erst bei tieferen Blutzuckerwerten. Der Blutzucker fällt schneller, da kontrainsulinär wirksame hormonelle Mechanismen erst später einsetzen. Diese Situation begünstigt nun wiederum das Auftreten weiterer Unterzuckerungen. Treten diese nun auf, paßt sich das auslösende Kerngebiet immer stärker an das „vorherrschende Blutzuckermillieu" der tiefen Werte an. Ein „Teufelskreis" entsteht, der sich aufschaukeln kann. Die glykämische Schwelle für die gegenregulatorische Hormonantwort verschiebt sich immer weiter.

Diesem „objektiven Teufelskreis" entspricht ein subjektiver, der für die Hypoglykämiewahrnehmung von Relevanz ist (unterer Teil der Abbildung, rechts): die verminderte autonome Aktivierung infolge von häufigen tiefen Blutglukosespiegeln führt zu einer Verringerung der autonomen Warnsymptomatik bei auftretenden Unterzuckerungen. Fällt der Blutzucker, treten diese gut zu erkennenden Symptome erst bei tieferen Blutzuckerwerten auf. Die Wahrnehmung einer Unterzuckerung wird demnach erschwert - es stehen in erster Linie nur noch neuroglykopenische Effekte zur Verfügung, um zu einer adäquaten Hypoglykämiewahrnehmung beizutragen, eine „hypoglycemia unawareness" manifestiert sich. Durch die Verschiebung der autonomen Aktivierung verkleinert sich das individuelle „Zeitfenster" zwischen der Wahrnehmung erster Symptome und gravierenderen neuropsychologischen Beeinträchtigungen bis hin zur Handlungsunfähigkeit.

Es wird deutlich, dass es sich bei einer „hypoglycemia unawareness" um ein *Adaptationsphänomen* handelt: der zentralnervöse Trigger für eine autonome Antwort auf eine Unterzuckerung paßt sich an tiefe Blutzuckerwerte an. Er „registriert" Unterzuckerungen nicht mehr adäquat und löst dementsprechend die autonome Antwort erst später, bei tieferen Blutzuckerspiegeln aus. Entsprechend verschieben sich auch die glykämischen Schwellen für autonome Hypoglykämiesymptome. In einer Vielzahl von Untersuchungen konnte gezeigt werden, daß eine moderate experimentell induzierte Hypoglykämie zu einer verminderten Adrenalinantwort bei erneuter Provokation führt bzw. die autonome Reaktion abschwächt (z. B. Amiel, Tamborlane, Simonson & Sherwin, 1987; Amiel et al., 1991; Lingenfelser et al., 1996; George et al., 1997). Umgekehrt wird die Dynamik des Anpassungsprozesses dadurch unterstrichen, daß häufige Hyperglykämien bzw. eine schlechte Stoffwechseleinstellung dazu führen, daß die Adaptation „in die andere Richtung" erfolgt, d. h. daß die autonome Antwort bereits bei höheren, eigentlich noch euglykämischen Blutglukosespiegeln ausgelöst wird (z. B. Boyle, Schwartz, Shah, Clutter & Cryer, 1988). Dies deckt sich mit Patientenberichten von deutlichen Hypoglykämiesymptomen bei Restitution der Normoglykämie nach einer chronisch hyperglykämischen Phase (Mühlhauser, 1995). Die weitgehende Reversibilität dieses Adaptationsprozesses wird auch durch die Beobachtung bestätigt, daß nach einer Pankreastransplantation (und damit einem Ausbleiben von Hypoglykämien) auch eine „Rückanpassung" der glykämischen Schwellen auf Blutglukosebereiche wie beim Stoffwechselgesunden erfolgt (Robertson, 1999).

Die Befundlage zu den Effekten einer gehäuften Exposition gegenüber Hypoglykämien auf die *glykämischen Schwellen neuroglykopenischer Effekte* ist dagegen uneinheitlicher (z. B. Nachweis einer Schwellenverschiebung bei Holmes, 1987; Clarke, Gonder-Frederick, Richards & Cryer, 1991; keine Schwellenverschiebung bei Widom & Simonson, 1990; Cranston, Lomas, Maran, MacDonald & Amiel, 1994; Maran, Lomas, MacDonald & Amiel, 1995; Draelos, Jacobson, Weniger, Widom & Ryan, 1995; keine Anpassung bei längerdauernder hypoglykämischer Phase von ca. 1 h bei Gold, Deary, MacLeod, Thomson & Frier, 1995). Es ist somit nicht eindeutig beantwortbar, ob Hypoglykämien auch zu einer Verschiebung der neuroglykopenischen Schwellen in Analogie zu der im Falle der autonomen Aktivierung beobachtbaren Schwellenverschiebung führt. Dies ist sicherlich zum Teil auf unterschiedliche Protokolle zur experimentellen Induktion der Hypoglykämie zurückzuführen (z. B. schrittweise Blutzuckerabsenkung zur Schwellenbestimmung *vs.* ein hypoglykämisches Zielniveau; Heine, 1993) und auf die wenig vergleichbaren Erhebungsverfahren zur Feststellung neuroglykopenischer Effekte (neurophysiologisch, Bildgebung; Bendtson, 1993; wenig vergleichbare, unterschiedlich „hypoglykämiesensitive" neuropsychologische Testverfahren; siehe die Diskussion bei Amiel, 1998; Strachan et al., 1997). Eine kritische Bewertung der Befundlage läßt den Schluß zu, daß neuroglykopenische Effekte nicht oder nicht so stark Mechanismen der Schwellenverschiebung unterliegen, wie es bei der autonomen Antwort der Fall ist (Amiel, 1999; Bolli, 1998a).

Aus diesem Sachverhalt lassen sich prototypische „Schwellenkonstellationen" ableiten (Abbildung 2.12). Diese verdeutlichen das Zusammenspiel zwischen glykämischen Schwellen für neuroglykopenische bzw. autonome Effekte und das daraus resultierende Zeit-

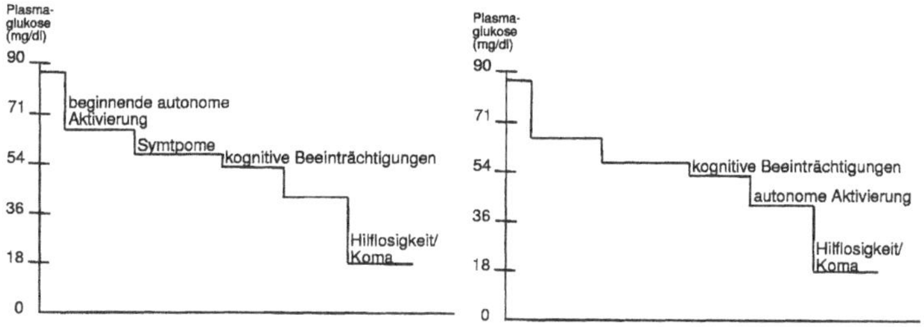

(a) „Intakte" Wahrnehmung. (b) „hypoglycemia unawareness".

Abbildung 2.12: Prototypische glykämische Schwellen für hypoglykämiebezogene autonome Antwort, neuroglykopenische Effekte, Hypoglykämiesymptome und Handlungsunfähigkeit bei (a) intakter Hypoglykämiewahrnehmung und (b) vorliegender „hypoglycemia unawareness" (modifiziert nach Amiel, 1999, p. 156).

fenster für eine Selbstbehandlung bei intakter und beeinträchtigter Hypoglykämiewahrnehmung. Weiterhin ist in diesem Zusammenhang relevant, daß frühe neuroglykopenische Effekte auch bei Vorliegen einer „hypoglycemia unawareness" zumindest partiell erhalten bleiben, die für die Hypoglykämiewahrnehmung und -erkennung genutzt werden könnten – laut Frier und Fisher (1999) seien dabei allerdings das bereits angesprochene subtile Auftreten neuroglykopenischer Effekte und deren Ambiguität ein für die Symptomwahrnehmung erschwerender Faktor (vgl. Abbildung 2.9 auf Seite 46).

2.2.4.4 Psychologische und behaviorale Faktoren

Pathophysiologisch läßt sich eine „hypoglycemia unawareness" als Adaptationsphänomen beschreiben, das zu einer Verschiebung der glykämischen Schwellen und damit einem Verlust der autonomen Warnsymptomatik und einer Verkleinerung des „Zeitfensters" zur Selbstbehandlung der Hypoglykämie führt. Initiation und Aufrechterhaltung dieser pathophysiologischer Mechanismen sind in einem breiteren psychosozialen Kontext zu sehen. Hypoglykämien entstehen nicht „von alleine", sondern werden durch antezendente bzw. aufrechterhaltende Bedingungen beeinflußt: behaviorale (Selbstbehandlungsverhalten), psychosoziale (Kontrollüberzeugungen, gesundheitsbezogene Einstellungen, situationale Faktoren) und biomedizinische Faktoren (z. B. Pharmakokinetik des Insulins) spielen eine entscheidende Rolle.

Gut untersucht ist dabei die Rolle des Selbstbehandlungsverhaltens, d. h. der Untersuchung der Exposition gegenüber tiefen Blutglukosespiegeln als ein pathophysiologisch entscheidender behavioraler Faktor. Bislang vernachlässigt sind die sicherlich nicht minder bedeutsamen psychologischen Faktoren im engeren Sinne, die dieses Therapieverhalten beeinflussen.

Therapieverhalten und „hypoglycemia unawareness". Der Einfluß auf das Hypoglykämierisiko durch bestimmte Verhaltensweisen, wie z. B. Sport oder ungewohnte Mahlzeitenzusammensetzungen („non-routine"), ist gut belegt (z. B. Clarke et al., 1995; Janssen et al., 2000). Häufig angesprochen werden auch individuelle Vorsichtsmaßnahmen (z. B. Blutzuckerkontrollmessungen zu geeigneten Zeitpunkten oder Reduktion der Insulindosis vor körperlicher Aktivität) und riskantes Verhalten (z. B. zu seltene Blutzuckerselbstkontrollen oder Alkoholkonsum; für einen Überblick siehe Frier, 1999).

Die Arbeitsgruppe um Daniel J. Cox wählt eine weitere, interessante Zugangsweise zur Erfassung des Selbstbehandlungsverhaltens, die in enger Beziehung zur skizzierten Pathophysiologie steht (z. B. Cox, Kovatchev & Julian, 1994; Clarke et al., 1995). Wie in der Diskussion der Pathophysiologie der „hypoglycemia unawareness" deutlich wurde, spielt für Genese und Aufrechterhaltung die Exposition gegenüber tiefen Blutglukosespiegeln eine wichtige Rolle. Durch die Erhebung individueller Blutglukosedaten (Blutglukosetagebücher oder Auslesen von Meßgeräten mit Speicherfunktion) steht eine Methode zur Verfügung, diese Exposition zu quantifizieren. Die individuellen Blutglukoseverläufe lassen sich als ein objektiver Indikator des gezeigten Selbstbehandlungsverhaltens verstehen. Kovatchev et al. (1998) schlagen zur Parametrisierung der Exposition gegenüber hypoglykämischen Blutglukosespiegeln einen „Low Blood Glucose Index" (LBGI) vor, der auf einer logarithmischen Transformation der individuellen Blutglukosedaten beruht und so hypoglykämische Blutglukosewerte stärker gewichtet.

In mehreren Feldstudien konnte der prädiktive Wert des LBGI zur Prognose zukünftiger schwerer Hypoglykämien nachgewiesen werden. Ebenso konnte die Bedeutung des LBGI für die Qualität der Hypoglykämiewahrnehmung bzw. das „Zeitfenster" zwischen Hypoglykämieentdeckung und Eintritt deutlicher neuropsychologischer Beeinträchtigungen demonstriert werden. Die Nutzung von Maßen, wie dem LBGI, erlaubt zudem eine ökologisch valide Risikoklassifikation von Patienten, die auch im klinischen Alltag genutzt werden könnte (Hermanns et al., 2000).

Sicherlich ist zu diskutieren, inwieweit individuelle Blutglukosedaten das Therapieverhalten hinreichend reflektieren. Die objektiv beobachtbaren Blutzuckerverläufe sind sicherlich mehr Handlungsergebnis als Selbstbehandlungsverhalten per se. So sagen die Blutglukosedaten an sich nichts darüber aus, wie diese zustande gekommen sind. So ziehen Janssen et al. (2000) beispielsweise auch die Exposition gegenüber tiefen Blutglukosespiegeln in ihrer Studie als abhängige Variable heran und untersuchen den Einfluß verschiedener psychosozialer und biomedizinischer Faktoren auf dieses Handlungsergebnis.

Andererseits stellt die Analyse individueller Blutglukosedaten einen leicht zu erhebenden, objektiven Indikator des Selbstbehandlungsverhaltens dar, welches sonst nur (retrospektiv) durch Befragung des Patienten oder Einschätzung des behandelnden Arztes erfaßt werden kann.

Gesundheitsbezogene Überzeugungen. Der Einfluß von gesundheitsbezogenen Überzeugungen und individuellen Selbstbehandlungsstilen bzw. -zielen auf die Häufigkeit von leichten Unterzuckerungen und der Genese einer „hypoglycemia unawareness" ist bislang kaum untersucht. Die Forschung beschäftigt sich schwerpunktmäßig mit den psychosozialen Auswirkungen von Unterzuckerungen und nicht mit dem Einfluß psychosozialer Faktoren auf die Hypoglykämiehäufigkeit (z. B. Pramming et al., 1991; vgl. Frier, 1999). In diesem Zusammenhang wird insbesondere die Angst vor Hypoglykämien als Konstrukt diskutiert. Cox, Irvine, Gonder-Frederick, Nowacek und Butterfield (1987) entwickeln ein Meßinstrument zur Erfassung der Angst vor Unterzuckerungen und können zeigen, daß ein Trend dahingehend besteht, daß Patienten mit ausgeprägter „Hypoglykämieangst" ihren Blutzucker „höherlegen", um das Risiko von Unterzuckerungen zu minimieren (vgl. Gold et al., 1997). Dies führt dann bei dieser Patientengruppe zu schlechteren Stoffwechseleinstellungen. Zwar ließ sich der beschriebene Befund nicht konsistent bestätigen, es lassen sich jedoch interessante Parallelen zur Thematik der „hypoglycemia unawareness" ziehen – es wäre z. B. denkbar, daß eine übermäßig ausgeprägte Angst vor diabetischen Folgeschäden Patienten dazu veranlaßt, ihren Blutzucker sehr „straff" im normoglykämischen Bereich zu führen. Derartige individuelle Therapieziele würden mit einer stark erhöhten Inzidenz hypoglykämischer Blutglukosespiegel einhergehen.

2.2.4.5 „hypoglycemia unawareness" als verhaltensmedizinisches Syndrom

Zusammenfassend lassen sich psychologische Faktoren, „hypoglycemia unawareness" und die Problematik rezidivierender schwerer Hypoglykämien in ein heuristisches Modell integrieren (Abbildung 2.13). Es wird deutlich, daß sich das Syndrom einer beeinträchtigten Hypoglykämiewahrnehmung innerhalb eines verhaltensmedizinischen Konzepts des „Hypoglykämieproblems" verstehen läßt. Psychosoziale Faktoren lassen sich als *antezendente bzw. aufrechter-*

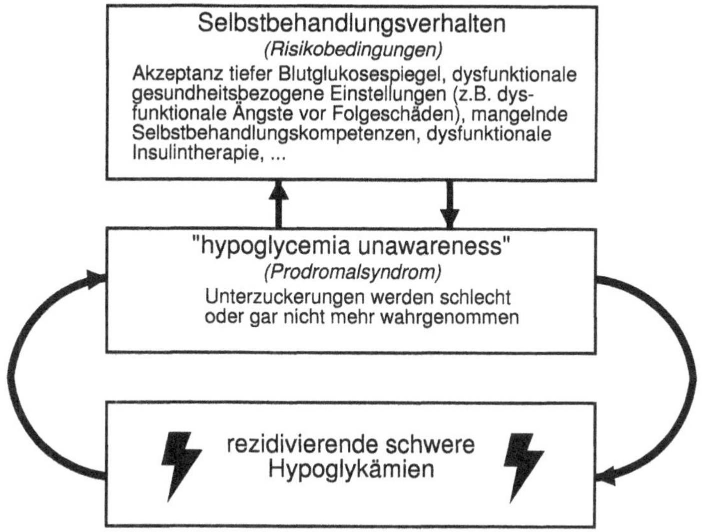

Abbildung 2.13: Verhaltensmedizinische Konzeption der „hypoglycemia unawareness".

haltende Bedingungen konzeptualisieren, die zu einer „hypoglycemia unawareness" führen können. Dem Syndrom einer beeinträchtigten Hypoglykämiewahrnehmung kommt im Sinne eines entscheidenden Risikofaktors der Status eines *Prodromalsyndroms* für das Auftreten (rezidivierender) schwerer Hypoglykämien zu. Die Modellskizze ist dabei notgedrungen vereinfacht und berücksichtigt nicht alle relevanten Faktoren und deren Wechselwirkungen. Das Modell verdeutlicht allerdings im Sinne einer systemischen Perspektive die Zusammenhänge verschiedener Faktoren und kann als Heuristik dienen, um Behandlungsprinzipien mit verschiedenen Ansatzpunkten abzuleiten.

2.2.5 Behandlungsansätze

Die Behandlung und Prävention von Hypoglykämieproblemen erfordert ein interdisziplinäres Vorgehen (Frier & Fisher, 1999). Modifikationen und Optimierung der Insulintherapie sowie der Einsatz psychologischer Behandlungsmethoden müssen dabei gleichsam berücksichtigt werden (Gonder-Frederick et al., 1997). Eine Dichotomie von Insulintherapie einerseits und psychologisch orientierter Intervention anderseits läßt sich dabei allerdings nicht aufrechterhalten, da entscheidende Wechselwirkungen bestehen (z. B. im Sinne des Selbstbehandlungsverhaltens; vgl. Abbildung 2.13). Gemeinsam ist allen Ansätzen der Versuch, primär die individuelle Exposition gegenüber hypoglykämischen Blutglukosespiegeln bzw. die Inzidenz von leichten Unterzuckerungen zu senken, um so zu verhindern, daß der „circulus vitiosus" der „hypoglycemia unawareness" ensteht bzw. aufrechterhalten wird (Bolli, 1998a, 1999). Im folgenden werden Ansatzpunkte zu diabetologischer und psychologischer Intervention skizziert. Anschließend wird kurz auf das einzige bislang existierende ambulante Interventionskonzept eingegangen („Blood Glucose Awareness Training", BGAT; z. B. Gonder-Frederick, Cox, Clarke & Julian, 2000).

2.2.5.1 Insulintherapie

Es lassen sich aus diabetologischer Sicht zwei Strategien ausmachen, um die Exposition gegenüber hypoglykämischen Blutglukosespiegeln zu reduzieren. Zum einen kann durch eine Festsetzung der Blutzuckerzielbereiche auf ein höheres Niveau eine rigorose Hypoglykämievermeidung erzielt werden. Eine derartige Vermeidung von Unterzuckerungen führt in der Regel zu einer Restitution der gegenregulatorischen Antwort durch eine neuerliche Verschiebung der glykämischen Schwellen und verbessert die Symptomwahrnehmung (Cranston et al., 1994; Dagogo-Jack, Rattarsarn & Cryer, 1997; Dagogo-Jack, Fanelli & Cryer, 1998; Fritsche, Sturmvoll, Häring & Gerich, 2000). Allerdings verschlechtert sich durch ein solches Vorgehen die Qualität der Stoffwechseleinstellung, so daß im Hinblick auf das Folgeschädenrisiko ein dezidiertes Abwägen von Kosten und Nutzen erforderlich ist (Bolli, 1999).

Zum anderen läßt sich durch Therapieansätze, die eine optimale Imitation der Physiologie der natürlichen Insulinsekretion ermöglichen, die Hypoglykämieinzidenz nachweislich senken. Auf diesem Wege läßt sich eine weitgehend bedarfsgerechte und zeitnahe Substitution des Insulins realisieren. Zu diesen Ansätzen zählen z. B. der Einsatz gentechnisch manipulierter Insuline (Insulinanaloga) mit günstigeren Wirkprofilen (Holleman et al., 1997; Tsui et al., 1998) und die Insulinpumpentherapie („continuous subcutaneous insulin infusion"; CSII; z. B. Bode, Steed & Davidson, 1996; Kaufman et al., 1999; Renner et al., 1999; Kanc et al., 1998 siehe Anhang A), die entscheidende Vorteile im Sinne von Physiologie und Flexibilität der Insulinadministration mit sich bringt. Die CSII wird in diesem Zusammenhang häufig als „via regia" der Insulintherapie der Zukunft, insbesondere bei Hypoglykämieproblemen beschrieben (Heine, 1999; Bolli, 1999).

2.2.5.2 Psychologische Behandlungsansätze

Psychologische Therapie*techniken* zur Behandlung und Prävention von Hypoglykämieproblemen sind bislang nicht systematisch evaluiert worden (vgl. allerdings nächster Abschnitt zum „Blood Glucose Awareness Training").

Entsprechenden Ansätzen aus dem Gebiet der Interozeptionsforschung folgend, zielen spezifische Techniken auf die Verbesserung der Wahrnehmung durch systematische Selbstbeobachtung und die Entdeckung neuer Symptome. Eine zentrale Stellung nehmen *Selbstmonitoringverfahren* ein, durch die die Symptom- und damit die Hypoglykämiewahrnehmung verbessert werden soll. Hierbei werden beispielsweise Symptomtagebücher geführt („Hypoglykämietagebücher"), in denen der Patient bei jeder durchgeführten Blutglukoseselbstmessung wahrgenommene Symptome einträgt. Ergänzt wird dieses Vorgehen durch systematisches Blutglukoseschätzen,

d. h. bei jeder Selbstmessung schätzt der Patient seinen aktuellen Blutglukosespiegel, erhält durch den Meßwert ein „feedback“ rückgemeldet und kann die Genauigkeit der eigenen Schätzung bewerten. Ergänzt wird das Selbstmonitoring durch Übungen, die im Sinne einer Heuristik zur Entdeckung neuer Symptome führen können (z. B. Kopfrechenaufgaben).

Im Fokus stehen dabei Symptome, die eher der *neuroglykopenischen Symptomgruppe* zuzuordnen sind, da die Wahrnehmung initial subtiler und ungewohnter neuroglykopenischer Effekte eine Schlüsselrolle im Rahmen der „hypoglycemia unawareness“ und der damit assoziierten gegenregulatorischen Dysfunktion spielt (vgl. Behandlungsempfehlungen in Hillenbrand et al., 1995). Es ist zu vermuten, daß auch Diabetiker mit einer stark ausgeprägten „hypoglycemia unawareness“ und subjektiv vollständigem Symptomverlust im Falle einer Aufmerksamkeitsfokussierung auf die eigenen Leistungen durchaus Symptome anhand einer Leistungsverschlechterung wahrnehmen können. Dies kann z. B. anhand einer Reanalyse der Daten von Kubiak (1998) illustriert werden: Patienten mit einer ausgeprägten „hypoglycemia unawareness“, die angeben, überhaupt keine Symptome mehr zu verspüren, berichten im Rahmen einer experimentellen Hypoglykämieinduktion (hypoglykämisches Zielniveau 45 mg/dl) durchaus von hypoglykämieassoziierten Symptomen (Abbildung 2.14).

Ausgehend vom Ansatz des Selbstmanagements und der dargestellten verhaltensmedizinisch orientierten Konzeption der „hypoglycemia unawareness“ besteht ein weiterer psychologischer Behandlungsansatz in der Beeinflussung der individuellen *Selbstmanagementfertigkeiten*. Eingesetzt werden könnten beispielsweise Ansätze zur Erhöhung der erlebten Selbstwirksamkeit und vor allem auch die Begleitung von Zielfindungsprozessen. Zu denken ist hier unter anderem an die Vermittlung adäquater gesundheitsbezogener Überzeugungen bezüglich der Gefährlichkeit von schweren Unterzuckerungen oder der Angst vor Folgeschäden. Letztere können unter Umständen zu einem ausgeprägten „Ehrgeiz“ führen, möglichst normoglykämische Blutglukosespiegel als Therapieziel zu er-

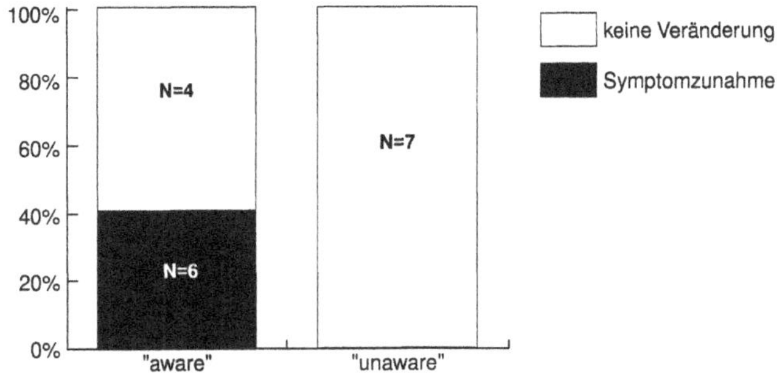

(a) Autonome Symptome.

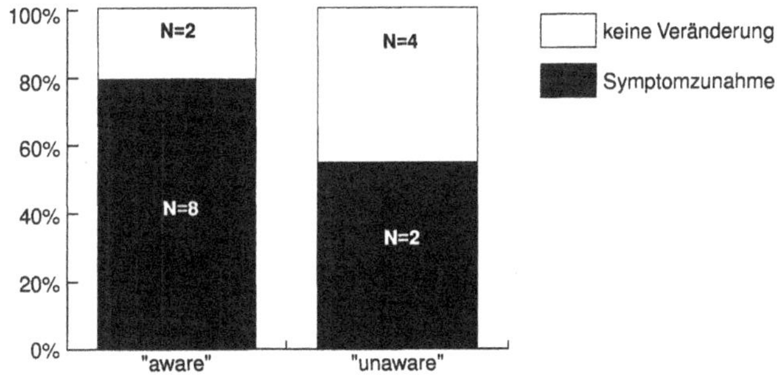

(b) Neuroglykopenische Symptome.

Abbildung 2.14: Wahrnehmung (a) autonomer und (b) neuroglykopenischer Hypoglykämiesymptome bei Diabetikern mit bzw. ohne „hypoglycemia unawareness" („aware" *vs.* „unaware") während einer experimentell induzierten Hypoglykämie (Reanalyse der Daten von Kubiak, 1998; hyperinsulinämischer Glukoseclamp, Zielniveau 45 mg/dl; Symptomerfassung durch Checkliste nach Hepburn, 1993).

reichen und so das Risiko für Unterzuckerungen erhöhen. Eine weitere Möglichkeit besteht in der Beeinflussung des Selbstbehandlungsverhaltens während leichten hypoglykämischen Episoden (sofortige Behandlung, Minimierung der Exposition gegenüber tiefen Blutzuckerspiegeln). Ein Einsatz entsprechender Techniken könnte auch wesentlich zur Prävention von Hypoglykämieproblemen im Sinne einer Beeinflussung der antezendenten Risikobedingungen darstellen.

Im Gegensatz zu dem eingangs dargestellten Selbstmonitoring sind derartige selbstmanagementorientierte Techniken bislang nicht im Fokus von Konzepten zur Intervention bei Hypoglykämieproblemen, obwohl sie einen potentiell vielversprechenden Ansatzpunkt darstellen.

2.2.5.3 Interventionsprogramme

Mit dem „Blood Glucose Awareness Training“ (BGAT) der Arbeitsgruppe um Daniel J. Cox liegt ein gut evaluiertes ambulantes Trainingsprogramm zur Verbesserung der Hypoglykämiewahrnehmung vor, das kontinuierlich weiterentwickelt und verbessert wird (Gonder-Frederick et al., 2000). In einer multizentrischen Evaluation konnte die Effektivität des Programms nachgewiesen werden (Verbesserung der Wahrnehmung, Senkung des HbA_{1c}, Zunahme des Wissens; z. B. Cox et al., 1991; Cox, Gonder-Frederick, Julian & Clarke, 1994; Cox et al., 1995; Kingsley et al., 1999).

Das Programm besteht in seiner aktuellen Fassung aus acht Terminen, in denen die Wahrnehmung körperlicher Symptome, kognitiver Leistungseinbußen, emotionaler Veränderungen und die Nutzung externer „cues“ im Zusammenhang mit der Hypoglykämiewahrnehmung (z. B. Insulinwirkung, unterschiedliche Nahrungsmittel) ausführlich behandelt werden. Ein wichtiger Bestandteil des BGAT sind darüber hinaus Übungen, die die Teilnehmer zwischen den Sitzungen bearbeiten, u. a. nehmen auch Techniken des Selbstmonitoring eine zentrale Stellung ein („Hypoglykämietagebücher“, Blutzuckerschätztraining).

Es ist wichtig darauf hinzuweisen, daß es sich beim BGAT nicht um ein spezielles *Hypoglykämie*wahrnehmungstraining handelt. Vielmehr zielt es darauf ab, generell für Symptome, die mit dem Blutzucker kovariieren, zu sensibilisieren, insbesondere auch für Symptome eines zu hohen Blutzuckerspiegels. Dies ist vor dem Hintergrund zu sehen, daß in den USA eine regelmäßige Blutzuckerselbstkontrolle, wie sie mit drei bis vier Messungen täglich in vielen Ländern Europas ist, für viele Betroffene nicht zu finanzieren ist (Kosten für eine Messung ca. 0.50 – 2 US$; vgl. American Diabetes Association, 1998), so daß auch die Wahrnehmung von Hyperglykämien von Bedeutung ist. Mäßige Hyperglykämien erfordern zwar keine sofortigen Selbstbehandlungsmaßnahmen wie eine Unterzuckerung, sollten aber dennoch im Zeitrahmen von einigen Stunden behandelt werden, damit sich keine längerfristige hyperglykämische Stoffwechselentgleisung einstellt. Bei regelmäßigen täglichen Blutglukosemessungen ist die Wahrnehmung hyperglykämischer Symptome weitgehend obsolet, da der erhöhte Blutglukosespiegel in der Regel rechtzeitig durch eine Selbstmessung entdeckt wird.

Seit 1997 ist die deutsche Version des BGAT verfügbar („Blutglukose-Wahrnehmungs-Training"; Fehm-Wolfsdorf, Kerner & Peters, 1997), die momentan noch im Rahmen einer randomisierten multizentrischen Studie prospektiv evaluiert wird. Dem BGAT gebührt der Verdienst, das erste standardisierte Programm zu sein, das im deutschsprachigen Raum zur Behandlung von Hypoglykämiewahrnehmungsproblemen angewendet werden kann. Es ist allerdings kritisch anzumerken, daß es sich bei der deutschen Version des BGAT in erste Linie um eine Übersetzung des amerikanischen Originals handelt. Dies kann insbesondere deshalb problematisch sein, da keine Anpassung an die Verhältnisse der bundesdeutschen Diabetesversorgung stattfand. Zu erwähnen sind das weitgehend obsolete Training der Wahrnehmung von Überzuckerungen und die Tatsache, daß viele Elemente bereits durch „reguläre" Schulungsmaßnahmen im Diabetesbereich abgedeckt sind. So ist es z. B. wahrscheinlich, daß der im Rahmen der US-amerikanischen Evaluationsstudie beobachtete positive Effekt auf die Stoffwechseleinstellung auf ein allgemeines Schulungsdefizit zurückzuführen ist, da eine strukturierte Diabetesschulung in der US-amerikanischen Regelversorgung nicht in der Form verankert ist wie in der Bundesrepublik Deutschland. Das deutsche BGAT ist so angelegt, daß es von speziell ausgebildeten Trainern durchgeführt wird.

2.3 Zusammenfassung

In diesem Kapitel wurden die biomedizinischen und psychologischen Grundlagen von Hypoglykämien und Hypoglykämiewahrnehmung dargestellt. Zusammenfassend ist festzuhalten:

- Hypoglykämien sind der entscheidende limitierende Faktor einer modernen, normoglykämisch orientierten Insulintherapie; leichte Unterzuckerungen sind im Rahmen einer normoglykämisch orientierten Therapie nicht vermeidbar. Gehäuft auftretende schwere Unterzuckerungen (Bewußtlosigkeit bzw. Fremdhilfe erforderlich) sind zu vermeiden. Schwere Unterzuckerungen sind zudem nicht ungefährlich, sondern mit einer deutlichen Morbidität assoziiert (Unfallgefahr, psychosoziale Morbidität, persistierende neuropsychologische Defizite). Selten können sie auch den Tod des Betroffenen zur Folge haben. Im Falle rezidivierender schwerer Unterzuckerungen besteht dringender therapeutischer Handlungsbedarf;

- Unterzuckerungen führen zu zwei verschiedenen physiologischen Effekten: (1) ein Blutzuckerabfall triggert die hormonelle Gegenregulation und führt zu einer deutlichen autonomen Aktivierung; (2) die Hypoglykämie führt zu einer Energiedeprivation des Gehirns (Neuroglykopenie) und damit assoziierten akuten neuropsychologischen Funktionseinbußen. Diese beide Effekte korrespondieren in etwa mit autonomen bzw. neuroglykopenischen Hypoglykämiewarnsymptomen. In praxi entscheidend ist allerdings die vom Betroffenen wahrgenommene Symptomgestalt. Sogenannte neuroglykopenische

Symptome (z. B. Konzentrationsschwierigkeiten, Müdigkeit) weisen eine höhere Ambiguität auf und können nur schwer einem der beiden physiologischen Effekte eindeutig zugeordnet werden. Hypoglykämiewahrnehmung kann als Prozess aufgefaßt werden, zu dem die Komponenten der Symptomwahrnehmung im eigentlichen Sinne, der Symptominterpretation und der Initiation der Selbstbehandlung gezählt werden können. Der Begriff des „Zeitfensters" wurde eingeführt: den Betroffenen steht nur ein begrenzter Zeitraum zwischen der Wahrnehmung von Symptomen und einer neuroglykopenisch bedingten Handlungsunfähigkeit zur Verfügung, um Selbstbehandlungsmaßnahmen einzuleiten;

- die Prävalenz schwerer Hypoglykämien wird entscheidend durch bestimmte Risikofaktoren beeinflußt. Ein wichtiger Risikofaktor hierbei ist das Syndrom einer beeinträchtigten Hypoglykämiewahrnehmung („hypoglycemia unawareness"), die häufig ein unerwünschter Nebeneffekt einer normoglykämischen Stoffwechseleinstellung ist. Das Syndrom einer beeinträchtigten Hypoglykämiewahrnehmung läßt sich als verhaltensmedizinisches Syndrom konzeptualisieren. Im Kern steht dabei eine zentralnervöse Dysfunktion (Verschiebung der glykämischen Schwelle für die Gegenregulation). Die Entstehung bzw. Aufrechterhaltung dieser Schwellenanomalie wird entscheidend durch das individuelle Selbstbehandlungverhalten beeinflußt (z. B. über die Exposition gegenüber hypoglykämischen Blutglukosespiegeln). Eine manifeste „hypoglycemia unawareness" führt im Sinne eines klinischen Endpunktes ihrerseits häufig zu rezidivierenden schweren Hypoglykämien;

- Aufgrund der Prävalenzschätzungen der „hypoglycemia unawareness" und der mangelnden Verfügbarkeit an geeigneten Interventionsprogrammen läßt sich auf einen deutlichen Bedarf nach Behandlungsansätzen schließen, der durch die bislang verfügbaren Interventionsangebote nicht gedeckt wird; die Konzeptualisierung als verhaltensmedizinisches Syndrom eröffnet Ansatzpunkte für eine Intervention auf mehreren Ebenen (Optimierung der Insulintherapie, Verbesserung der Wahrnehmung, Beeinflussung gesundheitsbezogener Einstellungen und des Selbstbehandlungsverhaltens, Prävention).

3 Entwicklung des Interventionskonzepts

In den vorangegangenen Kapiteln wurde die Relevanz der Hypoglykämieproblematik als limitierender Faktor der Diabetestherapie dargestellt. Ein deutlicher Bedarf an Interventionskonzepten konnte konstatiert und einem weitgehenden Defizit entsprechend geeigneter Ansätze, die auf die Diabetesversorgung in Deutschland zugeschnitten sind, gegenübergestellt werden. Diese Situation ist Ausgangspunkt für die Entwicklung des Interventionsprogramms.

Die Entwicklung des Programms sollte dabei nach einem „bottom up"-orientierten Vorgehen erfolgen. Wie in den vorangegangenen Kapiteln dargestellt, existieren zwar einerseits viele theoretisch begründbare Ansatzpunkte zu Behandlung und Prävention von Hypoglykämieproblemen. Andererseits besteht aber ein Mangel an Daten hinsichtlich der Problemkonstellationen und individuellen Therapiezielen, wie sie in einem klinischen Kollektiv in der Bundesrepublik Deutschland anzutreffen sind. Eine eingehende Deskription hypoglykämiespezifischer Therapieziele und Problembereiche sollte demnach der eigentlichen Programmentwicklung vorgeschaltet sein. Gegenüber einem „top down"-orientierten Vorgehen sollte so eine bessere Verankerung in der Empirie sichergestellt werden. Ziel war es, einen engeren Anwendungsbezug herzustellen und das Interventionsprogramm somit besser auf die Versorgungssituation in Deutschland anzupassen. Ein primär theoriegeleitetes Vorgehen birgt die Gefahr, ein – zwar theoretisch fundiertes – Interventionskonzept zu generieren, das am tatsächlichen Bedarf vorbeizielt und so den Einsatz in der Praxis erschwert. Ansatzpunkt für die Programmentwicklung war eine Ist-Analyse hypoglykämiebezogener Problembereiche in dem klinischen Setting, in dem das Programm danach implementiert werden sollte. Diese Analyse zielte darauf ab, ausgehend von einer Beschreibung von Hypoglykämieproblemen in einem klinischen Kollektiv therapierelevante Gesichtspunkte zu bestimmen. Der schematische Ablauf des Vorgehens ist in Abbildung 3.1 dargestellt. Anschließend an die Ist-Analyse wurde das neue Interventionskonzept entwickelt und manualisiert und dann im Rahmen einer ersten, quasiexperimentellen Überprüfung auf seine Effektivität hin untersucht.

Unter Berücksichtigung des erwartbaren Stellenwerts von Faktoren des Selbstbehandlungsverhaltens für Genese und Aufrechterhaltung von Hypoglykämieproblemen sollten dabei insbesondere folgende Fragestellungen angesprochen werden:

- Prävalenz von Hypoglykämieproblemen in einer klinischen Gruppe stationär behandelter Patienten mit Typ 1 Diabetes;
- Analyse des Stellenwerts psychosozialer Faktoren (z. B. Ängste bezüglich diabetischer Folgeerkrankungen und Hypoglykämien, „health beliefs"/Kontrollüberzeugungen, Personvariablen);
- explorative Analyse hinsichtlich spezifischer Problemkonstellationen und evtl. vorhandener Subgruppen;
- Analyse der individuellen Therapieziele.

Unter Berücksichtigung der Ergebnisse der Voruntersuchung wurde die Konzeption des Schulungsprogramms entworfen. Der Ist-Analyse vorgeordnet waren zwei Untersuchungen zur Frage der Operationalisierung und Erfassung des Konstrukts „Hypoglykämiewahrnehmung". Im folgenden Kapitel werden die skizzierten Vorarbeiten für die Programmentwicklung dargestellt, aus denen die Komponenten des neuen Schulungsprogramms abgeleitet

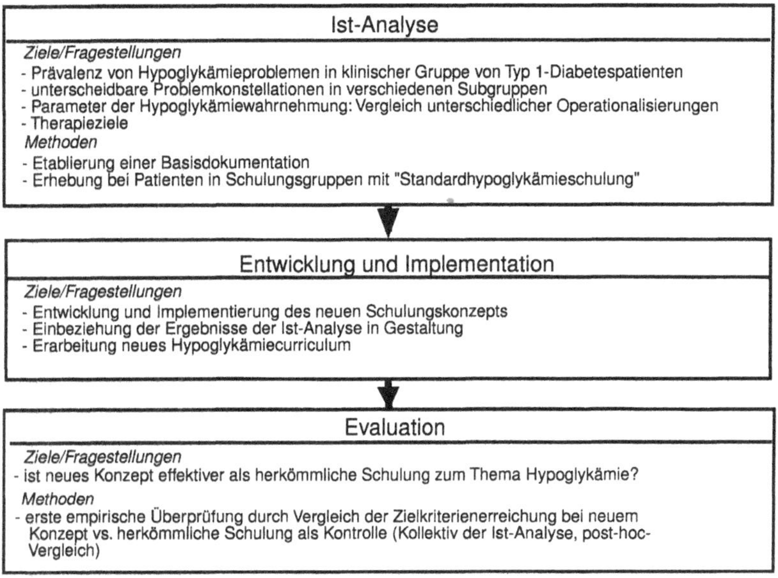

Abbildung 3.1: Ablauf des Projekts (Erläuterungen im Text).

wurden (Abschnitt 3.1). Anschließend wird ein Überblick über das Programm gegeben (Abschnitt 3.2).

3.1 Vorarbeiten

3.1.1 Erfassung der Hypoglykämiewahrnehmung

Entscheidend für ein Interventionsprogramm, das auf eine Reduktion von Hypoglykämieproblemen und insbesondere eine Verbesserung der Hypoglykämiewahrnehmungsfähigkeit abzielt, ist eine

Tabelle 3.1: Überblick über Operationalisierungsversuche der Hypoglykämiewahrnehmungsfähigkeit.

- klinisches Urteil durch Behandler
- globale Selbsteinschätzung der Hypoglykämiewahrnehmung (z. B. visuelle Analogskala; Gold et al., 1995; Ratingskala; McAulay et al., 2001)
- strukturierter Fragebogen (z. B. Clarke et al., 1995)
- strukturierte Hypoglykämieanamnese (strukturiertes Interview, z. B. Kubiak, 1998)
- Einsatz von „hand-held"-Computern (z. B. Clarke et al., 1995; Hermanns et al., in Vorbereitung)
- deskriptive Indikatoren (positive Hypoglykämieanamnese, HbA_{1c})
- Häufigkeit leichter hypoglykämischer Episoden (z. B. Zugriff auf Blutglukosemeßgeräte mit Speicherfunktion; Kovatchev et al., 1998)
- Abfrage typischer Symptome
- Symptomabfrage und Bestimmung der Adrenalinresponse während einer experimentell induzierten Hypoglykämie

valide Erfassung der Hypoglykämiewahrnehmung als einem entscheidenden Zielparameter. Die Festlegung der Operationalisierung einer der wichtigsten Zielvariablen war bereits an dieser Stelle des Projekts von Bedeutung, damit diese im Rahmen der Ist-Analyse zur Erfassung der Hypoglykämiewahrnehmungsgüte eingesetzt werden konnte.

Die Operationalisierung des Konstruktes der Hypoglykämiewahrnehmung bzw. der Wahrnehmungsgüte konnte bislang noch nicht befriedigend gelöst werden. Eine Sichtung der Literatur ergibt eine Vielzahl von Operationalisierungsversuchen. Durch diesen Umstand wird die Vergleichbarkeit der einzelnen Studien deutlich eingeschränkt. Zudem wird die Abschätzung der Effektivität unterschiedlicher Strategien zur Verbesserung der Hypoglykämiewahrnehmung erschwert. Tabelle 3.1 gibt einen Überblick über verschiedene gebräuchlichere Verfahren zum Assessment der Hypoglykämiewahrnehmungsfähigkeit. Neben der Einschätzung der Hypoglykämiewahrnehmungsgüte durch den Behandler („klinisches Urteil") werden häufig retrospektive Selbsteinschätzungen durch die Patienten eingesetzt. Als Instrumente sind hier die retrospektive „over all"-Einschätzung der Hypoglykämiewahrnehmung auf einer Analog- bzw. Ratingskala zu nennen. Dieses Vorgehen wird von der schottischen Arbeitsgruppe um Ian J. Deary und Brian M. Frier favorisiert (z. B. Gold, MacLeod, Deary & Frier, 1995; McAulay et al., 2001). Zum anderen wird bisweilen ein strukturierter Hypoglykämiewahrnehmungsfragebogen eingesetzt, der von Clarke et al. (1995) entwickelt wurde: dieser Fragebogen umfaßt Items zu glykämischen Schwellen, ab denen Symptome auftreten, zur Häufigkeit symptomatischer und asymptomatischer Unterzuckerungen sowie zum Vorliegen schwerer Hypoglykämien in der Anamnese. In der Auswertung führt dieser Fragebogen durch einen vorgegebenen Cut-off-Score zu einem dichotomen Ergebnis („aware" – „reduced aware", siehe Anhang B.4).

Häufig kritisiert wird der Einsatz dieser „weichen" Parameter, wie z. B. Ratings durch die Patienten (vgl. Heller, MacDonald, Herbert & Tattersall, 1987). Auf das Auftreten schwerer Hypoglykämien als objektives und reliables Kriterium zu rekurrieren, ist als Alternative allerdings auch nicht unproblematisch, da schwere Unterzuckerungen einen „klinischen Endpunkt" von Wahrnehmungsproblemen darstellen. Als Kriterium für das Vorliegen einer Wahrnehmungsproblematik sind schwere Hypoglykämien – insbesondere auch unter den Gesichtspunkten der Früherkennung und Prävention – für sich allein genommen ungeeignet. Auch eignet sich dieses Kriterium kaum, um die Dynamik der Hypoglykämiewahrnehmung und vor allem auch die Effektivität von Interventionen auf die Hypoglykämiewahrnehmungsgüte zu erfassen. Dem Kriterium des Auftretens schwerer Hypoglykämien mangelt es demnach an Validität im Hinblick auf die Hypoglykämiewahrnehmung. Zudem sind – trotz des drastisch erhöhten Hypoglykämierisikos bei normnaher Einstellung – schwere Hypoglykämien als seltenes Ereignis zu werten, das während eines für eine Evaluationsstudie üblichen prospektiven Beobachtungszeitraums von sechs bis zwölf Monaten nicht notwendigerweise als Ergebnis einer schlechten Hypoglykämiewahrnehmung auftreten muß. Im Zusammenhang mit weiteren oft herangezogenen Parametern wie der Güte der Stoffwechseleinstellung oder der Diabetesdauer muß hervorgehoben werden, daß es sich bei diesen Variablen um *deskriptive Risikomarker* handelt, die in keinem direkten Bezug zur Hypoglykämiewahrnehmung stehen.

Ein weiterer Lösungsversuch, subjektive Angaben der Patienten um objektive Marker zu ergänzen, besteht in der Anwendung von artifiziellen Hypoglykämieinduktionen, die eine Quantifizierung der adrenergen Response während einer Hypoglykämie und eine strukturierte Symptomerfassung während der Unterzuckerung ermöglichen (Heine, 1993). Auf den ersten Blick erscheint dieses Vorgehen vorteilhaft. Insbesondere die Erfassung der autonomen Aktivierung während einer Unterzuckerung bietet die Möglichkeit, einen direkten Bezug zur Pathophysiologie der beeinträchtigten Hypoglykämiewahrnehmung herzustellen („hypoglycemia associated autonomic failure", Cryer, 1997, siehe Abschnitt 2.2.4.3). In der Untersuchung von Schneider et al. (2000) konnten beispielsweise bei einem Kollektiv von $N = 57$ Patienten mit Typ 1 Diabetes lediglich 40% der Diabetiker mit einer gestörten Blutglukosegegenregulation (pathologische Adrenalinantwort) anhand anamnestischer Erfassung der Hypoglykämiewahrnehmungsgüte identifiziert werden. Aufgrund dieser Ergebnisse fordern die Autoren, bei Patienten mit rezidivierenden schweren Unterzuckerungen in der Anamnese eine standardisierte Wahrnehmungsdiagnostik durchzuführen, die eine experimentelle Hypoglykämieinduktion beinhaltet.

Bei näherer Betrachtung sind gegenüber dieser Argumentation mehrere Punkte kritisch anzumerken:

1. *Aufwand:* eine Hypoglykämieinduktion erfordert mehrere Stunden Zeit , in denen der Patient von medizinisch qualifiziertem Personal beaufsichtigt werden muß – es fallen auch zusätzliche, nicht unerhebliche Materialkosten an (z. B. Blutglukoseteststreifen zur engmaschigen Blutglukosekontrolle, Infusionsbestecke);

2. *Akzeptanz:* eine fachgerechte Durchführung einer Hypoglykämieinduktion ist ein invasives Vorgehen (zwei intravenöse Zugänge werden benötigt; DeFronzo, Tobin & Andres, 1979; Heine, 1993; Weck, Fischer & Gerbert, 1995). Es ist fraglich, ob alle Patienten, bei denen eine Indikation zur Überprüfung der Hypoglykämiewahrnehmungsfähigkeit besteht, zu einem derartigen Vorgehen bereit wären. Andere, weniger invasive Induktionsmethoden, wie z. B. die s. c. Gabe eines Insulinbolus, sind aus methodischer Sicht nicht in Betracht zu ziehen, da die damit erzielbare Blutglukoseführung zu ungenau ist;

3. *Reliabilität und Validität:* Die Schwellen der hormonellen Gegenregulation und die mit ihr assoziierte adrenerge Warnsymptomatik fluktuieren per se stark; die Hypoglykämiewahrnehmungsgüte ist, wie beschrieben, „dynamisch". Anders formuliert: die Hypoglykämiewahrnehmungsgüte an sich ist starken intraindividuellen Schwankungen unterlegen, was eine reliable Erfassung zu einem einmaligen Meßzeitpunkt fast unmöglich macht; so kann der antezendente Blutglukoseverlauf vor einer experimentellen Hypoglykämieinduktion deren Ergebnisse entscheidend beeinflussen (z. B. leichte Hypoglykämien am Vortag der Untersuchung; vgl. die Befunde von Heller & Cryer, 1991). Im Hinblick auf die Validität der artifiziellen Hypoglykämieinduktion ist vor allem auch der hochgradige Laborcharakter solcher Untersuchungen zu erwähnen. Die Ergebnisse sind in ihrer externen bzw. ökologischen Validität eingeschränkt. Insbesondere ist die Reaktivität der Vorgabe strukturierter Symptomfragebögen in einer derartigen Untersuchungssituation zu nennen, die – wie in Untersuchungen der eigenen Arbeitsgruppe gezeigt werden konnte (vgl. Kubiak, 1998) – zu einer Überschätzung der Hypoglykämiewahrnehmungsgüte führen könnte (vgl. Abschnitt 2.2.5, Abbildung 2.14).

Um eine möglichst valide Erfassung der Hypoglykämiewahrnehmungsgüte im Rahmen der Evaluationsstudie zu realisieren, wurden zwei neuere Ansätze im Rahmen der Vorarbeiten erprobt:

1. Einsatz des seit kurzem verfügbaren kontinuierlichen Glukosemonitoring zur Erfassung der Hypoglykämiewahrnehmung bzw. zur Bewertung und Gewichtung herkömmlicher Parameter der Hypoglykämiewahrnehmung (Abschnitt 3.1.1.1);

2. Einsatz von tragbaren Kleincomputern zur Erfassung der Hypoglykämiewahrnehmungsgüte und von potentiell relevanten Determinanten der Hypoglykämiewahrnehmung (Abschnitt 3.1.1.2).

In den folgenden Abschnitten erfolgt eine Darstellung dieser beiden Voruntersuchungen. Anschließend werden die Implikationen der Ergebnisse für die Ist-Analyse und die daran anschließende Evaluationsstudie diskutiert.

3.1.1.1 Erfassung der Hypoglykämiewahrnehmung durch Glukosemonitoring

Ein grundlegendes Problem bei der Erfassung der Hypoglykämiewahrnehmung besteht darin, daß diese nicht „direkt" erfaßt werden kann. Stattdessen wird – wie skizziert – auf retrospektive bzw. deskriptiv-medizinische Indikatoren rekurriert. Seit kurzem ist in Deutschland das erste System zum kontinuierlichen Glukosemonitoring für die klinische Anwendung zugelassen (Mastrototaro, 2000; Gross & Mastrototaro, 2000; vgl. auch den Übersichtsartikel von Koschinsky & Heinemann, 2001). Dieses System ermöglicht eine hinreichend genaue Erfassung des Blutglukosespiegels für einen Zeitraum von bis zu drei Tagen und liefert auch im Falle von Blutglukoseexkursionen, wie z. B. Hypoglykämien, zuverlässige Werte (Monsod et al., 2002). Mit Hilfe dieses Systems ist neben einer kontinuierlichen Glukosemessung eine „direkte" Erfassung der Hypoglykämiewahrnehmung prinzipiell möglich (vgl. Bode, 2000, Hirsch,

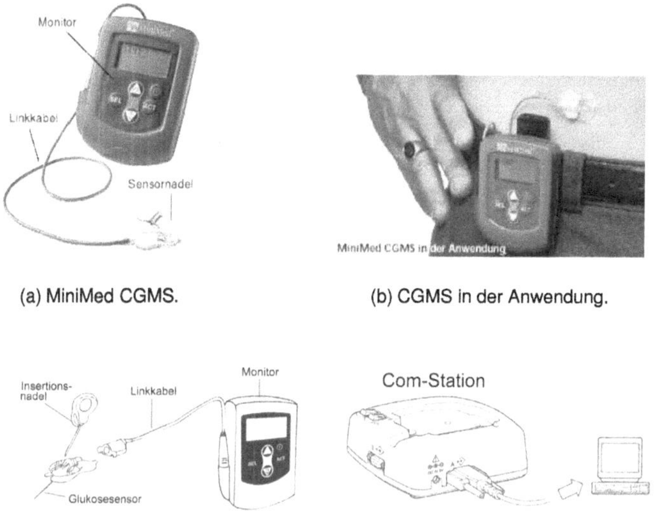

(a) MiniMed CGMS. (b) CGMS in der Anwendung.

(c) CGMS Komponenten. (d) CGMS COM-Station.

Abbildung 3.2: Kontinuierliches Glukosemonitoringsystem (Continuous Glucose Monitoring System, CGMS, Fa. Medtronic MiniMed, Northridge, CA, USA).

2000). Dieser Ansatz wurde im Rahmen dieser Voruntersuchung verfolgt.

Fragestellung. Durch den Einsatz des kontinuierlichen Glukosemonitoring sollten im Vorfeld der Evaluationsstudie zwei Fragestellungen untersucht werden:

1. Läßt sich durch die Methode des Glukosemonitoring prinzipiell eine valide Erfassung der Hypoglykämiewahrnehmungsgüte realisieren?

2. Wenn diese valide Erfassung verwirklicht werden kann, schließt sich eine zweite Fragestellung an: erlaubt es die Methode, Aussagen über die Validität konventionell erhobener Parameter bzw. Indikatoren zur Beurteilung der Hypoglykämiewahrnehmung zu treffen?

Der explorativen zweiten Fragestellung kam dabei im Hinblick auf die Evaluationsstudie die wichtigere Bedeutung zu, da sie Aufschluß darüber geben soll, welche der herkömmlichen, über „paper pencil"-Verfahren leicht zu erhebenden Maße der Hypoglykämiewahrnehmungsgüte sich an sensordatenbasierten Wahrnehmungsparametern validieren lassen.

Patientenkollektiv. Es wurden insgesamt $N = 20$ Probanden mit einem Typ 1 Diabetes untersucht (Tabelle 3.2). Die Probanden wurden hierbei aus dem stationär aufgenommenen Klientel des Diabetes Zentrum Mergentheim rekrutiert. Die Mehrzahl der Probanden behandelt sich durch eine Insulinpumpentherapie (CSII, „continuous subcutaneous insulin infusion"). Dies ist sicher zum Teil auf die häufig vorhandenen Vorbehalte von Patienten mit Injektionstherapie gegenüber der Insertion einer für mehrere Tage verweilenden subcutanen Sensornadel zurückzuführen.

Zur Maximierung der Varianz zwischen den beiden Untersuchungsgruppen wurde angestrebt, die Hypoglykämiewahrnehmung bei Probanden mit Typ 1 Diabetes und intakter bzw. weitgehend fehlender Hypoglykämiewahrnehmung zu untersuchen. Als Zuweisungskriterien wurden das Vorhandensein bzw. nicht Vorhandensein subjektiver Beschwerden über eine schlechte Hypoglykämiewahrnehmung sowie das Kriterium von rezidivierenden schweren Hypoglykämien (Bewußtlosigkeitskriterium) in den letzten zwölf Monaten herangezogen. Es wurden je zehn „hypoglycemia aware" und „hypoglycemia unaware" Probanden untersucht. Ein deutlicher, wenn auch nicht signifikanter Unterschied der Güte der Stoffwechseleinstellung (HbA_{1c}) ist beobachtbar, was erwartet werden konnte.

Tabelle 3.2: CGMS-Untersuchung: Charakteristika des Patientenkollektivs.

	Gruppe „aware" ($N = 10$)	Gruppe „unaware" ($N = 10$)	
Alter (Jahre)	34.3 (11.3)	37.7 (1.8)	n.s.
Geschlecht (N[%] männlich)	4 (40)	6 (60)	n.s.
Diabetesdauer (Jahre)	16.8 (10.2)	18.9 (9.7)	n.s.
HbA_{1c} (%) [a]	7.6 (1.5)	6.4 (1.2)	n.s.[b]
Therapieform			
– multiple Injektionen (N[%])	1 (10)	2 (20)	n.s.
– CSII (N[%])	9 (90)	8 (80)	n.s.

Anmerkungen. Darstellung als $M(SD)$, wenn nicht anders angegeben; Signifikanzprüfung über deskriptive t-Tests bzw. χ^2-Tests ($\alpha = .05$); CSII: Continuous Subcutaneous Insulin Infusion („Insulinpumpentherapie"). Kriterium „unaware": positive Hypoglykämieanamnese (12 Monate) und subjektiv beeinträchtigte Hypoglykämiewahrnehmung.

[a] Normbereich bei Stoffwechselgesunden 5.0 ± 0.8 % ($M \pm SD$)

[b] $p = .052$

n.s. nicht signifikant

Monitoringsystem. Das Continuous Glucose Monitoring System (CGMS, Medtronic MiniMed, Northridge, CA, USA; siehe Tabelle 3.3, Abbildung 3.2) ermöglicht eine kontinuierliche, minimalinvasive Glukosemessung. Hierbei wird eine Sensornadel in das Unterhautfettgewebe insertiert, die den Glukosegehalt der interstitiellen Flüssigkeit mißt (vgl. Mastrototaro, 2000; Rebrin, Steil, van Antwerp & Mastrototaro, 1999; Gross & Mastrototaro, 2000). Anhand dieser Werte wird auf den momentanen Blutglukosespiegel rückgeschlossen, so daß auch von „kontinuierlicher Blutglukosemessung" gesprochen wird (Beispielverläufe in Abbildungen 3.4 und 3.4). Das System ermöglicht eine Meßdauer von maximal ca. 72 Stunden (Beschränkung durch die maximal zulässige Verweildauer subcutan plazierter Katheter) und erfordert regelmäßige Kalibrierungen zur Korrektur der Signaldrift. Zur Kalibration muß der Patient mindestens vier mal täglich einen herkömmlich gemessenen Blutglukosewert in das System eingeben. Im Rahmen dieser Voruntersuchung wurden diese Kalibrationsmessungen von den teilnehmenden Patienten selbständig mit einer Laborstandardmethode durchgeführt (Glukohexokinase-Assay), um die Meßgenauigkeit des Sensorsystems – im Vergleich zur Kalibration mit herkömmlichen Blutglukosemeßgeräten – zu erhöhen. Ebenso wurden die Patienten instruiert, nach Möglichkeit alle im Rahmen der stationären Behandlung durchgeführten Messungen während der Tragezeit des Sensors in das System einzugeben, und sich nicht auf die Minimalanforderung von vier Kalibrierungen pro Tag zu beschränken.

Im Zusammenhang mit der Fragestellung sind zwei weitere technische Spezifikationen des Gerätes von Bedeutung:

- zum einen ist der Proband „blind" gegenüber den aktuell gemessenen Glukosespiegeln, d. h. das System zeigt keine aktuellen Glukosewerte im Display an. Die Auswertung erfolgt vielmehr durch das Auslesen des Systemspeichers nach Ende der Tragezeit;

- zum zweiten verfügt das CGMS über eine „event"-Funktion: Probanden können – vergleichbar mit ähnlichen Features des 24-h-Blutdruckmonitorings – definierte Ereignisse über einfache Tastenkombinationen eingeben.

Erfaßte Parameter. Die teilnehmenden Probanden wurden instruiert, immer dann ein Ereignis in das System einzugeben, wenn sie eine Unterzuckerung vermuteten bzw. wahrnahmen (Probandeninformation in Anhang B). Nur durch Routinemessungen identifizierte Unterzuckerungen, d. h. Hypoglykämien, bei denen die Wahrnehmung keine wichtige Rolle spielte, waren nicht als Ereignis einzugeben. Darüber hinaus wurden die Probanden instruiert, die nach Laborstandards durchgeführten Kalibrationsmessungen sorgfältig zu protokollieren, um zusätzlich eine Aussage über die Genauigkeit der Meßmethodik treffen zu können.

Nach Abschluß der Tragezeit wurden CGMS-Daten und Blutzuckerprotokoll zusammen mit dem Probanden ausführlich besprochen, um Artefakte der Sensormessung zu identifizieren und gegebenenfalls zu korrigieren (z. B. infolge von Rauschen oder der Signaldrift).

Als ein zentraler Parameter der Datenanalyse wurde auf die Anzahl von hypoglykämischen Episoden rekurriert. Das CGMS bietet zwar prinzipiell die Möglichkeit, auch die Dauer hypoglykämischer Intervalle zu quantifizieren, was aus einer pathophysiologischen Perspektive interessant wäre (Dauer der Exposition gegenüber hypoglykämischen Blutglukosewerten als Ursache des Adaptationsprozesses). In Anbetracht der in diesem Zusammenhang noch unbefriedigenden Meßgenauigkeit des Systems (Signaldrift, verzögerte „Erholung" des Signals nach Restitution der Euglykämie, die zu Artefakten im Sinne verlängerter hypoglykämischer Meßintervalle führt) wurde jedoch davon Abstand genommen.

Als hypoglykämische Episoden wurden Meßintervalle definiert, bei denen der Glukosespiegel über mindestens 10 Minuten unter 60 mg/dl lag, mit euglykämischen Glukosespiegeln von mindestens 30 Min vor bzw. nach der hypoglykämischen Episode. Durch diesen Auswertungsalgorithmus sollte vermieden werden, daß – beispielsweise im Falle eines über einen längeren Zeitraum im grenzwertig hypoglykämischen Bereich fluktuierenden Glukosespiegels – solche Meßintervalle als mehrere Unterzuckerungsepisoden gewertet würden. Der Algorithmus wurde mittels der Kommandosprache von Systat (Version 9.0a, SPSS, Inc.) implementiert, die Sensordaten zuvor in das entsprechende Datenformat konvertiert. Eine Unterzuckerung (Glukosespiegel < 60 mg/dl), die durch das CGMS registriert wurde, wurde als entdeckt bzw. wahrgenommen definiert, wenn sich dem Intervall der hypoglykämischen Episode ein vom Probanden eingegebener „event" zuordnen ließ.

Tabelle 3.3: Kontinuierliches Glukosemonitoring: Spezifikationen der CGMS-Komponenten Sensor und Monitor im Überblick.

Glukosesensor (MMT-7002)	
mittlere Abweichung zur Referenz (mg/dl)	-5.4
mittlerer Korrelationskoeffizient	.92
Variationskoeffizient (%)	5.0
Meßbereich (mg/dl)	40–400
Lebensdauer (h)	max. 72
Arbeitsbedingungen (C)	32–40
Lagerung (C)	2–24
Haltbarkeit (Monate)	6
Glukosemonitor (MMT-7102 U)	
Meßfrequenz	kont. Speicherung des Mittelwerts alle 5 Min
Speicherkapazität	Meßwerte von bis zu 14 Tagen
Ereignismarker	Neun verschiedene Zifferncodes können vom Patienten als event eingegeben werden
Abmessungen (cm)	$7 \times 9 \times 2.2$
Gewicht (g)	114
Datenübertragung	Infrarotschnittstelle
Energieversorgung	2 AAA 1.5 V Batterien

Anmerkungen. Spezifikationen laut Herstellerangaben von Medtronic Minimed.

Als CGMS-Parameter wurden für die Auswertung herangezogen:

- Güte der Hypoglykämiewahrnehmung - operationalisiert über den Anteil unentdeckter leichter Hypoglykämien (Glukose < 60 mg/dl) pro 24 Stunden;
- mittlerer Glukosespiegel;
- Streuung des Glukosespiegels als Maß für die Variabilität des Blutzuckers bzw. das Ausmaß von Stoffwechselschwankungen.

Bei den teilnehmenden Probanden wurden weiterhin mehrere gängige Parameter der Hypoglykämiewahrnehmung erfaßt, die im Rahmen der exploratorischen Regressionsanalyse ausgewertet werden sollten:

- biomedizinische Risikomarker (HbA_{1c}, Diabetesdauer; vgl. Pramming et al., 1991; The Diabetes Control and Complications Trial Research Group, 1997);
- globale Selbsteinschätzung der Hypoglykämiewahrnehmung (visuelle Analogskala; vgl. Gold et al., 1995; Anhang B.3);
- strukturierter Hypoglykämiefragebogen (Clarke et al., 1995; in der deutschsprachigen Bearbeitung von Mattenklodt, 1997; Mattenklodt, Hermanns, Kulzer & Bergis, 1998; Anhang B.4) – hierbei wurde auf den Risikosummenscore rekurriert und auf die Bildung eines dichotomen Cut-offs verzichtet;
- Symptomchecklisten: typische autonome und neuroglykopenische Hypoglykämiesymptome (Skalenmittelwerte der autonomen und neuroglykopenische Subskalen der deutschsprachigen Adaptation des Symptomfragebogens von Hepburn et al. (1991; vgl. Mattenklodt, 1997; Anhang B.2).

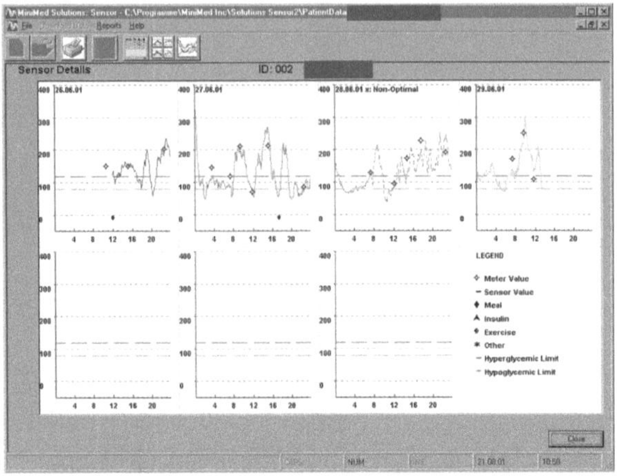

Abbildung 3.3: CGMS-Untersuchung: Beispielhaftes Glukoseprofil, Darstellung durch das herstellereigene PC-Programm „Solution Sensor" (Medtronic Minimed, 2000). Dargestellt ist der Verlauf über die gesamte Meßdauer, eingegebene „events" (erkannte Hypoglykämien) sind durch schwarze Rauten oberhalb der Abszisse dargestellt.

Ergebnisse. Das Meßsystem wurde in der Gesamtstichprobe im Mittel für 56.4 Stunden getragen, die artefaktbereinigte Meßzeit beträgt über beide Gruppen dabei 53.3 Stunden. Es wurden im Mittel 8.8 $\pm$ 4.9 ($M \pm SD$) Kalibrationsmessungen pro Tag durchgeführt. Die mittlere Korrelation zwischen Kalibrationsmessungen und Sensordaten, basierend auf den Fisher's Z-transformierten individuellen Korrelationen, beträgt $r = .89$. Die Meßqualität ist als befriedigend einzustufen und mit der in anderen Studien erzielten Meßgenauigkeit vergleichbar (Kaufman et al., 2001; Gross & Mastrototaro, 2000; Boland et al., 2001).

Tabelle 3.4 faßt die Ergebnisse des CGMS-Einsatzes zusammen. Zu erwarten war der deutliche Unterschied der mittleren Glukose-

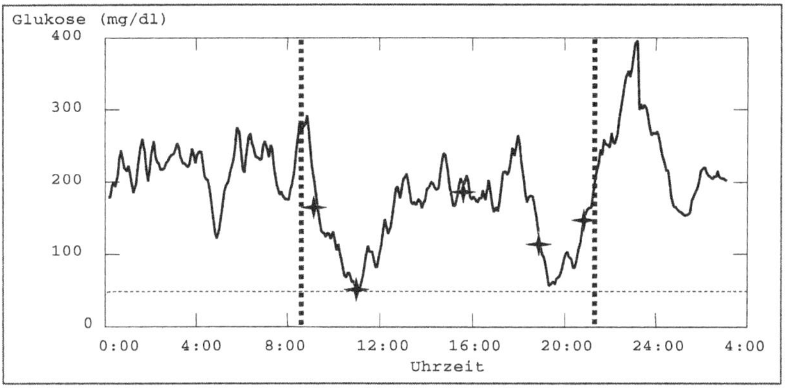

Abbildung 3.4: CGMS-Untersuchung: Beispielhaftes Glukoseprofil, dargestellt ist das Profil eines Tages. Durch Sterne dargestellt: eingegebene Kalibrationsmessungen. Vertikale unterbrochene Linien: Wach- *vs.* Schlafphase des Patienten.

spiegel zwischen den Gruppen, der sich in einem deskriptiven *t*-Test als signifikant erweist: die Gruppe der Probanden mit Hypoglykämiewahrnehmungsproblemen bewegt sich in einem stärker normoglykämisch orientierten Bereich. Ein Gruppenunterschied hinsichtlich der Streuung der gemessenen Glukosespiegel, als Maß für das Auftreten von Glukoseschwankungen im Sinne hypo- bzw. hyperglykämischer Blutglukoseexkursionen, ist nicht beobachtbar. Es zeigt sich ein deutlicher Unterschied hinsichtlich der Häufigkeit hypoglykämischer Episoden ($t[18] = 2.81$, $p < .01$). Auffallend ist insbesondere auch die hohe Anzahl von im Mittel 1.1 Unterzuckerungen selbst bei den Probanden ohne Wahrnehmungsprobleme. Die Ergebnisse zur Erfassung der Hypoglykämiewahrnehmungsgüte werden in Abbildung 3.5 illustriert: unerkannte hypoglykämische Episoden sind in der Gruppe der Probanden mit Wahrnehmungsproblemen deutlich häufiger als in der Referenzgruppe.

Im Rahmen der exploratorischen Regressionsanalyse (Kriterium:

Tabelle 3.4: CGMS-Untersuchung: Ergebnisse.

	Gruppe „aware" ($N = 10$)		Gruppe „unaware" ($N = 10$)		
mittlere Glukose (mg/dl)	134.3	(19.7)	107.4	(23.3)	*
SD Glukose	2.9	(0.8)	2.7	(0.8)	n.s.
Tragezeit (h)	55.8	(15.6)	56.9	(15.9)	n.s.
gültige Meßdauer (h)	54.0	(11.9)	52.6	(12.4)	n.s.
Hypoglykämien					
– Hypoglykämien / 24h (Anzahl)[a]	2.1	(1.5)	4.6	(2.6)	*
– nächtliche Hypogl. (Anz.)[b]	0.7	(1.2)	1.6	(1.2)	n.s.

Anmerkungen. Darstellung als $M(SD)$; Signifikanzprüfung über deskriptive t-Tests bzw. χ^2-Tests ($\alpha = .05$); Kriterium „unaware": positive Hypoglykämieanamnese (12 Monate) und subjektiv beeinträchtigte Hypoglykämiewahrnehmung.

[a] Glukosespiegel < 60 mg/dl

[b] Glukosespiegel < 60 mg/dl; Zeitraum: 22:00 Uhr bis 6:00 Uhr

* $p < .05$; n.s. nicht signifikant

Anzahl unerkannter Unterzuckerungen / 24 h; sukzessive Aufnahme der Prädiktoren) werden in das endgültige Modell als Prädiktoren der aktuelle HbA_{1c}, das Vorliegen von schweren Hypoglykämien in der Anamnese sowie die globale Selbsteinschätzung der Hypoglykämiewahrnehmung aufgenommen (Gesamtmodell: adj. R^2 = .69; Tabelle 3.5). Die übrigen konventionellen Parameter zur Erfassung bzw. Beurteilung der Hypoglykämiewahrnehmung werden nicht in das Modell aufgenommen.

Diskussion. Die dargestellte Voruntersuchung konnte demonstrieren, daß durch den Einsatz des kontinuierlichen Glukosemonitoring unter der Nutzung der integrierten „event"-Funktion eine valide Erfassung der Hypoglykämiewahrnehmungsgüte prinzipiell möglich ist. Dies wird durch den signifikanten Gruppenunterschied zwischen Probanden mit intakter bzw. stark beeinträchtigter Hypoglykämiewahrnehmung hinsichtlich der Hypoglykämiewahrnehmungsfähigkeit deutlich. Insbesondere scheint die Me-

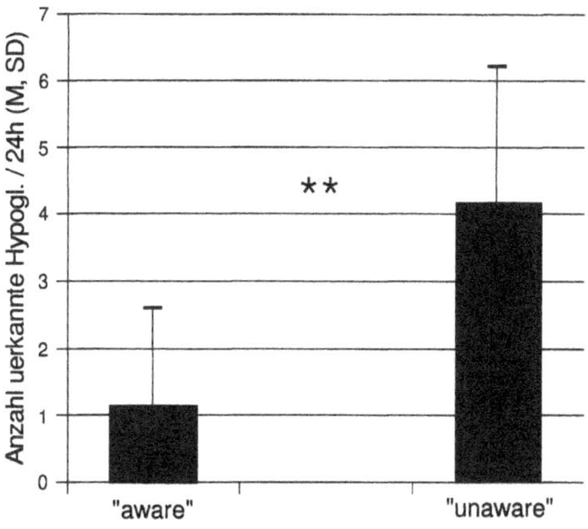

Abbildung 3.5: CGMS-Untersuchung: Hypoglykämiewahrnehmungsfähigkeit, dargestellt als Anzahl unentdeckter hypoglykämischer Episoden auf 24 h bei Typ 1 Diabetespatienten mit beeinträchtigter bzw. intakter Hypoglykämiewahrnehmung (jeweils $N = 10$).

** $p < .01$

thode auch geeignet, um prinzipiell die Dynamik, das Kontinuum der Hypoglykämiewahrnehmung abzubilden – als Indiz hierfür können die interindividuelle Variabilität, auch innerhalb der beiden Gruppen, und die Tatsache, daß auch „aware" Probanden im Gruppenmittel keine 100-%-ige Wahrnehmungsleistung erreichen, gewertet werden.

Sicherlich ist die Methodik mit Mängeln behaftet. Zu nennen sind die begrenzte Meßdauer des Systems, die auftretenden Artefakte sowie die kaum kontrollierbare Compliance der Probanden mit der Instruktion. Es läßt sich z. B. nur schwer kontrollieren, inwieweit die Probanden die Instruktion, immer dann ein Ereignis einzugeben, wenn sie glauben, eine Unterzuckerung zu verspüren, stringent befolgen, oder ob es auch vorkommt, daß die Eingabe verges-

Tabelle 3.5: CGMS-Untersuchung: exploratorische Regressionsanalyse.

Parameter	β	t	p
Konstante	0.0	−0.06	.55
pos. Hypoglykämieanamnese[a]	0.46	1.61	.127
Awareness-Rating[b]	−0.50	−1.76	.097
HbA_{1c} [c]	−0.57	−3.69	.002
$F(3,16) = 12.2$, $p < .01$; korrigiertes $R^2 = .638$			

Anmerkungen. Exploratorische hierarchische Regressionsanalyse („F-to-enter": 4), endgültiges Modell.

[a] Auftreten schwerer Unterzuckerungen in den letzten 12 Monaten (Bewußtlosigkeitskriterium)

[b] globales Awareness-Rating durch die Patienten (visuelle Analogskala)

[c] Normbereich bei Stoffwechselgesunden 5.0 ± 0.8 % ($M \pm SD$)

sen wird. Dennoch läßt sich die durch das Sensorsystem erfaßte Hypoglykämiewahrnehmungsgüte als weitgehend objektives Maß auffassen. Vergleichbares kann in diesem Ausmaß bislang durch keine andere verfügbare Methode geleistet werden.

Allerdings ist der Einsatz des Glukosemonitoring zur Erfassung der Hypoglykämiewahrnehmung im Rahmen einer größer angelegten Studie, auch für die geplante Evaluationsstudie, nicht umsetzbar. Als Hindernisse im Hinblick auf die Praktikabilität bei der Anwendung im größeren Stil sind dabei besonders auf den relativ hohen zeitlichen Aufwand (Anlegen des Systems, Instruktion der Patienten, Kontrollen während des laufenden Betriebs des Systems), die nach wie vor hohen Kosten des Systems und auch die Akzeptanz durch die Probanden zu nennen (vgl. den Bias des untersuchten Kollektivs im Hinblick auf Insulinpumpenträger, die die Anwendung subcutaner Katheter bereits gewohnt sind).

Vor diesem Hintergrund ist die durchgeführte exploratorische Regressionsanalyse von Bedeutung. Welche der „herkömmlichen", leicht zu erfassenden Operationalisierungsversuche und Indikatoren der Hypoglykämiewahrnehmung lassen sich am objektiven Kriterium der auf Monitoring-Daten basierenden Hypoglykämiewahrnehmungsgüte validieren? Unter dem Vorbehalt der geringen Stichprobengröße der Untersuchung deutet die durchgeführte Regressionsanalyse darauf hin, daß die globale Selbsteinschätzung der Hypoglykämiewahrnehmung sowie konventionelle „harte" Indikatoren für Hypoglykämieprobleme, d. h. die Güte der Stoffwechseleinstellung (HbA_{1c}) und eine positive Anamnese schwerer Hypoglykämien die besten Indikatoren der Hypoglykämiewahrnehmung sind.

Die Symptomskala (typische Hypoglykämiesymptome; vgl. Hepburn et al., 1991; Hepburn, 1993; Deary, 1999) sowie der strukturierte Fragebogen nach Clarke et al. (1995) werden in das Modell nicht aufgenommen. Über die Ursachen dafür kann nur spekuliert werden. Möglich ist, daß die auf einer faktorenanalytischen Konstruktion basierenden autonomen und neuroglykopenischen Subskalen der Symptomcheckliste nicht durchgängig hypoglykämiespezifisch sind. Daten der eigenen Arbeitsgruppe aus hypoglykämischen Clamp-Untersuchungen unterstützen diese Vermutung (Kubiak, 1998). In einer Reanalyse dieser Daten ließ sich die Faktorenstruktur der Untersuchung von Hepburn et al. (1991) nicht bestätigen (Kubiak, Hermanns, Kulzer & Haak, in Vorbereitung). Viele der Items sind eher unspezifisch, d. h. ihrer Bedeutung nach weder eindeutig autonom bzw. neuroglykopenisch (für die deutsche Adaptation der Symptomcheckliste nach Mattenklodt, 1997, siehe Anhang B.2). Einige der Symptome sind zudem auch unspezifisch hinsichtlich ihres Bezugs zur Unterzuckerung (z. B. das Item „Schwäche"), d. h. es ist von einer Fluktuation dieser Symptome auch unabhängig von hypoglykämischen Stimuli auszugehen. Eine mögliche Ursache des geringen prädiktiven Wertes des Clarke'schen Fragebogens wiederum liegt unter Umständen in der gewissen Willkür der Itemabstufungen und des Scoringsystems (für die deutsche Adaptation des Fragebogens nach Mattenklodt et al., 1998, siehe Anhang B.4).

3.1.1.2 Einsatz von Handheld-Computern

Der Einsatz tragbarer Kleincomputer („hand-held computer", HHC; syn. „pocket computer", PalmTops) im Bereich der Erfassung psychologischer Daten stellt einen Ansatz dar, der in den vergangenen Jahren zunehmend an Verbreitung gewann (Fahrenberg, 1996; für Anwendungsmöglichkeiten siehe die beiden Bände von Fahrenberg & Myrtek, 1996, 2001; für einen Überblick siehe auch Leonhart, 2001).

Im Bereich des Diabetes mellitus wird dieser Ansatz insbesondere von der Arbeitsgruppe von Daniel J. Cox an der University of Virginia, Charlottesville/VA, USA, eingesetzt (z. B. Clarke et al., 1995; Gonder-Frederick et al., 1997). Diese Arbeitsgruppe setzt HHC u. a. zur Erfassung von Hypoglykämiewahrnehmungsparametern (Symptomabfrage) ein. Zudem bieten HHC im Vergleich zu herkömmlichen Erhebungsverfahren, wie dem Einsatz von Tagebüchern, die Möglichkeit, kognitive Leistungsdaten über dargebotene Tests standardisiert zu erfassen (vgl. Buse & Pawlik, 1996).

Anknüpfend an diese Arbeitsgruppe wurde im Rahmen einer Voruntersuchung der Einsatz von HHC zur Erfassung im Hinblick auf Hypoglykämieprobleme relevanter Parameter unter Nutzung eines flexiblen Datenerfassungsprogramms erprobt.

Fragestellung. Analog zum Vorgehen beim Einsatz des Glukosemonitoringsystems sollte überprüft werden, ob die Erfassung des Parameters der Hypoglykämiewahrnehmungsgüte durch HHC möglich ist. Hierzu sollten zum einen Symptomabfragen implementiert, zum anderen wichtige Vorteile des HHC-Ansatzes – die Testdarbietung und die Erfassung situationaler Variablen – genutzt werden. Die expliziten Fragestellungen lauteten:

1. Läßt sich durch den HHC-Einsatz eine valide Erfassung der Hypoglykämiewahrnehmungsgüte (Symptome, Hypoglykämieentdeckung) realisieren?

2. Lassen sich aus der Erfassung von Testleistungen und situationalen bzw. behavioralen Parametern differentialdiagnostische Schlußfolgerungen ziehen?

3. Führt der HHC-Einsatz zu „Reaktivitätseffekten", ähnlich den Befunden, die in den Clampuntersuchungen der eigenen Arbeitsgruppe beobachtet wurden (siehe Abbildung 2.14), d. h. führt eine strukturierte Symptomabfrage bzw. Testbearbeitung zu einer Verbesserung der Hypoglykämieentdeckung?

Patientenkollektiv. Es wurden insgesamt 20 Typ 1 Diabetespatienten aus der stationär behandelten Klientel des Diabetes Zentrum Mergentheim in die Untersuchung aufgenommen. Die Rekrutierung der Patienten erfolgte dadurch, daß im Rahmen von Schulungsveranstaltungen auf die Möglichkeit der freiwilligen Teilnahme an der Untersuchung hingewiesen wurde. Zur Maximierung der Varianz zwischen den beiden Untersuchungsgruppen wurden wiederum Probanden untersucht, die sich durch eine möglichst intakte bzw. weitgehend fehlende Hypoglykämiewahrnehmung auszeichneten (Zuweisungskriterien: Vorhandensein bzw. Nicht-Vorhandensein subjektiv schlechter Hypoglykämiewahrnehmung und positiver Hypoglykämieanamnese). Tabelle 3.7 gibt einen Überblick über die Charakteristika des untersuchten Kollektivs. Vor Beginn der eigentlichen Erhebungsphase wurden die Probanden ausführlich instruiert. Die Probanden wurden mit dem Handling der Geräte und dem Bearbeiten der Prozedur im Rahmen eines Vorbereitungstermins vertraut gemacht (vgl. Anhang C für Instruktionsmaterial).

HHC-Prozedur. Zum Einsatz kamen HHC des Typs Psion Serie 3a (London, Großbritannien, PLC Ltd.) und das flexible Datenerfassungsprogramm MONITOR (Version 7), das von der Forschungsgruppe Psychophysiologie der Universität Freiburg entwickelt wurde (Fahrenberg, Hüttner & Leonhart, 2001). Tabelle 3.6 gibt einen

Überblick über die durch MONITOR implementierte Prozedur und die erfaßten Variablen (implementierte Prozedur in Anhang C). Erfaßt wurden Hypoglykämiesymptome sowie situationale und behaviorale Parameter. Zudem wurde ein Reaktionstest dargeboten (Go/Nogo-Paradigma), um über ein objektives Maß neuroglykopenischer Effekte während einer Hypoglykämie zu verfügen. Die Eingabe von Blutglukoseschätzung bzw. -messung dient im Rahmen der Auswertung zur Bestimmung der Schätzgenauigkeit und der Hypoglykämieentdeckungsrate. Der Block „Schätzung-Messung-behaviorale Variablen" wird bewußt nach der Symptomeingabe und der Durchführung des Tests wiederholt, um mögliche „Reaktivitätseffekte" abbilden zu können, d. h. um zu untersuchen, ob Symptomabfrage bzw. Testbearbeitung die Schätzgenauigkeit bzw. Hypoglykämieentdeckung beeinflußt.

Weiterhin wurde die Zeit zwischen Aufforderung zur Blutglukoseselbstmessung und der Eingabe des Wertes durch den Patienten von der Prozedur erfaßt. Auf diese Weise sollte sichergestellt werden, daß es sich bei den eingegebenen Meßwerten auch tatsächlich um gemessene Werte handelt (vgl. Vorgehen von Clarke et al., 1995; siehe auch Schandry & Leopold, 1996). Die Meßgeräte zur Blutglukoseselbstkontrolle, die zum Zeitpunkt der Untersuchungsdurchführung auf dem Markt erhältlich waren, weisen Meßdauern pro Testung von ca. 10 bis zu 60 Sekunden auf. Meßgeräte mit einer schnelleren Meßgeschwindigkeit waren noch nicht verfügbar. Anhand der durchgeführten Zeiterfassung konnten eingegebene Werte, von denen auszugehen war, daß sie nicht auf einer tatsächlichen Messung beruhen (d. h. Zeitintervall kleiner als 10 Sekunden) von der weiteren Datenanalyse ausgeschlossen werden.

Sampling-Methode. Es wurde eine Time-Sampling-Methode mit Event-Sampling als Ergänzung eingesetzt. Die Bearbeitung der Prozedur erfolgte täglich vor „regulären" Blutzuckermessungen (Selbstauslösung durch den Probanden) sowie zu 2-3 randomisierten Zeitpunkten pro Tag. Zur Analyse wurden Durchgänge mit einem gemessenen Blutglukosespiegel kleiner als 45 mg/dl und höher als 280 mg/dl ausgeschlossen (laut Eingabe des Patienten).

Ergebnisse. Die Hauptergebnisse des HHC-Einsatzes sind in Tabelle 3.8 zusammengefaßt. Obwohl die Geräte im Mittel viereinhalb Tage genutzt wurden, war die Anzahl der Prozeduraufrufe pro Patient eher gering. Damit zusammenhängend ist der Befund zu sehen, daß auch Unterzuckerungen selten während der Bearbeitung der Prozedur im Sinne „hypoglykämischer Trials" auftraten.

Die Ausprägung von *Hypoglykämiesymptomen* ist in der Probandengruppe mit Hypoglykämiewahrnehmungsproblematik im Mittel deutlich geringer. Eine mögliche Erklärung für die Varianz der neuroglykopenischen Symptome innerhalb der Gruppe der Probanden mit schlechter Hypoglykämiewahrnehmung könnte - neben möglichen interindividuellen Unterschieden hypoglykämieassoziierter neuropsychologischer Beeinträchtigungen - der *Einfluß situationaler Variablen* sein, die die subtilen neuroglykopenischen Symptome schwerer wahrnehmbar machen. Zwei Befunde weisen in diese Richtung: der Grad der „geistigen Anstrengung durch die momentan ausgeübte Tätigkeit" (1=„gar keine", 7=„sehr starke Anstrengung") ist signifikant negativ mit dem neuroglykopenischen Symptomscore während der Unterzuckerung bei „unaware" Diabetespatienten korreliert (über alle hypoglykämischen Trials, $r = -.39$, $p < .05$). Eine starke „geistige Anstrengung" geht mit weniger neuroglykopenischen Symptomen einher. Ein Zusammenhang mit dem Grad der „körperlichen Anstrengung" besteht nicht ($r = -.09$, n.s.; Abbildung 3.7).

Die *Testleistungen* verschlechtern sich in beiden Gruppen, auch wenn diese Verschlechterung bei „unaware" Probanden im Mittel nicht so deutlich ist. Die *Blutglukoseschätzungen* im Hypoglykämiebereich sind in der Gruppe der „unaware" Probanden ebenfalls deutlich ungenauer, Blutglukosespiegel in der Hypoglykämie werden im Durchschnitt als höher eingeschätzt, d. h. im normoglykämischen Bereich (bezogen auf die Differenz Schätzwert - Meßwert;

Tabelle 3.6: Voruntersuchung „hand-held computer": Variablenliste MONITOR-Prozedur (in zeitlicher Reihenfolge).

1. Eingabe Blutglukoseschätzung (mg/dl)
2. Verhaltensbezogene Angaben:
   a) „Würden Sie unter den gegebenen Umständen Auto fahren?" (ja/nein)
   b) „Würden Sie unter den gegebenen Umständen Traubenzucker oder ähnliches zu sich nehmen, um den Blutzucker zu korrigieren" (ja/nein)
3. Reaktionstest
   a) Go/Nogo-Test (Reaktionszeiten, Fehler)
4. Symptomabfrage (jeweils siebenstufige Ratingskalen)
   a) Autonome Symptome (Schwitzen, Zittern, Herzklopfen, Angst)
   b) Neuroglykopenische Symptome (Konzentration, Schwindel, Sehstörungen)
   c) Freitexteingabe für Symptome
5. Eingabe Blutglukoseschätzung (mg/dl)
6. Verhaltensbezogene Angaben:
   a) „Würden Sie unter den gegebenen Umständen Auto fahren?" (ja/nein)
   b) „Würden Sie unter den gegebenen Umständen Traubenzucker oder ähnliches zu sich nehmen, um den Blutzucker zu korrigieren" (ja/nein)
7. Aufforderung zur Blutglukosemessung und Eingabe
8. Situationale Parameter
   a) momentane „geistige Anstrengung" (siebenstufiges Rating)
   b) momentane „körperliche Anstrengung" (siebenstufiges Rating)
   c) Tätigkeitskategorie (Arbeit, Freizeit, Entspannung, Sonstiges)

Anmerkungen. Dargestellt sind die Variablen, die im Rahmen eines Prozeduraufrufs erhoben werden. Zu beachten ist, daß der Eingabeblock mit Blutglukoseschätzung und verhaltensbezogenen Eingaben zweimal dargeboten wird, nämlich vor bzw. nach Reaktionstest und Symptomabfrage, um mögliche Effekte des Test bzw. der strukturierten Abfrage auf die Blutglukoseschätzung abbilden zu können (weitere Erläuterungen im Text).

Tabelle 3.7: Voruntersuchung „hand-held computer“: Stichprobencharakteristika.

	„aware“ $N = 10$	„unaware“ $N = 10$	
Alter (Jahre)	36.9 (9.2)	47.1 (7.8)	*
Geschlecht (N[%] männlich)	4 (40.0)	5 (50.0)	n.s.
Diabetesdauer (Jahre)	20.9 (9.0)	15.3 (8.1)	n.s.
HbA_{1c} (%) [a]	6.9 (1.9)	5.8 (0.6)	n.s.
Tage Nutzung HHC (Anzahl)	4.5 (0.7)	4.4 (0.5)	n.s.
Prozeduraufrufe / die (Anzahl)	3.4 (1.1)	3.0 (1.2)	n.s.
Hypoglykämien / Proband (Anzahl)[b]	2.8 (3.0)	3.0 (1.3)	n.s.

Anmerkungen. Darstellung in M(SD), wenn nicht anders angegeben; Signifikanzprüfung über deskriptive t-Tests bzw. χ^2-Tests ($\alpha = .05$); HHC: „hand-held computer“; Kriterium „unaware“: positive Hypoglykämieanamnese (12 Monate) und subjektiv beeinträchtigte Hypoglykämiewahrnehmung.

[a] Normbereich bei Stoffwechselgesunden 5.0 ± 0.8 % ($M \pm SD$)

[b] Blutglukosespiegel < 60 mg/dl

* $p < .05$; n.s. nicht signifikant

höhere Differenzwerte: zu hohe Schätzung). Von größerer Wichtigkeit als die absolute Differenz zwischen Schätzung und Messung ist die Frage, ob Hypoglykämien richtig erkannt werden. Die Unterschiede in den Entdeckungsraten von Hypoglykämien sind in Abbildung 3.6 illustriert. In der Probandengruppe mit beeinträchtigter Hypoglykämiewahrnehmung wurden weniger Hypoglykämien korrekt erkannt. Von dieser Erkennensleistung hängen auch behaviorale Parameter ab (z. B. in dieser Stichprobe „Bereitschaft, Kraftfahrzeug zu führen“ Hypoglykämie erkannt *vs.* nicht erkannt: $\chi^2[1] = 6.4$, $p < .05$). Bei der Betrachtung der Mittelwerte ist auffallend, daß sich in der Gruppe der Patienten mit Hypoglykämiewahrnehmungsproblemen die Schätzungen *nach* Symptomabfrage und Testdarbietung tendenziell verbessern.

Tabelle 3.8: Voruntersuchung „hand-held computer“: Ergebnisse.

	„aware“ $N = 10$	„unaware“ $N = 10$	
Symptome			
– autonome Symptomveränderung	0.68(0.2)	0.17(0.2)	*
– neuroglyk. Symptomveränderung	0.62(0.2)	0.52(0.2)	n.s.
Veränderung Testleistung [a]	1.61(0.8)	0.15(2.8)	n.s
Schätzgenauigkeit 1 [b]	11.37(12.5)	43.13(35.6)	*
Schätzgenauigkeit 2[c]	12.4 (10.6)	21.4 (7.2)	*

Anmerkungen. Darstellung in $M(SD)$, wenn nicht anders angegeben; Signifikanzprüfung über deskriptive t-Tests ($\alpha = .05$); Kriterium „unaware“: positive Hypoglykämieanamnese (12 Monate) und subjektiv beeinträchtigte Hypoglykämiewahrnehmung; Im Falle von Veränderungsscores: Differenz ind. Mittelwerte hypoglykämischer Trial – Mittelwert euglykämische Trials, positive Werte repräsentieren Symptomzunahme bzw. Verschlechterung der Testleistung während der Unterzuckerung. HHC: „hand-held computer“.

[a] Go/Nogo-Test: Veränderung während hypoglykämischer Trials, ausgedrückt als z-Score, basierend auf individueller euglykämischer Baseline, Reaktionszeiten (ms)

[b] Differenz Messung - Schätzung während hypoglykämischer Trials, positive Werte entsprechen einer „Überschätzung“ des aktuellen Blutglukosespiegels; Erfassung *vor* Symptomabfrage bzw. Testdarbietung

[c] Schätzgenauigkeit während Hypoglykämien (Differenz Messung - Schätzung) - Erfassung *nach* Symptomabfrage/Testdarbietung

* $p < .05$; n.s. nicht signifikant

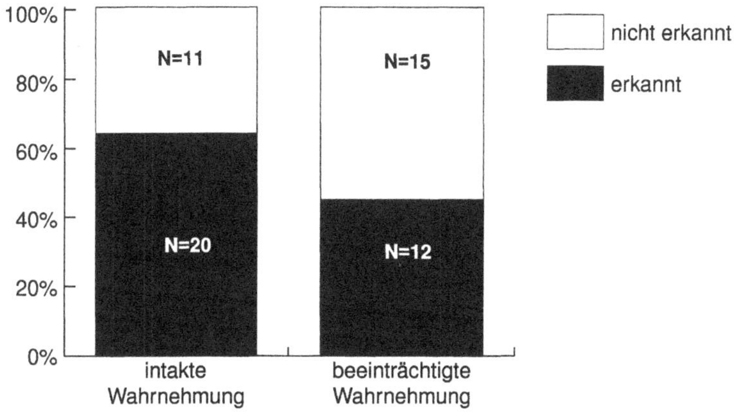

Abbildung 3.6: Voruntersuchung „hand-held computer": Hypoglykämieentdeckung, erkannte *vs.* unerkannte hypoglykämische Trials bei Probanden mit intakter *vs.* beeinträchtigter Wahrnehmung (Hypoglykämieentdeckung basiert auf Blutglukoseschätzung *vs.* Messung im hypoglykämischen Bereich; dargestellt ist jeweils die Gesamtanzahl der Trials).

Diskussion. Die Ergebnisse der Untersuchung lassen den Schluß zu, daß der Einsatz von HHC zur Diagnostik der Hypoglykämiewahrnehmung zu validen Ergebnissen führt. Hierbei sind insbesondere die Unterschiede zwischen den Gruppen hinsichtlich der Intensität der Hypoglykämiesymptome und der Hypoglykämieentdekkung bzw. Genauigkeit der Blutglukoseschätzung zu nennen. Auch ergeben sich Hinweise auf den Einfluß situationaler Parameter, die evtl. differentialdiagnostisch genutzt werden könnten.

Ein entscheidender Nachteil der Methode besteht in der Umsetzbarkeit im Rahmen einer größeren Stichprobe bzw. dem Einsatz der HHC zur Standarddiagnostik der Hypoglykämiewahrnehmung im Rahmen der geplanten Evaluationsstudie. Auffallend ist die – trotz der Dauer von knapp fünf Tagen, in denen das Gerät genutzt wurde – geringe Anzahl an Durchgängen bzw. Prozeduraufrufen. Ins-

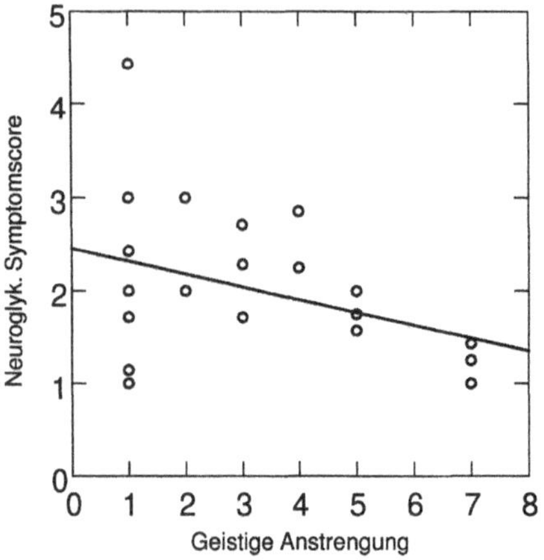

Abbildung 3.7: Voruntersuchung „hand-held computer": Scatterplot „Geistige Anstrengung" (Analogskala) × neuroglykopenischer Symptomscore.

besondere werden – im Vergleich zu den Daten des Glukosemonitorings – wenige hypoglykämische Episoden registriert. Es ist davon auszugehen, daß im Vergleich zum kontinuierlichen Monitoring, hypoglykämische Episoden dem Sampling-Raster entgehen. Die geringe Anzahl der Prozeduraufrufe ist laut Auskunft der Probanden auf eine geringe Motivation zur Durchführung zurückzuführen. Dies war in Anbetracht der Freiwilligkeit der Teilnahme und der ausführlichen Instruktion nicht erwartet worden. Eine mögliche Ursache für die angegebene geringe Motivation mag auf der einen Seite darin begründet liegen, daß die Probanden im Rahmen der stationären Behandlung durch Schulung und medizinische Diagnostiktermine bereits ohnehin zeitlich stark beansprucht waren, und die HHC-Prozedur auf der anderen Seite aufgrund ihrer nicht unerheblichen Länge einige Zeit in Anspruch nahm. Insbesondere gaben Probanden auch an, zufallsgesteuerte Prozeduraufrufe durch das System als „sehr lästig" und „störend" empfunden zu haben. So kann nicht erwartet werden, daß in diesem Setting durch eine Steigerung der Häufigkeit der Aufforderungen zur Prozedurbearbeitung durch den HHC die Anzahl der Nutzungen zunehmen würde. Einige der Versuchsteilnehmer, die laut Selbstauskunft über geringe „Computer-Vorerfahrung" verfügten, gaben an, sich sehr schwer bei der Bedienung getan zu haben. Tabelle 3.9 faßt Anmerkungen und Kritik der an der Untersuchung teilnehmenden Probanden zusammen.

Diese Beobachtungen führten zu dem Schluß, daß die HHC-Methode zur breiten Anwendung als Standarddiagnostik der Hypoglykämiewahrnehmung bei allen Patienten im Rahmen der geplanten Evaluationsstudie wenig praktikabel ist. Zwar könnten einige der angeführten Kritikpunkte aufgegriffen werden (z. B. kürzere Dauer der Prozedur) – vor dem Hintergrund der doch weit hinter den Erwartungen zurückgebliebenen Motivation bzw. Kooperation der Probanden wurde davon dennoch Abstand genommen. Allerdings scheint in einem anderen Zusammenhang der HHC-Einsatz im Rahmen des zu entwickelnden Interventionsprogramms vielversprechend zu sein: interessant ist der Befund, daß sich bei Patienten mit einer beeinträchtigten Hypoglykämiewahrnehmung die Schätzgenauigkeit bei der Eingabe der zweiten Blutglukoseschätzung nach Symptomabfrage und Testbearbeitung tendenziell verbessert. Dies kann entsprechend der Fragestellung der Untersuchung in Richtung der „Reaktivität" von strukturierter Symptomabfrage bzw. Testbearbeitung gewertet werden – ein Effekt der therapeutisch genutzt werden könnte, um die Wahrnehmungsgenauigkeit zu „trainieren".

3.1.1.3 Implikationen für den Evaluationsplan

Zusammenfassend lassen sich aus den beiden dargestellten Voruntersuchungen folgende Punkte für das weitere Vorgehen festhalten:

1. Durch den Einsatz des Glukosemonitorings konnte eine erste Bewertung unterschiedlicher Operationalisierungsansätze zur Erfassung der Hypoglykämiewahrnehmungsgüte getrof-

Tabelle 3.9: Voruntersuchung „hand-held computer“: Kritik durch Probanden.

- Länge der Prozedur
- Lästigkeit, das Gerät mitzunehmen
- Erfahrung mit Computertechnik für Bedienung Voraussetzung
- Reaktionstest zu leicht
- Motivation, insbesondere wird darauf hingewiesen, daß durch Klinikroutine und andere Schulungsveranstaltungen kaum Zeit bleibt, das Gerät zu nutzen
- Symptomliste „unvollständig“, Freitexteingabe zu umständlich bzw. durch kleine Tastatur erschwert

fen werden, da durch das Monitoring, kombiniert mit der „event“-Funktion, ein weitgehend objektives Maß der Hypoglykämiewahrnehmung zur Verfügung steht. Neben medizinischen Markern (positive Hypoglykämieanamnese, HbA_{1c}) erwies sich eine globale, retrospektive Einschätzung der Hypoglykämiewahrnehmung (visuelle Analogskala) den anderen erprobten Erhebungsmethoden im Rahmen der explorativen Regressionsanalyse als überlegen. Vor diesem Hintergrund, auch unter Berücksichtigung der Ökonomie des Instruments, wurde diese Methode im weiteren Ablauf des Projekts als *Indikator für die Hypoglykämiewahrnehmung* eingesetzt;

2. Der diagnostische Einsatz der „hand-held computer“ zur Erfassung der Hypoglykämiewahrnehmung hat sich im klinischen Setting in der hier eingesetzten Form als für die breite Anwendung nur wenig praktikabel herausgestellt. Insbesondere ist hier auf die Motivation und Kooperation der Probanden hinzuweisen. Ausgehend von den Ergebnissen dieser Voruntersuchung wurde aber geplant, eine HHC-basierte Erfassung von Symptomen und Testleistungen als eine fakultative

Komponente in das zu entwickelnde Interventionsprogramm zu integrieren. Ziel hierbei war, die beobachtete „Reaktivität“ der Erhebung therapeutisch zu nutzen, indem zusätzlich noch eine Rückmeldung der Testergebnisse integriert werden sollte. Hierbei sollte die Prozedur allerdings anhand der Anmerkungen der Probanden der Voruntersuchung angepaßt bzw. auf den Einsatz im Rahmen einer Intervention zugeschnitten werden.

3.1.2 Hypoglykämieprobleme im klinischen Kollektiv (Ist-Analyse)

In diesem Kapitel werden Durchführung und Ergebnisse der Ist-Analyse von Hypoglykämieproblemen in einem klinischen Kollektiv des Diabetes Zentrum Mergentheim beschrieben. Insbesondere sollte diese Analyse Aufschluß geben über:

1. die Prävalenz von Hypoglykämieproblemen im untersuchten Kollektiv im Zusammenhang mit einer ausführlichen Deskription relevanter Parameter;

2. die individuellen Therapieziele bzw. den Bedarf nach gezielten hypoglykämiebezogenen Interventionen;

3. die etwaige Existenz klinisch relevanter Subgruppen, damit dies bei der Gestaltung des neuen Interventionsprogramms berücksichtigt werden konnte.

3.1.2.1 Setting

Als Setting für die Ist-Analyse und die darauffolgende Implementation des Interventionskonzepts wurden Patientengruppen ausgewählt, die sich zur stationären Behandlung und Einstellung auf eine Insulinpumpentherapie im Diabetes Zentrum Mergentheim befanden (sog. CSII-Gruppen, „Pumpengruppen“, siehe Anhang A für

Kurzbeschreibung der Therapieform). Diese Gruppen umfassen jeweils 6–10 Patienten und werden im Gruppensetting für die Dauer von zwei Wochen behandelt und geschult (vgl. Diabetes Zentrum Mergentheim, 2001).

Zwar sind unter der Vorgabe der Generalisierbarkeit auf die ambulante Versorgungssituation Einschränkungen im Hinblick auf die Repräsentativität des Behandlungssettings zu machen, da die Insulinpumpentherapie im ambulanten Sektor nicht die Mehrheit der angewandten Optionen der Insulintherapie darstellt. Dennoch wurde dieses Setting zur Durchführung dieser Studie aus mehreren Gründen favorisiert:

- mit den CSII-Gruppen ist ein Rückgriff auf eine bestehende Gruppenstruktur möglich, so daß eine logistisch aufwendige Neuimplementation eines Gruppensettings im Rahmen der stationären Versorgung zu Studienzwecken entfällt;

- es kann ausgeschlossen werden, daß Patienten mit einer sehr kurzen Diabetesdauer, z. B. mit einer erst kurz zurückliegenden Diabetesmanifestation, in die Studie aufgenommen werden. Es ist diesbezüglich nämlich von anderen, spezifischen Therapiezielen dieser Patientengruppe auszugehen (z. B. Basisschulung, Bewältigung der Diabetesmanifestation). Auch ist die Thematik der Hypoglykämien bei neumanifestierten Diabetespatienten eher sekundär;

- es ist sichergestellt, daß eine einheitliche Therapieform allen Patienten zuteil wird. Dadurch wird etwaige Varianz, die auf unterschiedliche Therapieformen zurückzuführen wäre, minimiert, da von einem Einfluß der Therapieform per se auf das Hypoglykämierisiko auszugehen ist.

Das Schulungsprogramm der CSII-Gruppen ist in Anhang D.2 dargestellt. An hypoglykämiebezogener Intervention enthält dieses Programm lediglich zwei Schulungseinheiten à 45 Minuten. Die Inhalte konzentrieren sich dabei auf die Vermittlung basalen Faktenwissens zum Thema Hypoglykämie (Abschnitt 4).

3.1.2.2 Etablierung der Basisdokumentation

Zur Erhebung der Patientencharakteristika wurde eine Basisdokumentation etabliert, die Parameter zu drei Bereichen erfaßt (Übersicht in Tabelle 3.10):

- demographische Basisparameter;
- medizinische Variablen – diese wurden im Rahmen der ärztlichen Aufnahme- bzw. Entlassungsgespräche durch den behandelnden Stationsarzt anhand spezieller Basisdokumentationsbögen erfaßt. Erhoben wurden diabetesassoziierte und diabetesunabhängige biomedizinische Parameter.

  Der zentrale Parameter der Hypoglykämiewahrnehmungsgüte wurde über eine visuelle Analogskala erfaßt (Länge 18.5 cm; vgl. Abschnitt 3.1.1). Diese Operationalisierung der Hypoglykämiewahrnehmungsgüte wurde auf Basis der Ergebnisse der dargestellten Voruntersuchungen gewählt. Da die genauen psychometrischen Eigenschaften dieses Instruments nicht bekannt sind, wurde im Rahmen der deskriptiven Analyse das Kriterium eines Scores im unteren Drittel der Analogskala als Indikator für eine beeinträchtigte Hypoglykämiewahrnehmung angesehen (d. h. Cut-off bei Score < 6.2);
- psychosoziale Variablen wurden durch Patientenfragebögen zu Beginn des stationären Aufenthalts erfaßt.

Die eingesetzten Fragebögen und Inventare zur Erfassung psychosozialer Parameter sind im folgenden kurz beschrieben.

1. Diabetesbezogene psychosoziale Parameter.

Therapieziele. Die individuellen diabetesbezogenen Therapieziele zu Beginn des stationären Aufenthaltes wurden über die entsprechende Subskala des Fragebogens zur Erfassung von Therapiezufriedenheit und Therapiezielen bei Typ 1 Diabetes erfaßt (Bauer, 1995; vgl. Hermanns, Kulzer, Bauer & Bergis, 1994; Kulzer, Bauer, Hermanns & Bergis, 1995). Betrachtet wurden dabei Therapieziele, die im Zusammenhang mit Therapie und Stoffwechselführung sowie Hypoglykämien stehen – andere Therapieziele (z. B. betreffend Ernährung, Gewichtsmanagement etc.) wurden nicht berücksichtigt;

Diabetesbezogenes Wissen. Das diabetesbezogene Wissen wurde über die 30 Items umfassende Kurzform des Diabetes-Wissenstest Typ I erfaßt (DWT-I; Roth et al., 1995; vgl. Roth & Kulzer, 1995). Aus zeitökonomischen Gründen und zur Begrenzung des Umfangs des Patientenfragebogens wurde auf die Administration der Langform verzichtet. Die Langform des Tests beinhaltet Subskalen zu verschiedenen Themenbereichen, darunter auch eine Skala zu hypoglykämiebezogenem Wissen; diese Skala aus der Langform wurde zusätzlich zur gesamten Kurzform mit in die Basisdokumentation aufgenommen. Als Auswertungsmodus wurde auf die Auswertung des Wissenstests nach Einzelantwortalternativen rekurriert (Roth et al., 1995). Zwar ist dieses Vorgehen weniger konservativ als die Auswertung auf Item-Ebene (Wahrscheinlichkeit von Zufallstreffern), wurde aber dennoch gewählt, da einige der Antwortalternativen nach gegenwärtigem Stand der Diabetologie nicht mehr eindeutig zu beantworten sind und eine Auswertung auf Itemebene so zu einer potentiellen systematischen Unterschätzung des Wissens hätte führen können;

Diabetesbezogene Kontrollüberzeugungen. Kontrollüberzeugungen im Sinne der theoretischen Modelle von Rotter (1966) bzw. Levenson (1972) wurden durch den IPC-D1-Fragebogen von Kohlmann, Küstner, Schuler und Tausch (1994) erfaßt (vgl. Kohlmann, Krohne, Küstner, Tenschert & Walter, 1991; Kohlmann et al., 1995), der auf der Konzeption des IPC-Fragebogens von Krampen (1981) aufbaut. Der Fragebogen enthält die Skalen: „Internalität" (*I*-Skala; Beispielitem: „Wenn ich mich richtig verhalte, habe ich meinen Diabetes unter Kontrolle"), „arztbezogene Externalität" (*P*-Skala; Beispielitem „Damit meine Therapie Aussicht auf Erfolg hat, verlasse ich mich völlig auf die Therapiepläne der Experten"), „Unvorhersehbarkeit" (*CU*-Skala; Beispielitem: „Ich habe schon oft festgestellt, daß mein Blutzucker sich unvorhersehbar verändert") sowie „Glück und Zufall" (*CG*-Skala; Beispielitem: „Ob Komplikationen mit meinem Diabetes länger andauern, hängt vor allem vom Zufall ab");

Hypoglykämieassoziierte Einstellungen. Über visuelle Analogskalen (15.5 cm) wurden folgende Variablen erfaßt: Angst vor Hypoglykämien, Angst vor Folgeerkrankungen, Einschätzung der Gefährlichkeit schwerer Unterzuckerung (vgl. Methodik von Pramming et al., 1991). Weiter wurde der individuell angestrebte HbA_{1c}-Wert erfragt („idealer HbA_{1c}": „Welche Stoffwechseleinstellung streben Sie an?").

Die Angst vor Hypoglykämien wurde mit aufgenommen, da sie im Zusammenhang mit der Belastung durch schwere Hypoglykämien zu stehen scheint (vgl. Gold et al., 1997). Die Angst vor diabetischen Folgeerkrankungen wurde erfaßt, da ein enger funktionaler Zusammenhang zwischen Angst vor Folgeschäden und riskantem Selbstbehandlungsverhalten und damit dem Hypoglykämierisiko erwartet wird. Die Einschätzung der Gefährlichkeit von Hypoglykämien bzw. die angestrebte Stoffwechseleinstellung sind potentielle Marker eines Risikoverhaltens (im Sinne eines „sorglosen" Umgangs oder „überehrgeizigen" Stoffwechselzielen).

Zur Erfassung hypoglykämiebezogener Angst existieren zwar zwei validierte Fragebögen (Hypoglycemia Fear Survey; Cox et al., 1987; Hypoglykämie Angst Inventar; Kulzer, 1995), von deren Einsatz aber Abstand genommen wurde, da sie einen therapeutischen Ansatz im Fokus haben bzw. aufgrund ihrer verhaltenstherapeutischen Ausrichtung an der Erfassung unterschiedlicher Aspekte der „Angst" im Sinne des S-O-R-C-Schemas orientiert sind. Zur Erfassung der Angst bzw. Sorgen vor diabetischen Folgeerkrankungen existiert kein validiertes Erhebungsinstrument. Ein entsprechendes Verfahren wird momentan von der eigenen Arbeitsgruppe entwickelt (Ebert et al., 2002; Ebert et al. in Vorbereitung).

Zur Bildung von Subgruppen mit hoher bzw. niedriger Angst vor Hypoglykämien bzw. Folgeerkrankungen wurde als Cutoff jeweils auf die Skalenmitte rekurriert.

2. Diabetesunabhängige psychosoziale Parameter.

Allgemeine Ängstlichkeit. Eingesetzt wurde das deutschsprachige State-Trait-Anxiety-Inventory, Trait-Fassung (Laux, Glanzmann, Schaffner & Spielberger, 1981), insbesondere, da u. a. Zusammenhänge zwischen allgemeiner Ängstlichkeit und Hypoglykämie- bzw. Folgeschädenangst erwartet wurden;

Depressivität. Eingesetzt wurde die Depressionsskala von Zerssen (1976); trotz der eher geringen Verbreitung dieses Fragebogens wurde dieses Instrument eingesetzt, da es in seiner Durchführung ökonomischer ist als z. B. das Beck Depression Inventory, das mehr und kompliziertere Items enthält, die die Patienten bearbeiten müßten (Hautzinger, Bailer, Worall & Keller, 1995); eine Erfassung der Depressivität wurde als wesentlich erachtet, da zum einen bei Patienten mit Diabetes eine erhöhte Prävalenz zu erwarten ist, die vermutlich mit dem Vorliegen von Folgeerkrankungen und Hypoglykämieproblemen zusammenhängt (vgl. Metaanalyse von Anderson, Freedland, Clouse & Lustman, 2001; Geringer, 1990). Zum anderen ist ein Einfluß einer komorbiden Depressivität auf das Behandlungsergebnis möglich, der so kontrolliert werden kann.

Darüberhinaus sollten die erhobenen Maße für allgemeine Ängstlichkeit bzw. Depressivität gemeinsam betrachtet als In-

Tabelle 3.10: Überblick über in der Basisdokumentation erhobene Parameter.

1. demographische Charakteristika
2. biomedizinische Variablen
   a) diabetesassoziiert (Hypoglykämiewahrnehmungsgüte, Diabetesdauer, HbA_{1c}, Insulintherapie, Folgeschadenstatus)
   b) diabetesunabhängig (Größe, Gewicht, komorbide Erkrankungen)
3. psychosoziale Variablen
   a) diabetesassoziiert (Therapieziele, Diabeteswissen [DWT-Typ I, Kurzform, Hypoglykämieskala aus der Langform], Kontrollüberzeugungen [IPC-D1], Hypoglykämie-/Folgeschädenangst)
   b) diabetesunabhängig (Ängstlichkeit [STAI-Trait], Depressivität [d-Skala], Emotionale Labilität/Extraversion [FPI-R])

Anmerkungen. Variablen unter Punkt 3 und Hypoglykämiewahrnehmungsgüte (unter Punkt 2a) werden im Rahmen eines Patientenfragebogens erhoben, die übrigen Parameter durch den behandelnden Stationsarzt dokumentiert.

dikator für die *psychische Befindlichkeit* der Patienten genutzt werden;

Emotionale Labilität und Extraversion. Eingesetzt wurde die revidierte Fassung des Freiburger Persönlichkeitsinventars (Fahrenberg, Hampel & Selg, 1989). Diese Skalen wurden eingesetzt, da einige Arbeiten auf einen Einfluß dieser Persönlichkeitskonstrukte auf die Selbsteinschätzung der Hypoglykämiewahrnehmungsgüte hinweisen (vgl. Deary, 1995).

3.1.2.3 Beschreibung des Patientenkollektivs

Im Zeitraum von Dezember 1999 bis Mai 2000 wurden insgesamt $N = 102$ Patienten erfaßt. Dies entspricht 10 CSII-Gruppen. Die Basisdokumentation wurde von den Stationsärzten zuverlässig durchgeführt. Bei der Erfassung psychosozialer Parameter beantworteten

$N = 21$ (20.6%) die Fragebögen nicht bzw. nur unvollständig, so daß bei diesen Patienten keine bzw. unvollständige Datensätze bezüglich der psychosozialen Variablen verfügbar sind. Demographische und biomedizinische Charakteristika der 102 Patienten sind in Tabelle 3.11 zusammengefaßt.

Auffallend ist die mit 16.2 ± 9.3 Jahren ($M \pm SD$) relativ lange Diabetesdauer. Das Kollektiv beinhaltet – wie beabsichtigt – keine neumanifestierten Diabetespatienten, sondern Patienten, die nach längerer Krankheitsdauer auf eine Insulinpumpentherapie umgestellt bzw. im Sinne einer Korrektureinstellung behandelt werden (vgl. Tabelle 3.12). Im Mittel weisen die Patienten eine befriedigende Stoffwechseleinstellung auf (HbA_{1c} [%]: 6.99 ± 1.7, $M \pm SD$), die sich im Laufe der zweiwöchigen stationären Behandlung verbesserte (deskriptiver t-Test: $t(101) = 8.8$, $p < .01$). Auffallend ist der Anteil von Patienten mit diabetischen Folgeerkrankungen und diabetesassoziierten kardiovaskulären Komplikationen. Dieser Befund ist im Zusammenhang mit der längeren Diabetesdauer zu sehen. Allerdings liegen bei keinem Patienten Folgeerkrankungen vor, die einer Teilnahme am Schulungsprogramm entgegenstehen würden.

Unter einer diabetischen Neuropathie leiden 14.7% der Patienten – dies ist im Hinblick auf eine etwaige Hypoglykämieproblematik von Bedeutung, da eine Neuropathie ein wesentlicher ursächlicher Faktor für Hypoglykämiewahrnehmungsprobleme darstellen kann (Abschnitt 2.2.4). Die hohe Prävalenz der kardiovaskulären Morbidität (24.1% der Patienten) ist hinsichtlich der Beurteilung der potentiellen Gefährlichkeit schwerer Hypoglykämien, z. B. durch Induktion einer kardiovaskulären Krise, zu berücksichtigen.

Die Mehrzahl der Patienten (62.7%) wird stationär zur Umstellung von einer anderen Therapieform auf eine Insulinpumpentherapie behandelt, 36.3% sind bereits Pumpenträger (Tabelle 3.12). Knapp ein Drittel der Patienten wird bereits mit modernen, gentechnisch veränderten Insulinanaloga behandelt. Die mittlere körpergewichtsbezogene Insulindosis liegt mit 0.7 I.E./kg im erwartbaren Bereich, ebenso der Anteil der Basalversorgung an der Gesamtinsulindosis (Berger & Jörgens, 1995).

Tabelle 3.11: Ist-Analyse: Charakteristika des Patientenkollektivs ($N = 102$).

Alter (Jahre)	34.3	(12.9)
Geschlecht (männlich N[%])	41	(40.2)
Diabetesdauer (Jahre)	16.2	(9.3)
Gewicht (kg)	74.2	(15.7)
Body Mass Index (kg/m^2)	25.6	(4.6)
HbA_{1c} (%)[a]		
– bei Aufnahme	6.99	(1.7)
– bei Entlassung	6.64	(1.4)
Folgeerkrankungen		
irgendeine Folgeerkrankung N(%)	44	(43.1)
kardiovaskuläre Folgeerkrankung N(%)	26	(24.1)
Anzahl Folgeschäden	0.60	(0.8)
positive Diagnose N(%)		
– Retinopathie [b]	30	(29.4)
– Nephropathie [c]	11	(10.8)
– Neuropathie	15	(14.7)
– arterieller Hypertonus [d]	23	(22.5)
– arterielle Verschlußkrankheit	4	(3.9)
– koronare Herzkrankeit	7	(6.8)
– Apoplex	2	(2.0)

Anmerkungen. Darstellung als $M(SD)$, wenn nicht anders angegeben.

[a] Normbereich bei Stoffwechselgesunden 5.0 ± 0.8 %
[b] bei keinem der Teilnehmer lag eine Visusminderung vor, die der Teilnahme am Schulungsprogramm entgegenstehen würde
[c] Dialysepflicht bei einem Patienten
[d] Bluthochdruck mit erforderlicher medikamentöser Behandlung

Tabelle 3.12: Ist-Analyse: Charakteristika der Insulintherapie ($N = 102$).

Therapieform (N[%])		
– intensivierte Injektionstherapie	64	(62.7)
– Insulinpumpentherapie	38	(36.3)
– schnellwirksame Insulinanaloga [a]	34	(33.3)
Insulindosis		
– Gesamtdosis (I.E./die)	55.2	(29.9)
– Anteil Basalversorgung (%/die) [a]	0.51	(0.12)
– I.E. / Körpergewicht (kg) / die	0.7	(0.5)
– I.E. / Body Mass Index /die	2.1	(1.0)

Anmerkungen. Darstellung als $M \pm SD$, wenn nicht anders angegeben.

[a] Insulin lispro (Humalog®, Eli Lilly & Co.) oder Insulin aspart (Novorapid®, Novo Nordisk Pharma)
[b] Anteil Basalversorgung entspricht Verzögerungsinsulinanteil (Injektionstherapie) bzw. Anteil der Basalrate an Tagesgesamtdosis (Insulinpumpentherapie).

Hypoglykämieprobleme. Verglichen mit den aufgrund der Ergebnisse des Diabetes Control and Complications Trial erwartbaren Hypoglykämieraten (The Diabetes Control and Complications Trial Research Group, 1993, 1997; siehe Kapitel 2.2), haben sich im untersuchten Kollektiv im Mittel relativ viele schwere Hypoglykämien in den vergangenen 12 Monaten ereignet (Tabelle 3.13). Dies gilt sowohl für die erfaßten schweren Hypoglykämien nach Bewußtlosigkeitskriterium als auch diejenigen, die über Fremdhilfe definiert sind. Die „lifetime"-Angaben der Patienten sind auch deutlich erhöht, müssen aber aufgrund der anzunehmenden Ungenauigkeit der retrospektiven Schätzung der Anzahl kritisch bewertet werden.

Eine Inspektion der Hypoglykämiehäufigkeit (schwere Hypoglykämien, retrospektiv erfaßt, 12 Monate) macht offenkundig, daß die Häufigkeit von Unterzuckerungen innerhalb der Patientengruppe mit positiver Hypoglykämieanamnese nicht gleich- oder normalverteilt ist (Abbildung 3.8a). Es ist von einer multimodalen Verteilung und der Existenz von Subgruppen auszugehen (Hartigan's $d = .077$, $p < .01$; schwere Hypoglykämien mit Bewußtlosigkeit; $d = .44$, $p < .1$; vgl. Hartigan & Hartigan, 1985; PC-gestützte Be-

Tabelle 3.13: Ist-Analyse: Hypoglykämien und Hypoglykämiewahrnehmung ($N = 102$).

schwere Hypoglykämien (letzte 12 Monate, Anzahl)	
– Bewußtlosigkeitskriterium	1.34 (4.5)
– Fremdhilfekriterium	1.15 (4.4)
schwere Hypoglykämien (Lifetime-Schätzung, Anzahl)	
– Bewußtlosigkeitskriterium	2.38 (5.4)
– Fremdhilfekriterium	2.0 (4.6)
Hypoglykämiewahrnehmungsgüte	
– Selbsteinschätzung	11.6 (5.6)
– ärztliche Einschätzung	10.5 (6.0)

Anmerkungen: Darstellung als $M(SD)$; *Hypoglykämien:* Bewußtlosigkeitskriterium: Behandlung der Unterzuckerung durch i.m. Glukagon oder i.v. Glukose; Fremdhilfe: Behandlung der Unterzuckerung erfordert Eingreifen Dritter bei nicht Gegebenheit des Bewußtlosigkeitskriteriums. Lifetime-Angaben basieren auf der Schätzung des Patienten. *Hypoglykämiewahrnehmungsgüte:* Einschätzung anhand visueller Analogskala (18.5 cm, hoher Score repräsentiert gute Hypoglykämiewahrnehmung) durch behandelnden Stationsarzt bzw. Patienten.

rechnung: Royal Statistical Society, 2001). Die Verteilung legt die Existenz einer Subgruppe mit extrem häufigen schweren Unterzuckerungen in der Gruppe der Patienten mit einer positiven Hypoglykämieanamnese nahe.

Gleiches gilt für die Einschätzung der Hypoglykämiewahrnehmung. Diese ist zwar im Mittel als eher „überdurchschnittlich" anzusehen (Mittelwert von 11.8 bzw. 10.4 bei einer Analogskala von 18.5 cm), weist aber eine beträchtliche Streuung und eine deutliche Ungleichverteilung auf (Abbildung 3.8b). Die Verteilung ist als Hinweis auf eine klinisch relevante Subgruppe von Patienten, die ihre Hypoglykämiewahrnehmungsgüte als schlecht bzw. „unterdurchschnittlich" einschätzt, zu werten.

Abbildung 3.9 illustriert die Verteilung von Hypoglykämieproblemen im Patientenkollektiv. Hierbei wurde zu einem das biomedizinische Kriterium der positiven Hypoglykämieanamnese (schwere Hypoglykämien mit Bewußtlosigkeit in den vergangenen 12 Monaten) angewandt (Kriterium 1, Abbildung 3.9 links). Mit diesem Kri-

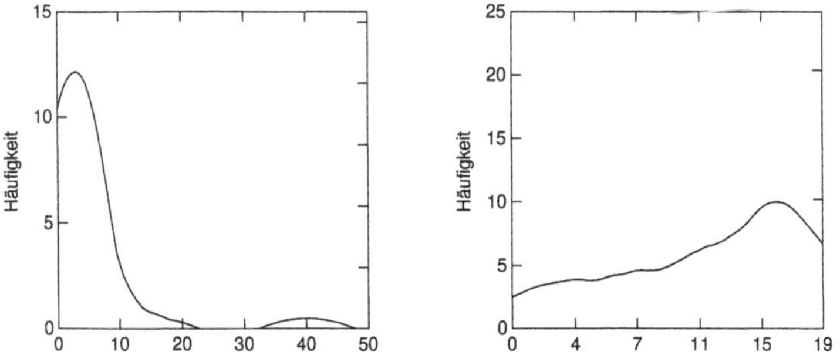

(a) Verteilung schwerer Hypoglykämien in der Subgruppe mit mind. einer schweren Hypoglykämie.

(b) Verteilung Hypoglykämiewahrnehmungsgüte im gesamten Patientenkollektiv.

Abbildung 3.8: Ist-Analyse: Häufigkeitsverteilung schwerer Hypoglykämien (Bewußtlosigkeitskriterium, retrospektiv erfaßt, 12 Monate) und Hypoglykämiewahrnehmungsgüte (Analogskala), Kernel-Density-Funktionen.

terium ergibt sich eine Prävalenz von 24.2%, d. h. 29 von 102 Patienten leiden unter einem Hypoglykämieproblem. Dies liegt im Bereich der in der Literatur berichteten Prävalenzen, die zwischen 20 und 30% schwanken (Kapitel 2.2.4).

Da es unter einer verhaltensmedizinischen und präventionsorientierten Perspektive - wie skizziert - wünschenswert ist, nicht allein den klinischen Endpunkt der schweren Hypoglykämie als diagnostisches Kriterium für das Vorliegen einer Hypoglykämieproblematik heranzuziehen, wurde auch die Hypoglykämiewahrnehmungsgüte zur Beurteilung mit herangezogen (vgl. Abbildung 2.13). Als Kriterium wurde hierbei das Vorliegen einer positiven Hypoglykämieanamnese und/oder eine Selbsteinschätzung der Hypoglykämiewahrnehmungsgüte von einem Score unter 6.2 herangezogen (unteres Drittel der Analogskala; Kriterium

Tabelle 3.14: Ist-Analyse: Diagnostische Kriterien für das Vorliegen einer Hypoglykämieproblematik.

- *Kriterium 1* („biomedizinische" Diagnose):

  positive Hypoglykämieanamnese (schwere Hypoglykämie mit Bewußtlosigkeit in den vergangenen 12 Monaten)

- *Kriterium 2* (Erweiterung des Kriteriums um den Parameter der Hypoglykämiewahrnehmung)

  1. positive Hypoglykämieanamnese (Fremdhilfe)
  2. Einschätzung der Hypoglykämiewahrnehmung Score < 6.2

Anmerkungen. Grenzwert für Hypoglykämiewahrnehmung definiert über Selbsteinschätzung der Hypoglykämiewahrnehmung im unteren Drittel der Analogskala.

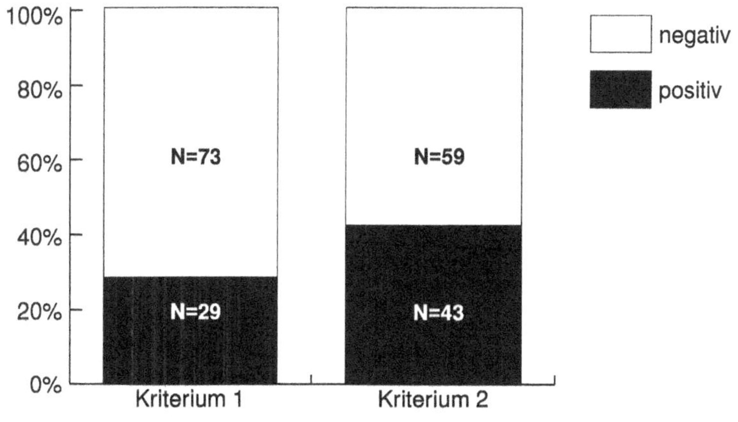

Abbildung 3.9: Ist-Analyse: Prävalenz von Hypoglykämieproblemen sowie Prävalenz nach *Kriterium 2* (rechts).

Anmerkungen: Kriterium 1: pos. Hypoglykämieanamnese (Bewußtlosigkeitskriterium); Kriterium 2: pos. Hypoglykämieanamnese (Fremdhilfe) und/oder Wahrnehmungsproblematik. Vorliegen eines Hypoglykämiewahrnehmungsproblems definiert über Selbsteinschätzung der Hypoglykämiewahrnehmung (Score < 6.2).

2; Tabelle 3.14). Für dieses Kriterium wurde weiter die Definition der schweren Hypoglykämie über erforderliche Fremdhilfe angewandt. Die Definition der schweren Hypoglykämie anhand der erforderlichen Fremdhilfe ist zwar nicht in dem Maße objektivierbar wie die Notwendigkeit der Glukagon- bzw. i.v. Glukosebehandlung („Bewußtlosigkeitsdefinition"), ist aber eher geeignet, die tatsächliche Alltagsbelastung durch schwere Unterzuckerungen zu erfassen. Das Anlegen dieses Kriteriums führt zu einer Prävalenzrate von 42.2%, d. h. 43 Probanden leiden unter einem Hypoglykämieproblem unter dieser erweiterten, nicht allein auf dem klinischen Endpunkt basierenden Betrachtungsweise (Abbildung 3.9 rechts).

Therapieziele. Auffallend bei den individuellen Therapiezielen ist der Befund, daß lediglich 16.0% der erfaßten Patienten sich eine „bessere Stoffwechseleinstellung" (Reduktion von Hyperglykämien) als Ziel für die Behandlung setzen (Tabelle 3.15). Aus einer klinischen Perspektive wäre zu erwarten gewesen, daß dieses Ziel von der Mehrzahl der Patienten genannt wird. Allerdings ist hierbei auch zu berücksichtigen, daß das am häufigsten genannte Therapieziel „Reduktion von Blutzuckerschwankungen" in der Regel sowohl eine Reduktion von Hyper- als auch Hypoglykämien impliziert. Zudem ist das Kollektiv im Mittel relativ gut eingestellt, so daß es als plausibel anzunehmen ist, daß eine Einstellungsverbesserung kein vorrangiges Therapieziel der Patienten ist.

Viele Patienten geben hypoglykämiebezogene Therapieziele an: knapp ein Drittel des Kollektivs nennt irgendein hypoglykämiebezogenes Ziel (Reduktion von Unterzuckerungen, Hypoglykämiewahrnehmung, Hypoglykämieangst). Dieser Befund ist vor dem Hintergrund der Prävalenz der Hypoglykämieprobleme im Kollektiv zu sehen: 52% der Patienten, die ein hypoglykämiebezogenes Ziel angeben ($N = 17$), leiden auch unter Hypoglykämieproblemen (im Sinne des Kriteriums 2). Auffallend ist, daß 19 Patienten mit Hypoglykämieproblemen (53% der Patienten mit Hypoglykämieproblemen) keine hypoglykämieassoziierten Ziele nennen. Dieser Be-

Tabelle 3.15: Ist-Analyse: individuelle Therapieziele ($N = 81$).

	wichtiges Therapieziel N (%)
Reduktion Hyperglykämien/ „bessere Einstellung“	13 (16.0)
Reduktion von Blutglukose-schwankungen	46 (56.8)
mehr Flexibilität im Alltag	9 (11.1)
mehr Flexibilität bei körperlicher Aktivität (z. B. Dosisanpassung bei Sport)	14 (17.3)
Reduktion von Hypoglykämien	26 (32.1)
Reduktion von Hypoglykämieängsten	9 (11.1)
Verbesserung der Hypoglykämiewahrnehmung	15 (18.5)
irgendein hypoglykämiebezogenes Ziel	33 (40.7)

Anmerkungen. Daten basieren auf dem Therapiezielefragebogen von Bauer (1995); Mehrfachnennungen möglich.

fund könnte auf ein geringes Problembewußtsein bzw. geringe Veränderungsmotivation dieser Subgruppe zurückzuführen sein.

Psychosoziale Variablen. Tabelle 3.16 gibt einen Überblick über diabetesassoziierte bzw. -unabhängige psychosoziale Daten. Auffallend sind die teilweise beträchtlichen Streuungen. Auf die Ergebnisse der einzelnen Meßinstrumente wird im folgenden eingegangen.

Diabetesbezogenes Wissen. Im Mittel erzielen die Patienten gute Leistungen im Wissenstest. Dies ist auch bei der Subskala zu hypoglykämiebezogenem Wissen der Fall. Abbildung 3.10 illustriert die Verteilung der Scores im Kollektiv: die Mehrzahl

Tabelle 3.16: Ist-Analyse: Psychosoziale Variablen ($N = 81$).

diabetesbezogen		
– Diabeteswissen (DWT-Typ I K)	78.9	(7.0)
– hypoglykämiebezogenes Wissen (Subskala)	25.3	(2.5)
– IPC-D1: „Internalität" (*I*-Skala)	36.5	(7.6)
– IPC-D1: „Externalität" (*E*-Skala)	22.8	(7.1)
– IPC-D1: „Unvorhersehbarkeit" (*CU*-Skala)	29.3	(8.4)
– IPC-D1: „Glück & Zufall" (*CG*-Skala)	8.8	(4.4)
– Angst vor Unterzuckerungen	5.2	(4.4)
– Angst vor Folgeschäden	13.5	(2.2)
– Einschätzung der Gefährlichkeit von Hypogl.	8.9	(4.4)
– angestrebter HbA_{1c}-Wert	5.97	(0.79)
diabetesunabhängig		
– Ängstlichkeit (STAI-Trait)	36.9	(8.3)
– Depressivität (Zerssen d-Skala)	5.8	(4.9)
– Emotionale Labilität (FPI-R)	5.0	(3.1)
– Extraversion (FPI-R)	4.9	(3.6)

Anmerkungen. Darstellung als $M(SD)$, wenn nicht anders angegeben.

der Patienten erzielt hohe Scores, was für ein gutes diabetes- bzw. hypoglykämiebezogenes Wissen spricht. Dieser Befund ist damit im Zusammenhang zu sehen, daß das untersuchte Kollektiv aus Patienten mit längerer Diabetesdauer besteht, die alle bereits einmal an einer strukturierten Schulung teilgenommen haben. Aus den Ergebnissen wird ebenfalls deutlich, daß eine reine Wissensvermittlung als didaktisches Prinzip – gerade in diesem Kollektiv – nicht sehr vielversprechend ist, da ein weiterer Zuwachs an Faktenwissen kaum erwartbar ist.

Kontrollüberzeugungen. Die Scores des IPC-D1-Fragebogens liegen weitgehend im Normalbereich. Die Ergebnisse der Skala „Internalität" (Wertebereich: 8–48) liegen mit einem Mittelwert von 36.5 ± 7.6 im Normbereich (Normstichprobe: 38.02 ± 6.7, $M \pm SD$). Wie in der Eichstichprobe, ist auch hier eine rechts-

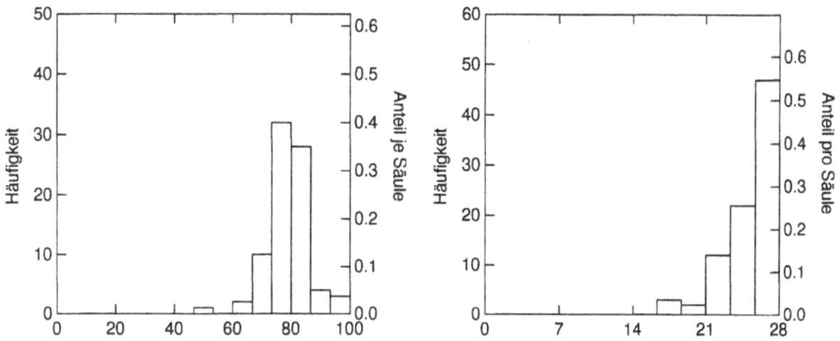

(a) Diabeteswissen (DWT-Typ I K).

(b) Hypoglykämiespez. Wissen (DWT-Typ I L Subskala).

Abbildung 3.10: Ist-Analyse: Häufigkeitsverteilung diabetesbezogener psychosozialer Variablen: diabetesbezogenes Wissen.

gipflige Verteilung beobachtbar (Abbildung 3.11a; vgl. Kohlmann et al., 1994): die Mehrheit der Patienten erzielt hohe Scores auf der Skala „Internalität", mißt also dem eigenen Verhalten bei bei der Selbstbehandlung bzw. im Hinblick auf die Kontrolle des Behandlungsergebnisses einen wichtigen Stellenwert zu.

Die Ergebnisse der Skala „Externalität" (Wertebereich: 7–42) liegen am unteren Ende des Normbereichs der Eichstichprobe (Normstichprobe: 22.8 $\pm$ 7.1, $M \pm SD$). Dieser Effekt ist vermutlich auf die Zunahme selbstmanagementorientierter Patientenschulungen mit damit einhergehender Stärkung der Selbstverantwortung der Betroffenen zurückzuführen, so daß die Einschätzung der externen („arztbezogenen") Kontrolle des Behandlungsergebnisses geringer ausgeprägt ist. Nur vier der Patienten (5%) weisen einen Score auf, der mehr als eine (Abbildung 3.11b).

Die auf den Skalen „Unvorhersehbarkeit" (Wertebereich: 9–54) und „Glück & Zufall" (Wertebereich: 5–30) erzielten Ergebnisse entsprechen denen der Normstichprobe (Normstichprobe: 28.51 $\pm$ 8.52 bzw. 9.01 $\pm$ 4.17, $M \pm SD$). Interessant ist bei den Ergebnissen dieser Skalen die Betrachtung der Extremgruppen mit hohen Scores. Bei der Skala „Unvorhersehbarkeit" liegen 19.8% der Patienten ($N = 16$), im Falle der Skala „Glück & Zufall" 9.9% der Patienten ($N = 8$) mehr als eine Standardabweichung über der Normstichprobe (Abbildung 3.11c und 3.11d). Bei einer deskriptiven Betrachtung fallen diese Patienten im Vergleich zum übrigen Kollektiv durch eine hohe Anzahl schwerer Hypoglykämien (Bewußtlosigkeit, retrospektiv 12 Monate) und eine vergleichsweise schlechtere Hypoglykämiewahrnehmungsgüte auf, im Falle der Skala „Unvorhersehbarkeit" ergibt sich ein signifikanter Unterschied im Rahmen einer nonparametrischen Überprüfung der Gruppenunterschiede (*Skala „Unvorhersehbarkeit"*: schwere Hypoglykämien, $M \pm SD$: 0.71 $\pm$ 1.6 *vs.* 4.2 $\pm$ 9.9, Mann-Whitney $U = 320.6$, $p < .01$; Hypoglykämiewahrnehmung, $M \pm SD$: 11.6 $\pm$ 5.2 *vs.* 9.8 $\pm$ 7.1, Mann-Whitney $U = 552.0$, $p = .48$; *Skala: „Glück & Zufall*: schwere Unterzuckerungen, $M \pm SD$: 1.0 $\pm$ 2.0 *vs.* 5.6 $\pm$ 14.0, Mann-Whitney $U = 246.0$, $p = .54$; Hypoglykämiewahrnehmung, $M \pm SD$: 11.0 $\pm$ 5.5 *vs.* 12.9 $\pm$ 6.5, $p = .24$). Eine Ursache für diesen Befund könnte in dem mit schweren Hypoglykämien assoziierten Kontrollverlust und der erlebten Hilflosigkeit liegen. Im Falle einer schlechten Hypoglykämiewahrnehmung ist davon auszugehen, daß dieser Effekt noch verstärkt wird, da die Unvorhersehbarkeit der Ereignisse steigt.

Hypoglykämieassoziierte Einstellungen. Die Scores der Hypoglykämieangst bzw. Folgeschädenangst (Wertebereich: 0–15.5) stellen sich spiegelbildlich dar (Abbildungen 3.12a und 3.12b). Die Angst vor Hypoglykämien ist im Mittel niedrig ausgeprägt und weist eine linksgipflige Verteilung auf, während die Angst vor Folgeerkrankungen rechtsgipflig verteilt ist und im

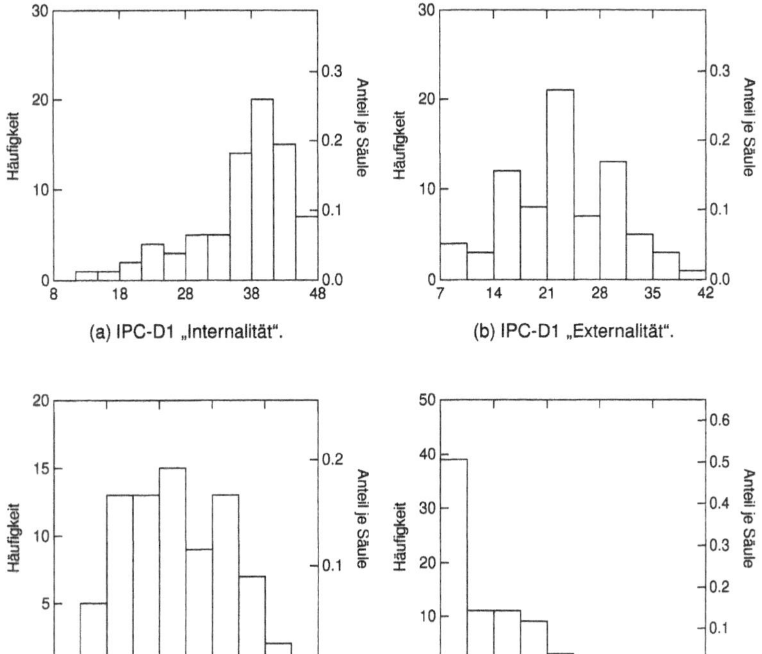

(a) IPC-D1 „Internalität“.

(b) IPC-D1 „Externalität“.

(c) IPC-D1 „Unvorhersehbarkeit“.

(d) IPC-D1 „Glück & Zufall“.

Abbildung 3.11: Ist-Analyse: Häufigkeitsverteilung diabetesbezogener psychosozialer Variablen: Kontrollüberzeugungen.

Mittel eine hohe Ausprägung aufweist. Befürchtungen bezüglich diabetischer Folgeschäden sind also im untersuchten Kollektiv häufiger bzw. stärker ausgeprägt als Unterzuckerungsängste. Dieser Befund steht im Einklang mit den klinischen Erfahrungen.

Die Häufigkeitsverteilungen legen allerdings auch hier die Existenz spezifischer Subgruppen mit hoher Hypoglykämieangst bzw. niedriger Folgeschädenangst nahe. Die Subgruppe der Patienten mit hoher Hypoglykämieangst ($N = 20$; Kriterium: Score über Skalenmitte) weist im Vergleich zum übrigen Kollektiv im Mittel eine höhere Anzahl an schweren Hypoglykämien auf. Dieser Unterschied verfehlt allerdings das Signifikanzniveau (schwere Hypoglykämien, $M \pm SD$: 1.1 ± 2.1 *vs.* 2.3 ± 8.9, Mann-Whitney $U = 659.5$, $p = .26$). Die Hypoglykämiewahrnehmungsgüte ist in beiden Subgruppen vergleichbar ($M \pm SD$: 11.2 ± 5.7 *vs.* 11.4 ± 5.7, Mann-Whitney $U = 569.5$, $p = .9$). Analog zu den Überlegungen zu den Ergebnissen der Subskala „Unvorhersehbarkeit" des IPC-D ist es möglich, daß schwere Unterzuckerungen die Entwicklung einer ausgeprägteren Angst vor Hypoglykämien begünstigen. Die Subgruppe der Patienten mit niedriger Folgeschädenangst ($N = 4$; Kriterium: Score unterhalb der Skalenmitte) weist deskriptiv ebenfalls häufigere Hypoglykämien auf (schwere Unterzuckerungen, $M \pm SD$: 1.4 ± 4.8 *vs.* 2.5 ± 5.0, Mann Whitney $U = 145$, $p = .93$). Die Hypoglykämiewahrnehmungsgüte der Subgruppe von vier Patienten mit niedriger Angst vor Folgeerkrankungen ist deskriptiv schlechter, bei allerdings hoher Streuung und fehlendem signifikanten Gruppenunterschied (Hypoglykämiewahrnehmungsgüte, $M \pm SD$: 11.4 ± 5.5 *vs.* 9.3 ± 8.2, Mann-Whitney $U = 167$, $p = .67$).

Die Gefährlichkeit von Hypoglykämien wird im Mittel als mittelgradig eingestuft, allerdings ist hier eine leicht bimodale Verteilung beobachtbar (Abbildung 3.12c). Die Subgruppe mit höheren Gefährlichkeitseinschätzungen ($N = 43$,

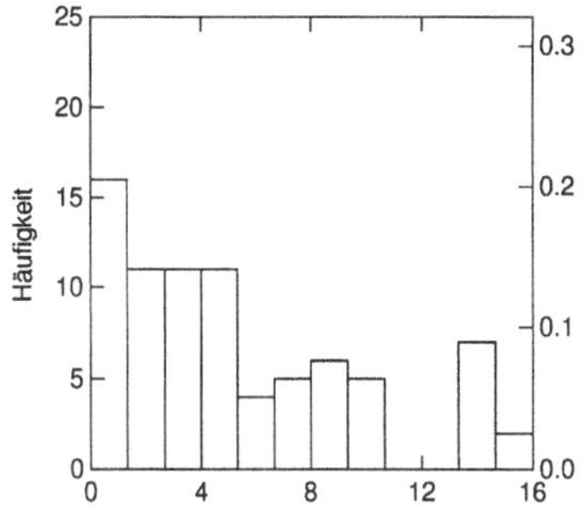

(a) Angst vor Unterzuckerungen.

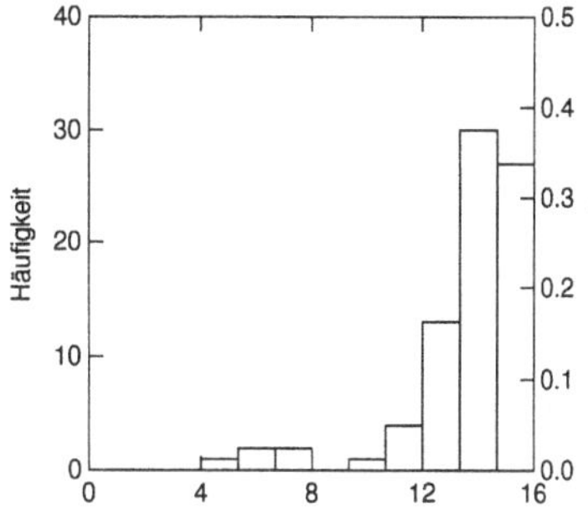

(b) Angst vor Folgeschäden.

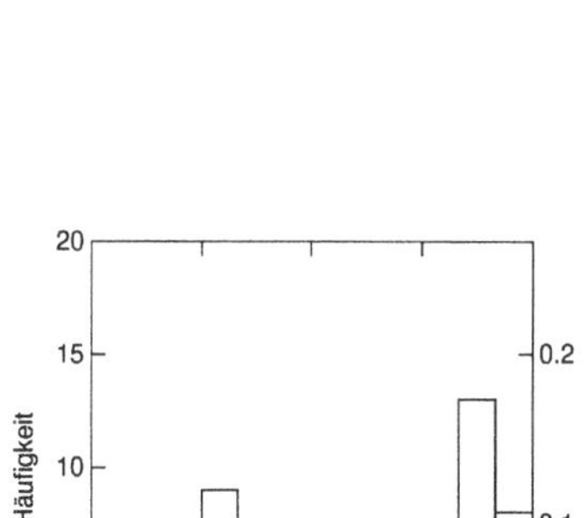

(c) Einschätzung Gefährlichkeit von Hypoglykämien.

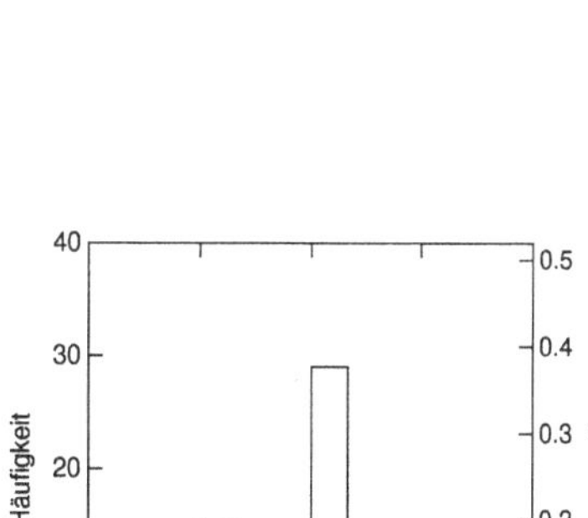

(d) Angestrebter HbA_{1c}.

Abbildung 3.12: Ist-Analyse: Häufigkeitsverteilung diabetesbezogener psychosozialer Variablen: Angst vor Folgeschäden, Hypoglykämien.

Kriterium: Score oberhalb der Skalenmitte) zeichnet sich ebenfalls dadurch aus, daß sie durch häufige schwere Unterzuckerungen belastet ist. Der Unterschied verfehlt allerdings ebenfalls das Signifikanzniveau (schwere Unterzuckerungen: 0.9 ± 1.9 *vs.* 1.8 ± 6.3, Mann-Whitney $U = 706$, $p = .51$).

Der Parameter der angestrebten Stoffwechseleinstellung („idealer HbA_{1c}") bewegt sich im Mittel im Bereich der Empfehlungen, die von diabetologischer Seite ausgesprochen werden (HbA_{1c} [%]: 6.0–6.5). Auffallend an der Häufigkeitsverteilung ist allerdings der Befund, daß knapp ein Drittel der Patienten ($N = 27$) eine „superoptimale" Stoffwechseleinstellung anstrebt (HbA_{1c} [%] < 6), d. h. besonders „ehrgeizige" Stoffwechselziele angibt (Abbildung 3.12d). Diese Subgruppe weist zwar im Vergleich zum übrigen Kollektiv keine höhere retrospektive Hypoglykämiehäufigkeit oder schlechtere Hypoglykämiewahrnehmung auf, im Falle der Hypoglykämien treten bei der Gruppe mit „superoptimalen" Stoffwechselzielen im Mittel sogar weniger Unterzuckerungen auf (schwere Unterzuckerungen, $M \pm SD$: 1.7 ± 5.9 *vs.* 0.8 ± 1.2, Mann-Whitney $U = 670.5$, $p = .81$; Hypoglykämiewahrnehmungsgüte, $M \pm SD$: 11.5 ± 5.7 *vs.* 10.7 ± 5.6, Mann-Whitney $U = 744$, $p = .56$). Dennoch kann in derart strikten Stoffwechselzielen eine im Selbstbehandlungsverhalten begründete Risikobedingung für das Auftreten von Hypoglykämieproblemen gesehen werden.

Ängstlichkeit/Depressivität. Der Mittelwert des STAI-Trait-Scores liegt im Normbereich (geschlechtsspezifischer Mittelwert, $M \pm SD$: Männer 37.7 ± 8.1; Frauen 36.4 ± 8.6; Normbereich, $M \pm SD$: Männer 34.457 ± 8.83, Frauen: 37.017 ± 9.95).

Bei der Betrachtung der Mittelwerte ist auffallend, daß – im Vergleich zur Normstichprobe und der allgemeinen Befundlage – männliche Probanden einen höheren STAI-Trait-Score aufweisen.

Die mittels STAI-Trait erfaßte allgemeine Ängstlichkeit korreliert signifikant mit der Angst vor Unterzuckerungen (Produkt-Moment-Korrelation, $r = .33$, $p < .01$), nicht dagegen mit der Angst vor Folgeerkrankungen ($r = .02$, n.s.). Dieser Befund kann zum einen mit den Verteilungseigenschaften der Angst vor Folgeerkrankungen zusammenhängen - die Verteilung ist ausgeprägt rechtsgipflig, eine geringe Angst vor Folgeerkrankungen ist selten anzutreffen ($N = 4$ Patienten mit geringer Folgeschädenangst, siehe oben). Inhaltlich könnte dies dahingehend interpretiert werden, daß - während die Angst der Diabetespatienten vor Folgeerkrankungen eher als der Normalfall anzusehen ist - die seltenere ausgeprägte Angst vor Hypoglykämien auf der anderen Seite tendenziell mehr mit anderen individuellen Charakteristika der Patienten, wie der allgemeinen Ängstlichkeit, einhergeht. Die Depressivitäts-Scores (d-Skala) liegen im Mittel im Normbereich.

Emotionale Labilität/Extraversion. Die Mittelwerte der FPI-Skalen „Emotionale Labilität" und „Extraversion" liegen im Normbereich. Entgegen der Hypothese von Deary (1995) finden sich keine Zusammenhänge zwischen diesen Persönlichkeitskonstrukten und der Selbsteinschätzung der Hypoglykämiewahrnehmungsgüte, wenngleich die Korrelationen in ihren Richtungen den postulierten Zusammenhängen entsprechen (Produkt-Moment-Korrelationen, Emotionale Labilität: $r = -.18$, Extraversion $r = .19$, beide nicht signifikant).

3.1.2.4 Clusteranalyse

Die Betrachtung der Häufigkeitsverteilungen der erfaßten medizinischen und psychosozialen Variablen ergibt bereits Hinweise für die Existenz spezifischer, klinisch relevanter Konstellationen bzw. Subgruppen.

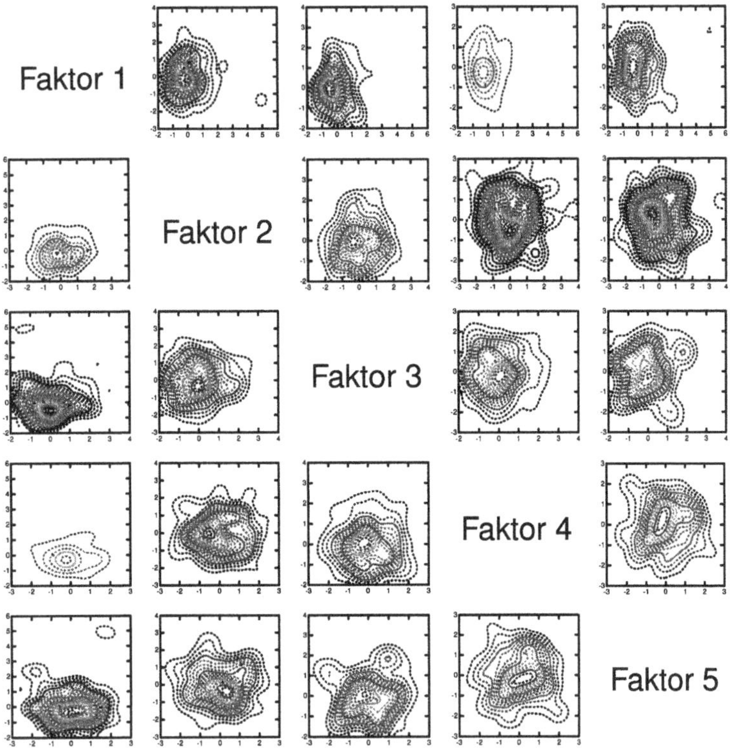

Abbildung 3.13: Kernel-Dichteplot-Matrix der PCA-Lösung.

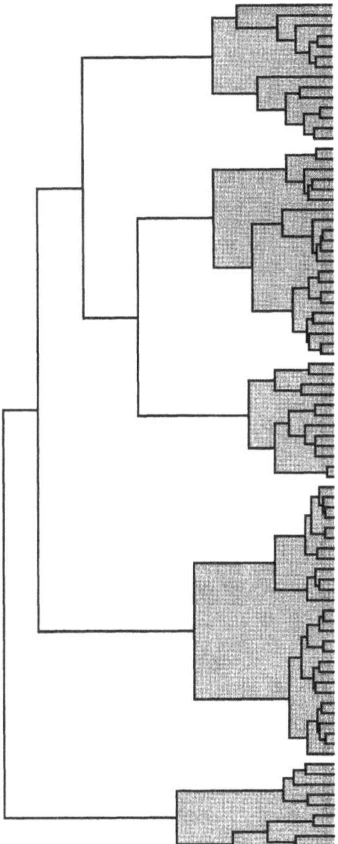

Abbildung 3.14: Ist-Analyse: Dendrogramm der Clusteranalyse ($N = 81$, trunkiert). Grau unterlegt: die Startpartition für den k-means-Algorithmus.

Tabelle 3.17: Ist-Analyse: Clusteranalyse.

Parameter	*Cluster 1* $N = 8$	*Cluster 2* $N = 28$	*Cluster 3* $N = 13$	*Cluster 4* $N = 18$	*Cluster 5* $N = 14$
schwere Hypoglykämien	1.75 (3.5)	0.51 (1.4)	1.08 (2.0)	2.06 (3.8)	0.6 (1.4)
HbA_{1c}	7.0 (0.6)	6.9 (1.7)	7.6 (2.1)	6.9 (1.5)	7.1 (2.0)
Diabetesdauer	20.5 (10.5)	17.7 (8.8)	13.9 (7.3)	17.4 (7.9)	15.6 (9.8)
Anz. Folgeschäden	0.88 (1.1)	0.64 (0.7)	0.5 (0.8)	0.7 (0.8)	0.7 (0.9)
Hypoglykämiewahrnehmung	10.1 (6.5)	12.6 (4.5)	12.3 (6.1)	12.9 (5.3)	13.7 (3.4)
IPC Internalität	38.0 (7.6)	35.6 (8.2)	36.9 (5.3)	38.5 (8.1)	38.5 (3.5)
IPC Externalität	24.0 (10.0)	22.7 (6.5)	25.0 (10.3)	25.2 (7.3)	23.2 (6.3)
IPC Unvorhersehbarkeit	29.3 (10.4)	29.6 (7.3)	28.1 (9.8)	25.1 (7.7)	29.8 (9.2)
IPC Glück & Zufall	4.3 (3.2)	8.2 (3.2)	10.9 (5.9)	7.1 (3.0)	16.0 (4.2)
Hypoglykämieangst	4.3 (3.2)	5.5 (3.6)	3.4 (4.9)	4.2 (3.1)	5.5 (5.6)
Folgeschädenangst	13.1 (2.6)	13.4 (2.3)	14.4 (1.2)	13.5 (2.8)	13.5 (2.1)
Gefährlichkeitseinschätzung	9.7 (5.2)	8.7 (3.8)	8.1 (3.7)	6.2 (4.0)	11.9 (4.1)
angestrebter HbA_{1c}	6.0 (0.8)	6.0 (0.8)	5.7 (0.7)	5.8 (0.6)	6.1 (0.9)

Anmerkungen. Darstellung als $M(SD)$, wenn nicht anders angegeben.

Zur visuellen Überprüfung auf mögliche Patientencluster wurde zunächst ein faktorenanalytisches Vorgehen eingeschlagen (Everitt, Landau & Leese, 2001). Medizinische Parameter (HbA_{1c}, Diabetesdauer, Anzahl Folgeschäden, schwere Hypoglykämien) und psychosoziale Variablen (Hypoglykämiewahrnehmungsgüte, Angst vor Folgeerkrankungen/Hypoglykämien, Gefährlichkeitseinschätzung, angestrebter HbA_{1c}, Kontrollüberzeugungen) wurden zur Dimensionsreduktion einer Hauptkomponentenanalyse unterzogen. In die Analyse wurden die Ergebnisse des Wissenstests nicht mit aufgenommen, da ein deutlicher Deckeneffekt bei der Verteilung der Scores beobachtbar ist, so daß davon auszugehen ist, daß diese Variable nicht nennenswert zu einer Gruppierung der Patienten beiträgt. Ebenso wurden nicht primär diabetesbezogene psychosoziale Variablen (Ängstlichkeit, Depressivität, Emotionale Labilität, Extraversion) nicht mit aufgenommen, da diese nicht im Fokus der exploratorischen Fragestellung liegen.

Fünf Faktoren werden extrahiert (Eigenwertekriterium: 1; Faktor 1: $\lambda = 2.543$, Aufklärung Gesamtvarianz: 19.6%; Faktor 2: $\lambda = 1.645$, Aufklärung Gesamtvarianz: 12.7%; Faktor 3: $\lambda = 1.386$, Aufklärung Gesamtvarianz: 10.7%; Faktor 4: $\lambda = 1.262$, Aufklärung Gesamtvarianz: 9.7%; Faktor 5: $\lambda = 1.172$, Aufklärung Gesamtvarianz: 9.0%). In Abbildung 3.13 ist entsprechend den Empfehlungen von Everitt et al. (2001) die Kernel-Dichte-Plot-Matrix der Hauptkomponentenlösung dargestellt. Auffallend sind inhomogene Verteilungsmuster. Dies betrifft insbesondere die Plots Faktor 2 $\times$ Faktor 4 bzw. Faktor 3 $\times$ Faktor 5. Die graphische Darstellung im Rahmen einer Kernel-Dichteplot-Matrix untermauert also die Vermutung, daß verschiedene Subgruppen anhand der hauptkomponentenanalysierten Variablen unterschieden werden können, so daß die Durchführung einer Clusteranalyse gerechtfertigt ist.

Die Clusteranalyse wurde mit dem Softwarepaket ClustanGraphics (Version 5.22, Clustan Ltd., Edinburgh, Großbritannien) durchgeführt (Wishart, 1999). Die Proximitätsmatrix wurde jeweils basierend auf quadrierten euklidischen Distanzen berechnet. Die Daten wurden zuvor z-standardisiert. Eventuelle Fehlwerte wurden, wenn möglich, durch das Programm geschätzt, um Dissimilaritätskoeffizienten bilden zu können (vgl. Little & Rubin, 1987).

Zur Anwendung kam ein agglomerativ-hierarchisches Verfahren (Ward-Algorithmus; Ward, 1963). Abbildung 3.14 illustriert das Ergebnis der Analyse anhand eines Baumdiagramms. Aufgrund des „upper tail" Best-cut-Kriteriums wurde eine Lösung mit fünf Clustern für die weitere Analyse gewählt ($t = 2.76$).

Diese Partition diente sodann als Ausgangspartition für eine $trace(W)$-Optimierung der Cluster (k-means; zum Vorgehen siehe Everitt et al., 2001). Tabelle 3.17 faßt die Ergebnisse zusammen.

Cluster 1 und *Cluster 4* lassen sich als Subgruppen von Risikopatienten auffassen, bei denen sich eine Hypoglykämieproblematik schon deutlich manifestiert hat (schwere Hypoglykämien, Hypoglykämiewahrnehmung in Cluster 1). Beide Cluster zeichnen sich durch eine lange Diabetesdauer und viele diabetische Folgeschäden aus. Ein wesentlicher Unterschied zwischen diesen beiden Patientenclustern besteht in der Einschätzung der Gefährlichkeit schwerer Unterzuckerungen, die in Cluster 1 relativ hoch bewertet wird, was auf eine deutliche Belastungssituation durch häufige schwere Unterzuckerungen hinweist. Cluster 4 zeichnet sich zudem dadurch aus, daß im Mittel eine „ehrgeizige Stoffwechseleinstellung" angestrebt wird. Dies kann im Zusammenhang mit Folgeschädenangst und Gefährlichkeitseinschätzung gesehen werden. Beide Subgruppen gehören zu der Patientengruppe mit dringendem Interventionsbedarf, wobei im Hinblick auf die Intervention davon ausgegangen werden kann, daß insbesondere in Cluster 4 eine Korrektur der Einstellung der individuellen metabolischen Therapieziele indiziert ist.

Cluster 3 umfaßt Patienten mit einer im Vergleich eher kurzen Diabetesdauer und wenigen Folgeschäden. Dieses Cluster kann ebenso wie Cluster 1 und 4 als Risikocluster gewertet werden. Die Häufigkeit schwerer Hypoglykämien liegt zwar im „Mittelfeld", offensichtlich umfaßt das Cluster keine Patienten mit rezidivierenden schweren Hypoglykämien. Jedoch strebt diese Gruppe eine sehr normnahe Stoffwechseleinstellung an („idealer HbA_{1c}"), bei sehr niedriger Hypoglykämie- und hoher Folgeschädenangst, kombiniert mit einem gering eingeschätzten Gefährdungspotential durch Unterzuckerungen. Im Hinblick auf eine Intervention steht in dieser Gruppe der Aspekt der Prävention bzw. Frühintervention im Vordergrund. Die clusteranalytischen Ergebnisse legen nahe, daß bei diesem Patientencluster, das sich am besten als „überehrgeizige" Subgruppe beschreiben läßt, insbesondere eine Modifikation hypoglykämieassoziierter Einstellung indiziert ist (Hypoglykämieangst, Folgeschädenangst, „idealer HbA_{1c}").

Die Patienten, die *Cluster 2* und *Cluster 5* zugeordnet sind, haben eine mittlere (Cluster 2) bzw. im Vergleich kurze Erkrankungsdauer und wenige schwere Unterzuckerungen vorzuweisen. Sie unterscheiden sich im wesentlichen durch die Kontrollüberzeugungen: hier weist Cluster 5 hohe Scores bei der Skala „Glück & Zufall" des IPC-D1 auf. Diese Subgruppe zeichnet sich also dadurch aus, daß sie das Ergebnis der Diabetesbehandlung bzw. ihrer Selbstbehandlungsbemühungen eher dem Zufall zuschreiben. Im Hinblick auf die Behandlung von Hypoglykämieproblemen sind beide Cluster unter dem Aspekt der Prävention von Hypoglykämieproblemen zu betrachten, wobei insbesondere bei Cluster 5 ein interventioneller Ansatzpunkt bei der Modifikation von Kontrollüberzeugung gegeben ist.

3.1.2.5 Zusammenfassung

Im Vorfeld der Entwicklung und Implementation des neuen Schulungskonzeptes wurde eine umfassende Ist-Analyse eines klinischen Kollektivs im Hinblick auf Auftreten und Charakteristika von Hypoglykämieproblemen durchgeführt. Zusammenfassend lassen sich als Implikationen für das zu entwickelnde Programm unter Bezug auf die eingangs formulierten Fragestellungen festhalten:

Prävalenz von Hypoglykämieproblemen. Es besteht ein deutlicher *Bedarf* an hypoglykämiebezogenen Interventionen. Wird die Hypoglykämiewahrnehmungsgüte (operationalisiert über die an den Glukosemonitoringdaten validierte Analogskala) und nicht nur die retrospektive Hypoglykämieanamnese berücksichtigt, ergibt sich eine Punktprävalenz von 42.2%. Die beobachteten Hypoglykämieraten liegen deutlich höher, als dies aufgrund des US-amerikanischen Diabetes Control and Complications Trial hätte erwartet werden können. Dies ist vermutlich auf die relativ gute Blutglukoseeinstellung des Kollektivs zurückzuführen, von der auszugehen ist, daß sie für die im deutschsprachigen Raum praktizierten, im Vergleich zu den USA strikteren Stoffwechselführung repräsentativ ist. Mit einem Anteil von 57.8% der Patienten ohne Hypoglykämieprobleme erlaubt die Zusammensetzung des Klientels ebenfalls die beabsichtigte empirische Überprüfung präventiver Effekte des Programms;

Therapieziele. Mit dem hohen Bedarf korrespondiert eine deutliche *Nachfrage* seitens der untersuchten Patienten an hypoglykämiespezifischen Interventionsmaßnahmen. Diese äußert sich darin, daß knapp ein Drittel des Kollektivs hypoglykämiebezogene Therapieziele angibt;

Charakteristika des Kollektivs/Subgruppen. Das Patientenkollektiv ist zwar im Hinblick auf die Therapieform homogen gehalten, was aus Gründen der Kontrolle des Einflusses der Therapieform auch im Sinne des Anliegens ist. Dennoch ist von einer hinreichend gegebenen *Repräsentativität des Settings und der Zielpopulation* auszugehen. So ergeben sich hinsichtlich biomedizinischer Parameter und der Charakteristika der Insulintherapie im Mittel keine gravierenden Auffälligkeiten. Das Kollektiv zeichnet sich hier lediglich durch eine mittlere bis lange Diabetesdauer und damit assoziierten diabetischen Folgeschäden aus. Hierbei zu erwähnen ist allerdings, daß Patienten kurz nach einer Neumanifestation nicht zur Zielpopulation des zu entwickelnden Interventionsprogramms gehören. Psychosoziale Parameter (STAI-Trait, d-Skala, FPI-R) bewegen sich im Mittel ebenfalls im Normbereich.

Die geplante *Selbstmanagement-Orientierung* des zu entwickelnden Programms wird dadurch bestärkt, daß das untersuchte Kollektiv offensichtlich bereits gut geschult ist, was sich in den Ergebnissen des Diabetes-Wissenstests widerspiegelt. Die große Mehrheit der Patienten verfügt über ausreichendes Faktenwissen bezüglich Diabetes und Unterzuckerung. Es ist davon auszugehen, daß unter diesen Bedingungen eine primär auf Wissensvermittlung angelegte Intervention nur marginale Effekte erzielen würde. Auf der anderen Seite ergibt die Ist-Analyse deutliche Hinweise auf die Rolle von diabetesbezogenen Einstellungen, die Ansatzpunkt für eine Intervention sein können. Zu nennen sind hier die Ängste vor Folgeerkrankungen bzw. Hypoglykämien, die individuell angestrebten Zielbereiche sowie die Ergebnisse der Clusteranalyse. Besonders deutlich wurde im Rahmen der Clusteranalyse die Existenz von Subgruppen mit spezifischen Risikoprofilen diabetesassoziierter Einstellungen (Stoffwechselziele, Kontrollüberzeugungen) hinsichtlich der Entwicklung von Hypoglykämieproblemen. Weiter ist in diesem Kontext auf eine Subgruppe von Patienten mit offensichtlich mangelnder Veränderungsmotivation bzw. eines Problembewußtsein hinzuweisen, die zwar unter manifesten Hypoglykämieproblemen leiden, aber keine entsprechend hypoglykämiebezogenen Therapieziele nennt, wie z. B. die Reduktion der Häufigkeit von Unterzuckerungen oder eine Verbesserung der Hypoglykämiewahrnehmung. Die Schaffung einer adäquaten Veränderungsmotivation bzw. Problembewußtseins könnte somit eine weitere inhaltliche Komponente des Interventionsprogramms darstellen.

3.2 Darstellung des Interventionskonzepts

Ausgehend von theoretischen Überlegungen und den in den vorangegangenen Abschnitten dargestellten Vorarbeiten wurde das neue Interventionsprogramm konzipiert. Die Implementation erfolgte dabei im gleichen Setting, in dem auch die Ist-Analyse durchgeführt wurde (vgl. Abbildung 3.1). In diesem Abschnitt werden zunächst die Grundprinzipien (Abschnitt 3.2.1), entlang derer die Programmkonzeption erfolgte, und wesentliche Zielsetzungen zusammengefaßt (Abschnitt 3.2.2). Danach wird auf die Inhalte des Programms eingegangen, die aufgrund theoretischer Überlegungen und der Ergebnisse der empirischen Vorarbeiten zusammengestellt wurden (Abschnitt 3.2.3).

3.2.1 Grundprinzipien

Das Interventionsprogramm wurde entlang von vier Grundprinzipien konzipiert:

1. Definition der Zielpopulation als Patienten mit einem Typ 1 Diabetes mit bzw. ohne Hypoglykämieproblematik;

2. Ausrichtung am Selbstmanagementansatz;

3. Berücksichtigung klinisch relevanter Subgruppen;

4. Übertragbarkeit auf ambulante Versorgungssettings.

Die *Zielpopulation* des Programms sind Patienten mit einem Typ 1 Diabetes, unabhängig davon, ob sich bereits eine Hypoglykämieproblematik manifestiert hat. Diese Definition der Zielpopulation wurde aufgrund mehrerer Überlegungen gewählt:

1. die Einbeziehung von Patienten ohne manifestes Hypoglykämieproblem eröffnet die Möglichkeit zur Prävention und auch eine Abschätzung der Wirksamkeit der Intervention im

Hinblick auf deren präventiven Effekt im Rahmen der ersten Evaluation;

2. es kann davon ausgegangen werden, daß durch die Einbeziehung dieser Patientengruppe Synergien im Rahmen der Schulung genutzt werden können, indem z. B. Diskussion und Erfahrungsaustausch unter den Patienten durch die Heterogenität der Patientengruppe erhöht wird;

3. unter versorgungsstrukturellen Aspekten ist die Zielpopulation so zu definieren, daß auch beim Einsatz des Programms im ambulanten Bereich (siehe oben, Punkt 4) eine hinreichende Inanspruchnahme bzw. Zielgruppenerreichung sichergestellt ist. Eine zu enge Definition auf Patienten mit manifesten Hypoglykämieproblemen könnte sich in diesem Zusammenhang als nicht praktikabel erweisen. Obwohl Hypoglykämieprobleme häufig sind, ist angesichts der Zusammensetzung der Klientel ambulanter Einrichtungen der Diabetesversorgung mit relativ geringen Inanspruchnahmeraten bei einer zu engen Zielgruppendefinition zu rechnen.

Das Interventionsprogramm sollte weiter vor dem Hintergrund einer verhaltensmedizinischen, dem *Selbstmanagementgedanken* verpflichteten Orientierung konzipiert werden. Dies betrifft insbesondere auch Didaktik und Aufbau des Programms (vgl. Vogel, 2001), das so gestaltet sein sollte, daß die Betroffenen in die Lage versetzt werden, den Umgang mit ihrer Erkrankung bzw. der Hypoglykämieproblematik, ihr krankheitsbezogenes Selbstmanagement zu optimieren.

Zum dritten sollte den Ergebnissen der Ist-Analyse Rechnung getragen werden. Das Patientenkollektiv ist im Hinblick auf relevante Personmerkmale, wie z. B. Einstellungen bezüglich Hypoglykämien und Folgeerkrankungen oder medizinischen Parametern heterogen. Es existieren klinisch relevante *Subgruppen* im Kollektiv der Patienten mit Hypoglykämieproblemen, wie durch die Clusteranalyse im Rahmen der Voruntersuchung demonstriert werden konnte. Weiterhin ist in diesem Zusammenhang auch auf Präventions- wie Interventionsaspekte, die das Programm ansprechen soll, hinzuweisen: so zeigen viele Patienten ohne manifestierte Hypoglykämieproblematik ein Risikoprofil für Hypoglykämieprobleme. Zu nennen sind hier beispielsweise „überehrgeizige" Stoffwechselziele oder ein leichtfertiger Umgang mit Hypoglykämien.

Ein weiterer struktureller Gesichtspunkt betrifft die Übertragbarkeit des Interventionskonzeptes auf *ambulante Versorgungsverhältnisse*. Das Programm wurde zwar im stationären Setting entwickelt und dann auch erprobt, sollte aber von seiner Struktur her bereits so angelegt sein, daß eine Umsetzung des Programms auch in ambulanten Settings leicht realisiert werden kann (z. B. in ambulanten Schwerpunkteinrichtungen der Diabetesversorgung). Diesem Aspekt wurde aufgrund der Bedeutung des ambulanten Sektors im Hinblick auf Erreichung der Zielpopulation und der Breite des Marktes besondere Aufmerksamkeit geschenkt (vgl. Diskussion der Bedeutung der ambulanten Diabetesversorgung in Kapitel 2.1). Vor diesem Hintergrund wurde das Programm in Struktur und Inhalten so angelegt, daß eine ambulante Durchführung durch die Berufsgruppe der Diabetesberater möglich ist.

3.2.2 Zielsetzungen

Ausgehend von den Ergebnissen der deskriptiven Analyse wurden drei wesentliche inhaltliche Zielsetzungen des Schulungskonzepts formuliert, die mit den Problemkonstellationen, die durch die Clusteranalyse aufgedeckt wurden, korrespondieren:

1. Verbesserung der hypoglykämiebezogenen Selbstmanagementfertigkeiten;

2. Verbesserung der Hypoglykämiewahrnehmung;

3. Prävention von Hypoglykämieproblemen (vorbeugende Modifikation des hypoglykämiebezogenen Selbstmanagements).

Im Zusammenhang mit der Modifikation hypoglykämiebezogener Selbstmanagementfertigkeiten sind hierbei insbesondere der Umgang mit Hypoglykämien in konkreten Situationen und der Aufbau funktionaler „health beliefs", z. B. hinsichtlich der individuellen Bewertung des Hypoglykämierisikos, zu nennen. Der zweite Punkt beinhaltet die Vermittlung von Techniken der Selbstkontrolle bzw. Selbstbeobachtung zur Verbesserung der Symptomwahrnehmung, während die dritte Zielsetzung auf die Prävention von Hypoglykämieproblemen bei Patienten mit noch nicht manifestierter Hypoglykämieproblematik abzielt. Zu nennen wäre hier z. B. eine präventive Modifikation von dysfunktionalen Stoffwechselzielen oder der Aufbau eines situationsangepaßten adäquaten Umgangs mit Hypoglykämien.

3.2.3 Inhalte

In diesem Abschnitt werden die wesentlichen Schulungsinhalte des neuen Konzepts vorgestellt.

3.2.3.1 Hypoglykämiebezogene Einstellungen

Wie auch in den Ergebnissen der Ist-Analyse dargestellt, kommt diabetes- bzw. hypoglykämiebezogenen Einstellungen eine wichtige Rolle bei der Genese und Aufrechterhaltung von Hypoglykämieproblemen zu. Deshalb nimmt diese Thematik einen großen Stellenwert im Rahmen des Schulungskonzeptes ein. Angesprochen werden insbesondere:

- eine realistische Bewertung der Gefährlichkeit von schweren Unterzuckerungen („weder übermäßige Angst vor schweren Hypoglykämien haben, noch sie auf die leichte Schulter nehmen");
- der Zusammenhang zwischen Stoffwechselzielen (HbA_{1c}) und Hypoglykämie- bzw. Folgeerkrankungsrisiko („Diabetes-

Dilemma"; „Welche Stoffwechselziele sind unter welchen Voraussetzungen erstrebenswert?", „Was ist eine schlechte, eine gute, eine 'superoptimale' Stoffwechseleinstellung?").

Didaktisch baut dieser zentrale Schulungsinhalt primär auf Gruppendiskussionen und Erfahrungsaustausch auf, welche vom Kursleiter moderiert werden, und hat die Schaffung einer Veränderungsmotivation und insbesondere auch eine sog. "Ziel-Wert-Klärung" sensu Kanfer et al. (2000) zum Ziel: die Patienten sollen ihre Einstellung bezüglich Hypoglykämien und Stoffwechselzielen reflektieren, so daß sie die Gelegenheit haben, dysfunktionale „health beliefs" zu korrigieren.

3.2.3.2 Wissensvermittlung

In herkömmlichen, nicht selbstmanagementorientierten Schulungsmaßnahmen wird in erster Linie Faktenwissen vermittelt. Im Themenbereich der Hypoglykämie wird z. B. in Form von frontaler Unterrichtung abgehandelt, wie Hypoglykämien entstehen können („zu viel gespritzt" – „zu wenig gegessen") oder was effektive Selbstbehandlungsmaßnahmen bei einer bemerkten Unterzuckerung sind. Die Themen Hypoglykämiewahrnehmung und Hypoglykämiewahrnehmungsprobleme werden häufig nicht oder nur kursorisch angesprochen. Diese Inhalte sind z. B. auch nicht Gegenstand des in dieser Arbeit eingesetzten Wissenstests, DWT-Typ I (Roth et al., 1995).

Ein inhaltlicher Schwerpunkt des neuen Schulungskonzeptes liegt in der Vermittlung von physiologischen und psychologischen Grundlagen der Hypoglykämiewahrnehmung. Die Darstellung erfolgt dabei in patientenorientierter Sprache – zentrale Inhalte werden basierend auf den Erfahrungen der Patienten in der Gruppendiskussion erarbeitet. Eine Schlüsselstellung nimmt dabei der „circulus vitiosus" einer beeinträchtigten Hypoglykämiewahrnehmung ein („Teufelskreismodell" der „hypoglycemia associated autonomic failure"; siehe Kapitel 2.2.4.3), die kausalen und aufrechterhaltenden

Faktoren, die zu einer immer schlechteren Wahrnehmung führen können. Schwerpunktmäßig wird in diesem Zusammenhang auf Risikofaktoren eingegangen, die im Selbstbehandlungsverhalten des Betroffenen zu suchen sind (z. B. „überehrgeizige" Stoffwechselziele, häufige leichte Hypoglykämien, Hinauszögern der Selbstbehandlung), um einen engen Bezug zu den anderen Schulungsinhalten herzustellen. Im Gegensatz zur reinen Wissensvermittlung sollten interaktive didaktische Elemente aufgenommen werden (siehe Abbildungen 3.16 bis 3.18).

3.2.3.3 Insulintherapie

Prinzipien und Strategien der Insulintherapie bei Hypoglykämieproblemen werden ausführlich anhand der Vorerfahrungen der Patienten sowie der aktuellen Therapieprotokolle besprochen (z. B. Zielwertediskussion, Vermeidung nächtlicher Hypoglykämien, Kinetik des Insulins: „wann sind Hypoglykämien wahrscheinlich?"; Vorteile kurzwirksamer Insulinanaloga). Ein Kernstück stellt dabei die Vermittlung von Strategien der vorausschauenden Therapieplanung zur Vermeidung von Hypoglykämien dar. Auf die insulintherapiebezogenen Inhalte wird im folgenden nicht weiter eingegangen. Sie orientieren sich u.a. an den Empfehlungen von Bolli (1999).

3.2.3.4 Umgang mit Hypoglykämien

Zur Herstellung von Alltagsnähe wird der Umgang mit Hypoglykämien im Alltag anhand von Beispielen der Patienten diskutiert. Gegebenenfalls werden auch Rollenspieltechniken eingesetzt. Thematisiert werden insbesondere:

- Umgang mit Unterzuckerungen in Leistungssituationen (Beruf, Schule);
- Belastungen, die durch Hypoglykämien entstehen können, insbesondere auch Spannungen und Konflikte im sozialen

Umfeld durch hypoglykämiebedingte emotionale Veränderungen;

- Umgang mit erlebter Hilflosigkeit und Kontrollverlust bei (schweren) Hypoglykämien.

3.2.3.5 Techniken der Selbstbeobachtung

Klassische Techniken und Strategien der Selbstbeobachtung werden eingeführt, die sich im Bereich der Verbesserung der Hypoglykämiewahrnehmung bewährt haben und im deutschsprachigen Raum unter dem Begriff des „Hypoglykämiewahrnehmungstrainings" firmieren, aber bislang selten systematisch eingesetzt werden. Hierzu zählen Symptomprotokolle („Hypoglykämietagebücher"), Symptomchecklisten und Übungen zur Symptomentdeckung.

Insbesondere das „Hypoglykämietagebuch" ist ein wichtiger Bestandteil des Blood Glucose Awareness Training der Arbeitsgruppe um Daniel J. Cox (Cox et al., 2001, 1991; Fehm-Wolfsdorf et al., 1997; siehe Abschnitt 2.2.5). Ein exemplarisches Tagebuch ist in Abbildung 3.15 dargestellt. Diese Methode der strukturierten Selbstbeobachtung, bei der Patienten ihren Blutglukosespiegel schätzen, bevor sie im Rahmen der Blutglukoseselbstkontrolle den aktuellen Wert erhalten, hat sich dabei als sehr effektiv im Hinblick auf die Verbesserung der Wahrnehmung von Unterzuckerungen erwiesen (z. B. durch die Entdeckung neuer Hypoglykämiesymptome infolge der gesteigerten Selbstaufmerksamkeit) und ermöglicht dem Patienten darüber hinaus auch, eine realistische Einschätzung hinsichtlich der individuellen Wahrnehmungsfähigkeit und der Zuverlässigkeit einzelner Hypoglykämiesymptome zu erhalten.

Obwohl das „Hypoglykämietagebuch" im Rahmen der Intervention vorgestellt und eingeführt wird, nimmt es im Gegensatz zum Blood Glucose Awareness Training keine zentrale Stellung ein, da der primäre Fokus auf Selbstmanagementfertigkeiten und Einstellungen der Patienten liegt.

Zeit	Anzeichen	geschätzter BZ	BZ	Gründe
9:45	Habe einen Zeitungsartikel dreimal gelesen, ohne ihn zu verstehen	45	62	Körperliche Bewegung nicht adäquat berücksichtigt
14:10	Plötzlicher Heißhunger	45	237	Katheter defekt?

Abbildung 3.15: Interventionsprogramm: Beispiel für ein „Hypoglykämietagebuch".

Anmerkungen. Der Patient wird instruiert, bei jeder Routinemessung bzw. jedem Hypoglykämieverdacht vor Verfügbarkeit des Glukosewertes durch das Meßgerät seinen aktuellen Blutglukosespiegel zu schätzen und einzutragen – ebenso sollen Symptome eingetragen werden.

3.2.3.6 „hand-held computer"

Als fakultatives therapeutisches Angebot werden „hand-held computer" angeboten. Die programmierte Prozedur baut auf derjenigen auf, die im Rahmen der Voruntersuchung eingesetzt wurde und wurde auch mit HHC der Psion Serie 3a umgesetzt (Abschnitt 3.1.1.2). Die Prozedur wurde entsprechend der Anmerkungen der Probanden und der weiteren Ausnutzung möglicher Reaktivitätseffekte auf die Symptomwahrnehmung modifiziert[1]. Der Ablauf der kompletten Prozedur ist in Tabelle 3.18 dargestellt. Die Implementierung der Prozedur erfolgte in diesem Fall nicht durch MONITOR wie im Rahmen der Voruntersuchung, da einige in diesem Kon-

[1]Im Zusammenhang mit der Erstellung der Prozedur sei Herrn Martin Walter, gsm-design Gesellschaft für Neue Medien mbh, Nürnberg, für die Programmierung der ersten Testversion sowie Herrn Dipl. Phys. P. Hüttner, Forschungsgruppe Psychophysiologie, Psychologisches Institut Freiburg, für Hinweise zur Optimierung der Zeiterfassung gedankt.

Tabelle 3.18: Interventionsprogramm: „hand-held"-Prozedur.

1. Eingabe Blutglukoseschätzung (mg/dl)
2. Symptomabfrage (jeweils siebenstufige Ratingskalen)
    a) Autonome Symptome (Schwitzen, Zittern, Herzklopfen, Angst)
    b) Neuroglykopenische Symptome (Konzentration, Schwindel, Sehstörungen)
    c) Freitexteingabe für Symptome
3. Mehrfachwahlreaktionstest
    a) Testdurchführung
    b) Einschätzung der Testleistung durch Patienten
    c) Rückmeldung der tatsächlichen Schätzleistung
4. Eingabe Blutglukoseschätzung (mg/dl)
5. Aufforderung zur Blutglukosemessung und Eingabe

text gewünschte Features zum damaligen Zeitpunkt noch nicht ohne weiteres inkorporiert werden konnten (Leistungsrückmeldung nach Reaktionstest). Als wichtigste Veränderungen im Vergleich zur Prozedur der Voruntersuchung wurden vorgenommen:

1. *Reaktionstest.* Der implementierte Reaktionstest ist im Vergleich zum zuvor eingesetzten Go/Nogo-Reaktionstest von seinen Anforderungen her komplexer (OPL-Programm und Testbeschreibung in Anhang C). Probanden der Voruntersuchung berichteten, daß sie bei der Durchführung des Go/-Nogo-Paradigmas deutliche Übungseffekte erlebten, so daß durch diese „Automatisierung" der Testbearbeitung selbst hypoglykämische Blutglukosespiegel subjektiv keine Verlangsamung bzw. Leistungbeeinträchtigung verursachten;

2. *Feedback-Funktion.* Es wurde die Möglichkeit geschaffen, daß die Patienten im Anschluß an den Vierfach-Reaktionswahl-Test die Gelegenheit haben, eine Schätzung ihrer eigenen Testleistung einzugeben. Im Anschluß an die Abgabe der Schätzung meldet das Programm das tatsächliche Testergebnis zurück. Hierdurch sollten evtl. Reaktivitätseffekte der Testbearbeitung durch die Probanden verstärkt bzw. im Sinne eines „feedback" besser genutzt werden;

3. *Länge der Prozedur.* Die Prozedur ist im Vergleich zur Voruntersuchung deutlich kürzer. Insbesondere wurde der Umfang der Symptomcheckliste gekürzt und auf situationale Fragen verzichtet. Hiervon wurde ein positiver Einfluß auf die Motivation der Patienten und eine höhere Anzahl an Testdurchführungen pro Patient erwartet.

Die Daten der HHC werden vor dem letzten Kurstermin ausgelesen und dann im Rahmen der letzten Kurssitzung ausführlich besprochen und zum Gegenstand der Gruppendiskussion gemacht. Dieser Ergebnisdiskussion kommt ein hoher Stellenwert im Zusammenhang mit der fakultativen Therapieoption der HHC zu.

3.2.4 Organisation und zeitlicher Umfang

Die Schulungsmaßnahme wurde für ein Kleingruppensetting konzipiert, so daß sie entsprechend der herkömmlichen Schulung im Rahmen des Curriculums der „Pumpengruppen" integriert werden konnte ohne die übrigen Komponenten des Gesamtschulungsplans der Pumpenpatienten zu verändern (Überblick über Gesamtschulungsplan in Anhang D.2). Die Schulungsinhalte wurden dabei auf drei Blocktermine zu jeweils zwei Zeitstunden aufgeteilt. Die neue Intervention weist also einen deutlich höheren zeitlichen Umfang auf als die herkömmliche Hypoglykämieschulung in den „Pumpengruppen" (zweimal 45 Min). Die Abbildungen 3.16 bis 3.18 geben

Blocktermin 1

			Einstellungen	Wissen	Insulintherapie	Umgang	Selbstbeobachtung
(1)		*Einführung*					
	(a)	Vorstellungsrunde/Kennenlernen					
	(b)	Diskussion: individuelle Erfahrung mit Unterzuckerungen	■	□	□	■	□
	(c)	Inhaltsübersicht über alle Kurstermine					
(2)		*Grundbegriffe Hypoglykämie und Hypoglykämiewahrnehmung*					
	(ä)	"Diabetes-Dilemma": Visualisierung der funktionalen Beziehung Hypoglykämie-, Folgeschadenrisiko anhand der Erfahrungen der Patienten	□	■	□	□	□
	(b)	Gruppenarbeit ("Was ist eine gute Stoffwechseleinstellung?"/"Welchen HbA1c Halten Sie für sich für optimal?") mit anschließender Diskussion	■	□	□	□	□
	(c)	Schaffung von Problembewußtsein, Kenntnis des individuellen Risikoprofils und Aufbau von Veränderungsmotivation	■	□	□	■	□
	(d)	Stellenwert leichte vs. schwere Unterzuckerungen im Rahmen einer normoglyk. orientierten Therapie; Handlungsbedarf bei gehäuften schweren Unterzuckerungen;	◪	■	■	□	□
(3)		*Hypoglykämiewahrnehmung*					
	(a)	Gruppenarbeit: Hypoglykämiesymptome	□	■	□	□	■
	(b)	Diskussion: inter-/intraindividuelle Variabilität von Hypoglykämiesymptomen; Ursachen von Hypoglykämiesymptomen	□	■	□	□	□
	(c)	Hypoglykämiewahrnehmung und nächtliche Unterzuckerungen;	□	■	■	□	□
	(d)	Hypoglykämiewahrnehmung als Prozess: "Wahrnehmen, Interpretieren, Handeln"	□	■	□	■	□
(4)		*Arbeits- und Merkblätter*	■	■	■	■	■
(5)		*"hand-held computer" (HHC)*	□	□	□	□	■
	(a)	Vorstellung der HHC als fakultatives Therapieangebot					
	(b)	Einführung Ablauf, Darstellung der Prozedur					
	(c)	Sinn des Einsatzes der Pocket-PC verstärkte Selbstbeobachtung Sensibilisierung auf neuroglykopenische Symptome (Test); Sinn und Zweck der Blutzuckerschatzung					
	(d)	Anleitung und Bedienungshinweise; Patienten führen unter Erläuterungen die Prozedur Durch; gemeinsames Üben des Handlings					

Abbildung 3.16: Interventionsprogramm: Überblick über Schulungsinhalte des ersten Kurstermins.

Anmerkungen. Eine tentative Zuordnung der einzelnen Schulungsbestandteile zu den zugrundeliegenden Inhalten kann dem rechten Teil der Abbildung entnommen werden.

Blocktermin 2

			Einstellungen	Wissen	Insulintherapie	Umgang	Selbstbeobachtung
(1)		*Einführung*					
	(a)	Zusammenfassung des ersten Kurstermins					
(2)		*Ursachen einer schlechten Hypoglykämie-Wahrnehmung*					
	(a)	physiologische Ursachen, Adaptation, "Teufelskreismodell"	□	■	■	■	□
	(b)	Bedeutung nächtlicher Unterzuckerungen	□	■	■	■	□
	(c)	Wahrnehmunsprobleme als Anpassungs-phänomen	□	■	□	□	□
	(D)	Ursachen von Hypoglykämiewahr-nehmungsproblemen im Selbstbehandlungs-verhalten	◪	□	□	■	□
(3)		*Individuelle Vorstellung der Arbeitsblätter und Gruppendiskussion*	■	■	■	■	■
(4)		*Gefährlichkeit von Unterzuckerungen*					
	(a)	Gruppenarbeit: "Für wie gefährlich halten Sie schwere Unterzuckerungen?"	■	■	□	□	□
	(b)	Unterzuckerungen und Unfallgefahr bei riskanten Situationen, Unter-Zuckerungen im Straßenverkehr	■	■	□	■	□
	(c)	Mortalität: "Kann man an einer Unter-zuckerung sterben?"	■	■	□	□	□
	(d)	"Muß man Angst vor Unterzuckerungen Haben?"	■	■	□	◪	□
	(f)	Abschließende Gruppendiskussion					
(5)		*Einführung von Selbstkontrolltechniken ("Hypoglykämietagebücher")*	□	□	□	□	■
(6)		*Insulintherapie bei Hypoglykämieproblemen*					
	(a)	"Welche Fehler kann man machen, was ist vorteilhaft?"	□	■	■	■	□
	(b)	allgemeine Prinzipien	□	□	■	□	□
	(c)	Diskussion am Beispiel der Behandlungs-protokolle der Patienten: "Was hätte man anders oder besser machen können?" / "Welche Alternativen bestehen?"	□	■	■	■	□

Abbildung 3.17: Interventionsprogramm: Überblick über Schulungsinhalte des zweiten Kurstermins.

Anmerkungen. Eine tentative Zuordnung der einzelnen Schulungsbestandteile zu den zugrundeliegenden Inhalten kann dem rechten Teil der Abbildung entnommen werden.

Blocktermin 3

Einstellungen / Wissen / Insulintherapie / Umgang / Selbstbeobachtung

□□□□□

(1) Einführung

(a) Zusammenfassung des zweiten Kurstermins

(b) Diskussion offener Fragen

(2) Umgang mit Unterzuckerungen im Alltag

(a) Umgang in konkreten Situationen anhand von Patientenbeispielen ■□□■□

(b) evtl. weitere Bearbeitung durch Rollenspieltechniken ■□□■□

(c) interpersonelle Konflikte durch häufige Unterzuckerungen (Partnerschaft, Beruf) ■□□■□

(d) Diskussion: "Welche Verhaltensweisen sind riskant/konfliktträchtig?" / "Wie könnte ich mich anders verhalten?"

(3) Ergebnisse "hand-held computer" □□□□■

(a) Besprechung der individuellen Ergebnisse in der Gruppe

(b) Feedback: "Was hat der HHC-Einsatz gebracht?"

(c) Diskussion

(4) Abschlußrunde

(a) Zielsetzungen für Umsetzung des Gelerntem im Alltag: "Was möchte ich ändern?" ■□□■□

(b) Rückmeldung zur Veranstaltung

(c) Ausgabe von Merkblätter und Materialien

Abbildung 3.18: Interventionsprogramm: Überblick über Schulungsinhalte des dritten Kurstermins.

Anmerkungen. Eine tentative Zuordnung der einzelnen Schulungsbestandteile zu den zugrundeliegenden Inhalten kann dem rechten Teil der Abbildung entnommen werden.

Tabelle 3.19: Interventionsprogramm: tabellarischer Vergleich der Schulungsinhalte konventionelle Hypoglykämieschulung (Kontrolle) *vs.* Interventionsprogramm.

Konventionelle Schulung (Kontrolle)	*Interventionsprogramm*
1. *Umfang:* 2 Termine à 45 Min	1. *Umfang:* 3 Termine à 120 Min
2. *Qualifikation Kursleiter:* Diplompsychologe	2. *Qualifikation Kursleiter:* Diplompsychologe
3. *Inhalte:*	3. *Inhalte:*
a) Wissensvermittlung (Faktenwissen: Ursachen von Unterzuckerungen, Selbstbehandlung durch schnellwirksame Kohlenhydrate)	a) Hypoglykämiebezogene Einstellungen b) Wissensvermittlung c) Insulintherapie d) Umgang mit Hypoglykämien e) Techniken der Selbstbeobachtung f) „hand-held computer" als fakultativer Therapiebaustein

einen Überblick über die zeitliche Aufteilung der Inhalte auf die Kurstermine.

3.2.5 Kursleitung

Die Kursleitung wird – wie bei der herkömmlichen Hypoglykämieschulung auch – von einem Diplompsychologen durchgeführt. Aufbau und Inhalte des Interventionsprogramms sind allerdings so konzipiert, daß sie auch von Angehörigen diabetesspezifischer Schulungsberufe (Diabetesberater) durchgeführt werden können. Dies soll den Transfer bzw. die Generalisierbarkeit auf das ambulante Versorgungssetting erleichtern. Die Tätigkeit des Kursleiters umfaßt Moderation, Vortragsteile und den Einsatz spezifischer didaktischer Elemente.

3.2.6 Zusammenfassung

Das entworfene Interventionskonzept hat sich die Prävention und Behandlung von Hypoglykämieproblemen bei Patienten mit einem Typ 1 Diabetes zum Ziel gesetzt und verfolgt – im Gegensatz zu herkömmlichen, lediglich Faktenwissen vermittelnden Schulungskonzepten – einen selbstmanagementorientierten Ansatz. Das neue Programm wurde ausgehend von theoretischen Überlegungen und den Ergebnissen der Voruntersuchung entwickelt. In Tabelle 3.19 sind die wesentlichen Charakteristika des herkömmlichen und des neuen Schulungskonzeptes nochmals zusammenfassend gegenübergestellt.

4 Evaluationsplan

4.1 Einleitende Anmerkungen

Die erste prospektive Evaluation des neuen Schulungskonzeptes sollte erste Erkenntnisse hinsichtlich der *Effektivität* des neuen Konzepts im Vergleich zur traditionellen Schulung liefern sowie im Sinne einer formativen Evaluationsstrategie *Gestaltungs- und Verbesserungshinweise* für das neue Programm liefern (vgl. Scriven, 1991; Rossi et al., 1999). Für die erste empirische Überprüfung wurde dabei das im Rahmen der Ist-Analyse untersuchte Patientenkollektiv mit konventioneller Schulung als Kontrollgruppe herangezogen, im Sinne eines prospektiven quasiexperimentellen Design ohne Randomisierung auf die unterschiedlichen Treatments.

4.2 Fragestellungen

Die Fragestellungen im Rahmen einer ersten empirischen Überprüfung orientierten sich an den konzeptionellen Grundgedanken des Schulungskonzeptes. Aufgrund ihrer inhaltlichen und klinischen Bedeutsamkeit wurden primäre und sekundäre Fragestellungen beschrieben.

4.2.1 Primäre Fragestellungen

Die Fragestellungen hinsichtlich der Behandlungseffektivität ließen sich wie folgt konkretisieren.

1. führt das neu entwickelte Schulungskonzept im Vergleich zur herkömmlichen Schulung in der Patientengruppe mit Hypoglykämieproblemen (rezidivierende schwere Unterzuckerungen, eingeschränkte Hypoglykämiewahrnehmung) zu einer Reduktion der Prävalenz von Hypoglykämieproblemen?

2. bewirkt die Intervention eine Verbesserung der Hypoglykämiewahrnehmung?

3. bewirkt die Intervention eine Senkung der Häufigkeit schwerer Hypoglykämien?

In diesem Zusammenhang war von entscheidender Bedeutung, ob etwaige Effekte mit einer Verschlechterung der Stoffwechsellage (HbA_{1c}) einhergehen oder nicht. Diese primäre Fragestellung korrespondiert mit dem *Interventionsaspekt* des Programms.

4.2.2 Sekundäre Fragestellungen

1. Entwickeln Patienten ohne bestehende Hypoglykämieprobleme nach Teilnahme an dem neuen Interventionskonzept seltener Hypoglykämieprobleme als Patienten mit herkömmlicher Schulung, ohne daß dieser Effekt mit einer Verschlechterung der Stoffwechsellage (HbA_{1c}) einhergeht (*Präventionsaspekt*)?

2. Entwickeln Patienten, die an dem neuen Schulungskonzept teilnehmen, häufiger funktionale *„health beliefs"* (i.S. funktionaler Einstellungen/Kontrollüberzeugungen bezüglich des Umgangs mit Unterzuckerungen und der individuell angestrebten Stoffwechseleinstellung) bzw. bauen sie dysfunktionale Überzeugungen ab?

3. Führt die Intervention zu einer größeren Zunahme an *hypoglykämiespezifischem Wissen*?

4. Hat das Programm Effekte hinsichtlich der *psychischen Befindlichkeit* (Ängstlichkeit, Depressivität) der Teilnehmer?

5. Lassen sich Aussagen darüber treffen, welche Gruppen von Patienten am meisten bzw. am wenigsten von der Maßnahme profitieren (*Aspekt der differentiellen Indikation*)?

4.3 Untersuchungsplan

Der Ablauf der Pilotevaluation ist in Abbildung 4.1 illustriert. Es war ein Vergleich von $N = 100$ Patienten, die an der neuen Schulungsmaßnahme teilgenommen haben (*Interventionsgruppe*), mit den bereits beschriebenen $N = 102$ Patienten, die am herkömmlichen Hypoglykämieschulungsprogramm teilgenommen haben (*Kontrollgruppe*), geplant, um erste Erkenntnisse über die Wirksamkeit der Maßnahme zu gewinnen.

Die Rekrutierung der Interventionsgruppe folgte dabei dem gleichen Prinzip wie bei der Kontrollgruppe. Es handelte sich also um eine klinische Gruppe von Diabetespatienten, die zwecks Durchführung einer Insulinpumpentherapie stationär für zwei Wochen im Diabetes Zentrum Mergentheim behandelt wurden. Auf diesem Wege werden die prinzipiellen Voraussetzungen für eine Vergleichbarkeit der Gruppen hinsichtlich entscheidender Patientencharakteristika geschaffen (demographische Variablen, biomedizinische Parameter, Anteil von Patienten mit Hypoglykämieproblemen, Äquivalenz der übrigen Schulungsinhalte). Zwei Meßzeitpunkte waren vorgesehen: zum Zeitpunkt der stationären Aufnahme (t_0) und eine postalische bzw. telefonische Nachbefragung mit einem Katamnesezeitraum von sechs Monaten (t_1).

4.3.1 Erhobene Variablen

Als Datenquellen wurden dabei die implementierte Basisdokumentation und Katamnesefragebögen verwandt. Tabelle 4.1 faßt die zu den einzelnen Meßzeitpunkten erhobenen Parameter zusammen. Die erhobenen Variablen orientierten sich an der Basisdokumentation – aus Gründen der Ökonomie wurde jedoch im Rahmen des

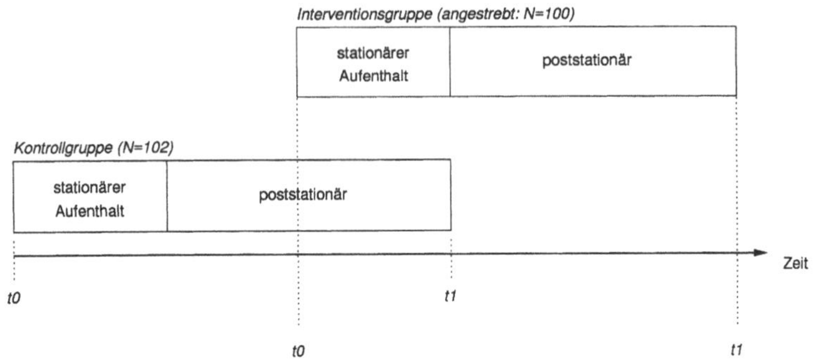

Abbildung 4.1: Evaluation – zeitlicher Ablauf.

Katamnesebogens auf den Einschluß der Kurzform des Wissenstests verzichtet und nur die hypoglykämiebezogene Subskala aufgenommen. Ebenso wurden die Persönlichkeitskonstrukte emotionale Labilität und Extraversion (FPI-R) nur zur Baseline erhoben. Wurde im Rahmen der Katamnesefragebögen von den Patienten angegeben, daß sich schwere Hypoglykämien ereignet haben, so wurden diese im Rahmen eines telefonischen Kontakts verifiziert.

4.3.2 Protokoll der Nachbefragung

Die Nachbefragung wird über Katamnesefragebögen durchgeführt, die fünf Monate nach Entlassung an die Patienten versandt werden. Unter zwei Voraussetzungen wird telefonisch Kontakt mit den Patienten aufgenommen:

1. wenn der Katamnesebogen nach dem Ablauf eines Monats noch nicht vorliegt, wird versucht, mit dem betreffenden Patienten ein Telefoninterview mit reduziertem Fragenkatalog durchzuführen. Die im Telefoninterview erfaßten Parameter sind in Tabelle 4.1 durch „†" gekennzeichnet;

Tabelle 4.1: Evaluationsplan: Überblick über die zu den beiden Meßzeitpunkten erfaßten Parameter.

t_0 (Baseline)	t_1 (6-Monats-Katamnese)
Basisdokumentation	*Katamnesefragebogen*
(1) ärztliche Dokumentation	
– Auftreten schwerer Hypoglykämien	– schwere Hypoglykämien†
– HbA_{1c}	– HbA_{1c}†
– Charakteristika Insulintherapie	– Charakteristika Insulintherapie†
– Auftreten schwerer Ketoazidosen	– Auftreten schwerer Ketoazidosen†
– weitere biomedizinische Parameter	
(2) Patientenfragebogen	
– Hypoglykämiewahrnehmungsgüte	– Hypoglykämiewahrnehmungsgüte†
– Diabeteswissen (DWT-Typ I K)	
– hypoglykämiebez. Wissen (Subskala)	– hypoglykämiebez. Wissen
– Kontrollüberzeugungen (IPC-D1)	– Kontrollüberzeugungen (IPC-D1)
– hypoglykämieass. Einstellungen	– hypoglykämieass. Einstellungen)
– Ängstlichkeit (STAI-Trait)	– Ängstlichkeit (STAI-Trait)
– Depressivität (d-Skala)	– Depressivität (d-Skala)
– emotionale Labilität, Extrav. (FPI-R)	

Anmerkungen. Die mit „†" gekennzeichneten Parameter der Nachbefragung sind diejenigen Variablen, die im Rahmen eines telefonischen Kurzinterviews bei Nichtzusenden der Katamnesebögen erfragt wurden (siehe Abschnitt 4.3.2).

2. gibt ein Patient in seinem Katamnesebogen an, eine schwere Unterzuckerung erlitten zu haben (Bewußtlosigkeit oder Fremdhilfe), wurde diese Episode durch ein Telefoninterview verifiziert und dokumentiert. Dieses Vorgehen entspricht den im Zusammenhang mit Qualitätsrichtlinien in der stationären Diabetesversorgung formulierten Richtlinien der Arbeitsgemeinschaft deutscher Diabeteskliniken (vgl. Arbeitsgemeinschaft deutscher Diabeteskliniken, 1998). Die Verifikation schwerer hypoglykämischer Episoden hat sich als sinnvoll erwiesen, da das Verständnis der Patienten hinsichtlich der Attribute „schwer", „mit Bewußtlosigkeit" oder „mit Fremdhilfe" häufig nicht eindeutig ist bzw. sich nicht mit deren eigentli-

cher Definition deckt. Eine alleinige Erhebung mittels Fragebogen könnte so zu nicht mehr nachvollziehbaren, fehlerhaften Angaben hinsichtlich der Hypoglykämiehäufigkeit führen.

In Abbildung 4.2 ist das Nachbefragungsprotokoll schematisch dargestellt. Es wurde angestrebt, mittels dieses Protokolls eine Nachbefragungsquote von mindestens 75% im Hinblick auf die primären Zielkriterien der Evaluation zu erzielen.

4.4 Implementation des Programms

Die Blocktermine des neuen Interventionskonzepts wurden in das Curriculum der Insulinpumpengruppe eingefügt, ohne die übrigen Schulungsinhalte und Kurse zu verändern (siehe Anlage D.2 für einen Überblick über die Gesamtcurricula der Kontroll- bzw. Interventionsgruppe). Die Kursleitung wurde vom Verfasser der Arbeit übernommen.

4.5 Evaluationskriterien

Entsprechend den formulierten primären und sekundären Fragestellungen der ersten empirischen Überprüfung wurden mehrere Zielbündel von Evaluationskriterien formuliert, die im Sinne des verhaltensmedizinischen Verständnisses des Interventionsansatzes sowohl biomedizinische als auch psychosoziale Variablen umfassen.

Primäre Zielkriterien.

1. *Vorliegen einer Hypoglykämieproblematik* – Anzahl der Patienten mit einer Hypoglykämieproblematik zu t_0 *vs.* t_1 (positive Hypoglykämieanamnese und/oder beeinträchtigte Hypoglykämiewahrnehmung, entsprechend Kriterium 1 bzw. Kriterium 2, Tabelle 3.14 auf Seite 117);

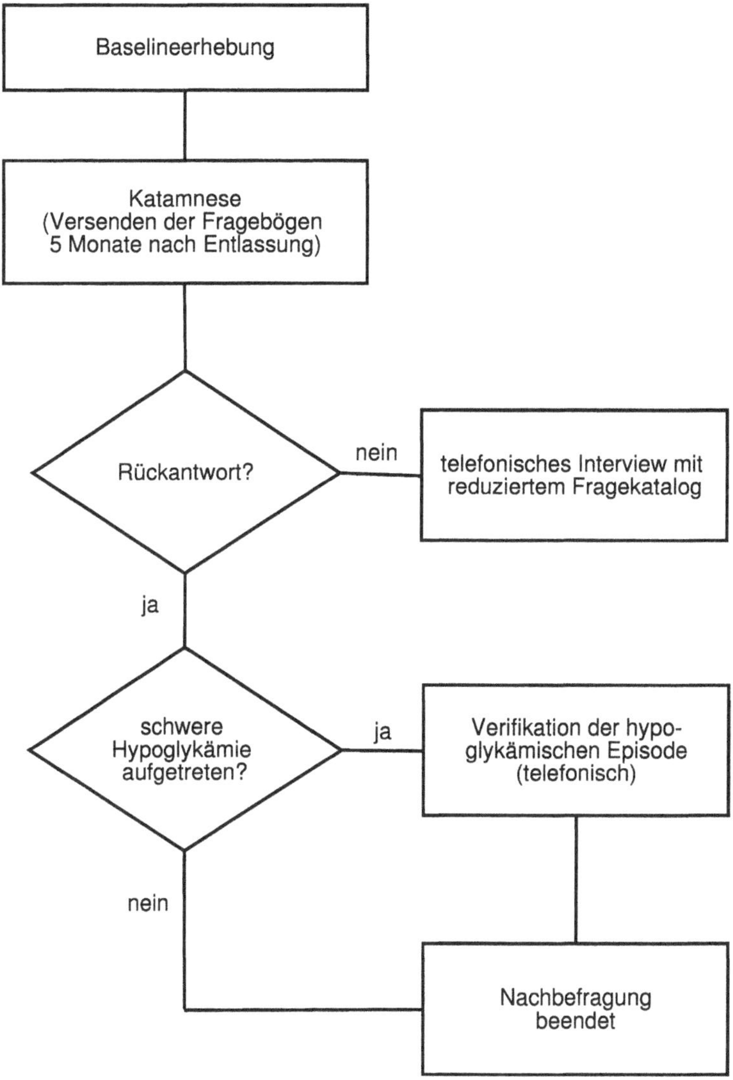

Abbildung 4.2: Evaluationsplan: Protokoll der Nachbefragung.

2. *Häufigkeit schwerer Hypoglykämien* – die Häufigkeit schwerer Unterzuckerungen (Bewußtlosigkeit) zu t_0 (retrospektiv für die vergangenen 12 Monate) *vs.* Anzahl der schweren Hypoglykämien, die während des Katamnesezeitraums bis t_1 auftreten;

3. *Hypoglykämiewahrnehmung* – Hypoglykämiewahrnehmungsgüte (visuelle Analogskala) zu t_0 *vs.* t_1.

Sekundäre Zielkriterien. Als sekundäre Zielkriterien sollten zu t_0 *vs.* t_1 erfaßt werden:

1. *„health beliefs"*

   a) *hypoglykämieassoziierte Einstellungen*

      - Angst vor Unterzuckerungen (Analogskala);
      - Angst vor diabetischen Folgeschäden (Analogskala);
      - Gefährlichkeitseinschätzung Hypoglykämien (Analogskala);
      - angestrebte Stoffwechseleinstellung („idealer" HbA_{1c}).

   b) *diabetesspezifische Kontrollüberzeugungen*

      - IPC-D1 mit vier Subskalen („Internalität", „arztbezogene Externalität", „Unvorhersehbarkeit", „Glück & Zufall").

2. *psychische Befindlichkeit*

   - *Depressivität* – d-Skala;
   - *Ängstlichkeit* – STAI-Trait-Score.

4.6 Statistische Analyse

4.6.1 Primäre Zielkriterien

Entsprechend den von Pocock, Hughes und Lee (1987) formulierten Empfehlungen wurde bei den multiplen primären Zielkriterien, das erste Kriterium (Vorliegen einer Hypoglykämieproblematik zu t_0 *vs.* t_1 bei Kontrolle *vs.* Intervention) als das entscheidende betrachtet. Die Signifikanzprüfung sollte über Mantel-Haenszel-Test für Kriterium 1 bzw. Kriterium 2 bei einem Signifikanzniveau von .05 mit einer α-Fehler-Adjustierung für zweifache Testung erfolgen. Zur Abschätzung der Wirksamkeit der Intervention wurden logistische Regressionsanalysen zur Bestimmung der relativen Risiken („odds ratios") bzw. der Risikoreduktion durch die Teilnahme am Interventionsprogramm bestimmt (Hosmer & Lemshow, 2000; Agresti, 1990).

Alle übrigen Signifikanzprüfungen im Hinblick auf die weiteren primären Zielkriterien (Anzahl Hypoglykämien, Hypoglykämiewahrnehmung) wurden ohne α-Fehler-Adjustierung mit $\alpha = .05$ durchgeführt und sind explorativ zu interpretieren. Zur Anwendung sollten t-Tests bzw. gegebenenfalls deren nonparametrische Entsprechungen kommen.

4.6.2 Sekundäre Zielkriterien

Effekte hinsichtlich der sekundären Zielkriterien sollten ebenfalls ohne α-Fehler-Adjustierung mit einem $\alpha = .05$ durchgeführt werden und sind explorativ zu interpretieren. Zur Anwendung sollten t-Tests bzw. deren nonparametrische Entsprechungen kommen.

4.6.3 Deskriptive Analyse

Äquivalenz der Gruppen. Zu Beginn der Hauptauswertung sollten Kontroll- bzw. Interventionsgruppe im Hinblick auf relevante biomedizinische bzw. psychosoziale Parameter auf ihre Äquivalenz überprüft werden. Hierbei sollten deskriptive t-Test bzw. deren nonparametrische Entsprechungen sowie χ^2-Tests zur Anwendung kommen. Bei Nichtvorliegen einer adäquaten Äquivalenz sollten diese potentiellen Störeffekte wenn möglich statistisch durch ein geeignetes Verfahren bei der Auswertung der Zielkriterien kontrolliert werden.

Drop-outs. Zur Überprüfung möglicher selektiver bzw. differentieller Drop-out-Effekte sollten neben einer ausführlichen Deskription der im Rahmen der Katamnese nicht erreichten Patienten logistische Regressionsanalysen zur Anwendung kommen.

Subgruppenanalyse. Im Rahmen der deskriptiven Analyse sollten insbesondere folgende Subgruppen der Interventionsgruppe betrachtet werden:

- *„Responder"*: Patienten mit Hypoglykämieproblematik zu t_0, die von der Intervention profitieren, d. h. keine entsprechende Problematik zu t_1 aufweisen, bzw.
- *„Non-responder"*Patienten mit Hypoglykämieproblemen zu t_0, die nicht profitieren, d. h. die unverändert zu t_1 eine Hypoglykämieproblematik aufweisen.

Bei der Analyse sollten diese klinisch relevanten Gruppen insbesondere auf ihre Baselinecharakteristika hin überprüft werden. Zur Anwendung sollten dabei deskriptive t-Tests bzw. deren nonparametrische Entsprechungen sowie χ^2-Tests kommen. Darüber hinaus sollte ein diskriminanzanalytisches Verfahren zum Einsatz kommen, um relevante Unterschiede zwischen beiden Subgruppen abzubilden.

Bewertung der Intervention. Die Bewertung des Interventionsprogramms durch die teilnehmenden Patienten sollte deskriptiv dargestellt werden sowie ein Überblick über evtl. Gestaltungs- und Verbesserungsvorschläge gegeben werden.

„hand-held computer"-Einsatz. Im Rahmen einer explorativen Analyse der HHC-Daten sollten insbesondere folgende Fragestellungen untersucht werden:

- erzielter Lerneffekt durch Leistungsrückmeldung im Mehrfachwahlreaktionstest durch Bestimmung der individuellen linearen Trends der Differenz der tatsächlichen Reaktionszeit *vs.* der geschätzten Reaktionszeit über die Anzahl der durchgeführten HHC-Trials;
- die Überprüfung des Zusammenhangs potentieller Lerneffekte und der Hypoglykämieentdeckung während des HHC-Einsatzes durch eine Korrelationsanalyse (Lerneffekt × Veränderung der Entdeckungsraten in der ersten *vs.* der zweiten Hälfte der Trials).

Weiterhin sollte deskriptiv die Bewertung des HHC-Einsatzes durch die teilnehmenden Patienten dargestellt werden.

4.6.4 Behandlung von Fehlwerten

Es war anzunehmen, daß die zu t_1 erhobenen Daten (Katamnesefragebogen) Fehlwerte aufweisen werden. Im Falle des Vorliegens von einer begrenzten Anzahl von Fehlwerten bzw. unvollständigen Datensätzen sollte eine „available cases"-Analyse durchgeführt werden (vgl. Little & Rubin, 1987; Carpenter, Pocock & Lamm, 2002). In einem solchen Fall werden die entsprechenden Fallzahlen der „available cases" mit angegeben.

5 Erste empirische Überprüfung

5.1 Durchführung der Intervention

Die Durchführung der Intervention fand von Juli bis Dezember 2000 statt. Aufgenommen wurden zwölf stationär behandelte CSII-Gruppen mit insgesamt $N = 105$ Patienten. Entsprechend dem zugrundeliegenden Untersuchungsplan wurde die etablierte Basisdokumentation auch zur Erfassung der Baselinecharakteristika der Interventionsgruppe eingesetzt. Patientenfragebögen zur Erfassung psychosozialer Baselineparameter liegen bei $N = 86$ (81.9%) der Patienten der Interventionsgruppe vor.

5.1.1 Patientenkollektiv

Biomedizinische und psychosoziale Baselinecharakteristika der Interventionsgruppe sind in den Tabellen 5.1 bis 5.4 zusammengefaßt. Wie im Untersuchungsplan dargestellt, wurden die $N = 102$ Patienten, die an der herkömmlichen Hypoglykämieschulung teilnahmen, als Kontrollen herangezogen.

Hinsichtlich *biomedizinischer Basischarakteristika* sind die untersuchten Gruppen weitgehend äquivalent (Tabelle 5.1). Die Interventionsgruppe weist ein geringfügig höheres Alter und eine längere Diabetesdauer im Vergleich zu den Kontrollen auf. Diese Unterschiede verfehlen im Rahmen der deskriptiven t-Tests allerdings

Tabelle 5.1: Evaluationsergebnisse: Stichprobencharakteristika Kontroll- und Interventionsgruppe zur Baseline t_0.

Parameter	Kontrolle $N = 102$	Intervention $N = 105$	
Alter (Jahre)	34.3 (12.9)	37.0 (14.1)	n.s.
Geschlecht (männlich N[%])	41 (40.2)	41 (39.0)	n.s.
Diabetesdauer (Jahre)	16.2 (9.3)	16.4 (10.6)	n.s.
Gewicht (kg)	74.2 (15.7)	75.5 (14.7)	n.s.
Body Mass Index (kg/m²)	25.6 (4.6)	25.9 (4.3)	n.s.
HbA_{1c} (%)[a]			
– bei Aufnahme	7.0 (1.7)	7.0 (1.5)	n.s.
– bei Entlassung	6.6 (1.4)	6.7 (1.2)	n.s.
Folgeschadenstatus			
irgendeine Folgeerkrankung N(%)	44 (43.1)	41 (39.0)	n.s.
kardiovaskuläre Folgeerkrankung N(%)	25 (24.5)	27 (25.7)	n.s.
Anzahl Folgeschäden	0.6 (0.8)	0.6 (0.8)	n.s.
positive Diagnose N(%)			
– Retinopathie [a]	30 (28.6)	16 (15.2)	*
– Nephropathie [b]	11 (10.8)	21 (20.0)	n.s.
– Neuropathie	15 (14.7)	12 (11.4)	n.s.
– arterieller Hypertonus [c]	23 (22.5)	26 (24.8)	n.s.
– arterielle Verschlußkrankheit	4 (3.9)	1 (1.0)	n.s.
– koronare Herzkrankeit	7 (6.9)	4 (3.8)	n.s.
– Apoplex	2 (2.0)	2 (1.9)	n.s.

Anmerkungen. Darstellung als $M(SD)$, wenn nicht anders angeben. Signifikanzprüfung durch deskriptive t-Tests bzw. χ^2-Tests ($\alpha = .05$); *Kardiovaskuläre Folgeerkrankungen:* arterielle Hypertonie, koronare Herzkrankheit, arteriovenöse Verschlußerkrankung, Apoplex.

[a] Normbereich bei Stoffwechselgesunden 5.0 ± 0.8 %
[b] bei keinem der Teilnehmer lag eine Visusminderung vor, die der Teilnahme an den Schulungsprogrammen der Kontroll- bzw. Interventionsgruppe entgegenstehen würde
[c] Dialysepflicht bei einem Probanden in der Kontroll- und zwei Probanden in der Interventionsgruppe

* $p < .05$; n.s. nicht signifikant

das Signifikanzniveau. Der Anteil der Patienten mit manifesten diabetischen Folgeerkrankungen ist vergleichbar. Hinsichtlich der Prävalenz der verschiedenen diabetischen Komplikationen lassen sich einige Unterschiede beobachten, mit einer höheren Prävalenz der diabetischen Retinopathie in der Kontrollgruppe (28.6% *vs.* 15.2%; $\chi^2[1] = 4.26$, $p < .05$). Die Prävalenz der diabetischen Nephropathie ist demgegenüber in der Interventionsgruppe höher (20.0% *vs.* 10.8%; $\chi^2[1] = 3.13$, $p = .077$). Allerdings ist eine hochgradige Nephropathie mit Dialysepflicht infolge eines Nierenversagens auch in dieser Gruppe selten (zwei Patienten im Vergleich zu einem in der Kontrollgruppe).

Diese beobachtbaren Unterschiede hinsichtlich der Zusammensetzung der diabetischen Folgeerkrankungen sind im Hinblick auf die Thematik der Hypoglykämien bzw. Hypoglykämiewahrnehmung weitgehend vernachlässigbar, da kein direkter Einfluß auf das Hypoglykämierisiko zu erwarten ist. Von Bedeutung ist in diesem Zusammenhang dagegen, daß die Prävalenz der diabetischen Neuropathie, bei der von einem Einfluß auf Hypoglykämiewahrnehmung und Hypoglykämierisiko auszugehen ist, in beiden untersuchten Kollektiven vergleichbar ist. Auch ergeben sich keine Hinweise auf ein unterschiedliches Ausmaß diabetesassoziierter Morbidität in den beiden Patientengruppen (Anteil Patienten mit Folgeerkrankungen, Anzahl Folgeerkrankungen). Weiterhin sind Kontroll- und Interventionsgruppe hinsichtlich der Parameter der Insulintherapie vergleichbar (Tabelle 5.2).

Im Bezug auf die *psychosozialen Parameter* ist ebenso eine weitgehende Äquivalenz der beiden Gruppen festzustellen (Tabelle 5.3). Die Interventionsgruppe weist im Mittel zwar etwas niedrigere Scores in der Kurzform des Diabetes-Wissenstests auf, doch ist dieser Gruppenunterschied statistisch nicht signifikant (Mann-Whitney-Test, $U = 3803.5$, $p = .187$). Ein signifikanter Unterschied hinsichtlich der Angst vor Hypoglykämien ist beobachtbar: die Interventionsgruppe weist im Vergleich zu den Kontrollen einen deutlich höheren Score auf der Skala Hypoglykämieangst auf (Mann-Whitney-Test, $U = 2553$, $p < .05$). Andere Auffälligkeiten im Vergleich zur

Tabelle 5.2: Evaluationsergebnisse: Charakteristika der Insulintherapie in Kontroll- und Interventionsgruppe zur Baseline t_0.

Parameter	Kontrolle $N = 102$		Intervention $N = 105$		
Therapieform (N[%])					
– intensivierte Injektionstherapie	63	(61.8)	59	(56.2)	n.s.
– Insulinpumpentherapie	39	(38.2)	46	(43.8)	n.s.
– schnellwirksame Insulinanaloga [a]	34	(33.3)	39	(37.1)	n.s.
Insulindosis					
– Gesamtdosis (I.E./die)	54.7	(29.8)	54.4	(32.3)	n.s.
– Anteil Basalversorgung (% / die) [b]	0.51	(0.12)	0.50	(0.12)	n.s.
– I.E. / Körpergewicht (kg) / die	0.74	(0.36)	0.70	(0.26)	n.s.
– I.E. / Body Mass Index /die	2.12	(1.0)	2.03	(0.7)	n.s.

Anmerkungen. Darstellung als $M(SD)$, wenn nicht anders angegeben. Signifikanzprüfung durch deskriptive t-Tests bzw. χ^2-Tests ($\alpha = .05$).

[a] Insulin lispro (Humalog®, Eli Lilly & Co.) oder Insulin aspart (Novorapid®, Novo Nordisk Pharma)
[b] Anteil Basalversorgung entspricht Verzögerungsinsulinanteil bzw. Anteil der Basalrate an Tagesgesamtdosis

n.s. nicht signifikant

Kontrollgruppe, welche diese Beobachtung evtl. erklären könnten, sind nicht feststellbar.

Schwere Hypoglykämien (Bewußtlosigkeitskriterium) sind bei beiden Patientengruppen in den vergangenen zwölf Monaten in vergleichbarer Häufigkeit aufgetreten (Tabelle 5.4). Ein signifikanter Unterschied hinsichtlich des Auftretens schwerer Hypoglykämien (Fremdhilfekriterium) ist beobachtbar: in der Interventionsgruppe haben sich im Mittel in den vergangenen zwölf Monaten 2.05 schwere Unterzuckerungen ereignet – im Vergleich zu 1.15 Episoden bei den Kontrollen (Mann-Whitney-Test $U = 4491.5, p = .045$). Die „lifetime"-Angaben der Patienten unterscheiden sich nicht (Bewußtlosigkeitskriterium: Mann-Whitney $U = 4729.0$, $p = .57$; Fremdhilfe: $U = 4228, p = .18$). Allerdings ist hierbei die Unschärfe dieser retrospektiven Schätzung zu erwähnen, die vermutlich mit zu den hohen beobachtbaren Streuungen der Patientenangaben beiträgt.

Tabelle 5.3: Evaluationsergebnisse: psychosoziale Variablen zur Baseline t_0.

Parameter	Kontrolle $N = 83$	Intervention $N = 86$	
diabetesbezogen			
– Diabeteswissen (DWT-Typ I K)	78.9 (7.0)	76.6 (8.3)	n.s.
– hypoglykämiebez. Wissen (Subskala)	25.2 (2.5)	25.2 (2.6)	n.s.
– IPC-D1: „Internalität" (*I*-Skala)	36.5 (7.6)	37.8 (6.3)	n.s.
– IPC-D1: „Externalität" (*E*-Skala)	22.8 (7.1)	23.3 (6.9)	n.s.
– IPC-D1: „Unvorhersehbarkeit" (*CU*-Skala)	29.3 (8.5)	27.3 (7.2)	n.s.
– IPC-D1: „Glück & Zufall" (*CG*-Skala)	8.8 (4.4)	8.3 (8.3)	n.s.
– Angst vor Unterzuckerungen	5.2 (4.4)	6.7 (4.3)	*
– Angst vor Folgeschäden	13.5 (2.2)	13.1 (3.0)	n.s.
– Einschätzung d. Gefährlichkeit v. Hypogl.	8.9 (4.4)	9.6 (4.2)	n.s.
– angestrebter HbA_{1c}-Wert	5.97 (0.79)	6.06 (0.5)	n.s.
diabetesunabhängig			
– Ängstlichkeit (STAI-Trait)	36.9 (8.4)	37.5 (10.3)	n.s.
– Depressivität (Zerssen d-Skala)	6.2 (5.2)	7.3 (5.7)	n.s.
– Emotionale Labilität (FPI-R)	4.9 (3.1)	5.1 (3.3)	n.s.
– Extraversion (FPI-R)	4.9 (3.6)	5.0 (3.2)	n.s.

Anmerkungen: Darstellung als $M(SD)$, wenn nicht anders angegeben. Signifikanzprüfung über Mann-Whitney-U-Statistik bzw. χ^2-Test ($\alpha = .05$).

* $p < .05$, n.s. nicht signifikant

Die Einschätzungen der Hypoglykämiewahrnehmungsgüte unterscheiden sich nicht signifikant und liegen mit 11.7 bzw. 12.1 im Mittel über der Skalenmitte der Analogskala. Die Prävalenzen von Hypoglykämieproblemen in beiden Gruppen sind vergleichbar. Dies gilt für beide definitorischen Kriterien (vgl. Tabelle 3.14 auf Seite 117). Nach Kriterium 1 (positive Hypoglykämieanamnese, Bewußtlosigkeitskriterium) leiden 28.8% bzw. 29.5% der Patienten in Kontroll- bzw. Interventionsgruppe unter einer Hypoglykämieproblematik. Nach Kriterium 2 (positive Hypoglykämieanamnese nach Fremdhilfekriterium und/oder subjektiv beeinträchtigte Hypoglykämiewahrnehmung) belaufen sich die Prävalenzen auf 42.2% bzw. 50.2%. Dieser Unterschied verfehlt das Signifikanzniveau.

Tabelle 5.4: Evaluationsergebnisse: Hypoglykämien und Hypoglykämiewahrnehmung zur Baseline t_0.

Parameter	Kontrolle $N = 102$	Intervention $N = 105$	
schwere Hypoglykämien (letzte 12 Monate, Anzahl)			
– Bewußtlosigkeitskriterium	1.33 (4.5)	1.4 (4.7)	n.s.
– Fremdhilfekriterium	1.15 (4.4)	2.05 (5.0)	*
schwere Hypoglykämien (Lifetime-Schätzung, Anzahl)			
– Bewußtlosigkeitskriterium	2.4 (5.4)	4.8 (13.5)	n.s.
– Fremdhilfekriterium	2.0 (4.6)	9.6 (24.6)	n.s.
Hypoglykämiewahrnehmungsgüte			
– Selbsteinschätzung	11.7 (5.3)	12.1 (4.9)	n.s.
– ärztliche Einschätzung	10.5 (6.0)	11.4 (4.8)	n.s.
Hypoglykämieprobleme			
– positiv N[%], Kriterium 1	29 (28.4)	31 (29.5)	n.s.
– positiv N[%], Kriterium 2	43 (42.2)	53 (50.5)	n.s.

Anmerkungen: Darstellung als $M(SD)$, wenn nicht anders angegeben. Signifikanzprüfung über Mann-Whitney-U-Statistik bzw. χ^2-Test ($\alpha = .05$); *Hypoglykämien:* Bewußtlosigkeitskriterium: Behandlung der Unterzuckerung durch i.m. Glukagon oder i.v. Glukose; Fremdhilfe: Behandlung der Unterzuckerung erfordert Eingreifen Dritter bei Nichtgegebenheit des Bewußtlosigkeitskriteriums. Lifetime-Angaben basieren auf der Schätzung des Patienten; *Hypoglykämiewahrnehmungsgüte:* Einschätzung anhand visueller Analogskala (18.5 cm, hoher Score repräsentiert gute Hypoglykämiewahrnehmung) durch behandelnden Stationsarzt bzw. Patienten; Selbsteinschätzung bezieht sich auf $N = 83$ (Kontrolle) bzw. $N = 86$ (Intervention); Definition eines Hypoglykämieproblems nach *Kriterium 1:* positive Hypoglykämieanamnese (retrospektiv 12 Monate bzw. prospektiv im Nachbefragungszeitraum); *Kriterium 2:* positive Hypoglykämieanamnese (retrospektiv 12 Monate bzw. prospektiv im Nachbefragungszeitraum) und/oder subjektiv beeinträchtigte Hypoglykämiewahrnehmung. Vorliegen einer Wahrnehmungsbeeinträchtigung, dabei definiert über Selbsteinschätzung der Hypoglykämiewahrnehmung (Score < 6.2).

* $p < .05$, n.s. nicht signifikant

Zusammenfassend läßt sich eine für die weitere Analyse der Ergebnisse hinreichende Äquivalenz der Gruppen zur Baseline konstatieren. Dies betrifft sowohl medizinische als auch psychosoziale Parameter. Auszunehmen ist hiervon der Parameter der Hypoglykämieangst, der im Mittel in der Interventionsgruppe deutlich höher liegt als bei den Kontrollen, sich aber immer noch im unteren Bereich der Skala bewegt. Im Bezug auf die Belastung durch Hypoglykämieprobleme sind die Gruppen vergleichbar. Hinsichtlich des Vorliegens einer Hypoglykämieproblematik ist von einer tendenziell stärkeren Belastung in der Interventionsgruppe auszugehen (schwere Hypoglykämien mit Fremdhilfe in den vergangenen 12 Monaten, Prävalenz nach Kriterium 2), was auch eine Erklärung der stärker ausgeprägten Angst vor Unterzuckerungen im Vergleich zu den Kontrollen sein könnte.

5.1.2 Nachbefragungszeitraum und Drop-Outs

Die Katamnesephase für die Interventionsgruppe konnte im Juni 2001 abgeschlossen werden. Nachbefragungszeiträume von Kontroll- und Interventionsgruppe unterscheiden sich nicht signifikant (Tabelle 5.5). Durch Rücksendung der Katamnesefragebögen konnten Nachbefragungsquoten von 64.7 % in Kontroll- bzw. Interventionsgruppe erreicht werden. Nach Durchführung der telefonischen Interviews wurde insgesamt eine Nachbefragungsquote von 85.5% erzielt (90.2% in der Kontroll-, 81.0% in der Interventionsgruppe; vgl. Nachbefragungsprotokoll in Abbildung 4.2). Es ergeben sich keine signifikanten Unterschiede zwischen den Gruppen hinsichtlich der Drop-Out-Raten. Alle schweren hypoglykämischen Episoden konnten entsprechend dem Nachbefragungsprotokoll telefonisch verifiziert werden.

Für die Bewertung der Effektivität hinsichtlich der primären Evaluationskriterien (Hypoglykämien, Hypoglykämiewahrnehmungsgüte, erhoben durch Katamnesebögen bzw. Telefoninterviews)

Tabelle 5.5: Evaluationsergebnisse: Nachbefragungszeitraum und Drop-Outs.

	Kontrolle ($N = 102$)		Intervention ($N = 105$)		
	M	(SD)	M	(SD)	
Nachbefragungs-zeitraum (Monate)	6.75	(3.2)	6.51	(3.5)	n.s.
	N	(%)	N	(%)	
Nachbefragungsquote					
– postalisch	66	(64.7)	68	(64.7)	
– telefonisch	26	(25.5)	17	(16.3)	
Σ	92	(90.2)	85	(81.0)	n.s.

Anmerkungen. Signifikanzprüfung durch deskriptive t-Tests bzw. χ^2-Tests ($\alpha = .05$).

n.s. nicht signifikant

ist die Rücklaufquote als sehr gut zu bewerten. Die allein durch Katamnesebögen erhobenen sekundären Zielparameter (Kontrollüberzeugungen, Diabeteswissen, diabetesassoziierte Einstellungen, Ängstlichkeit, Depressivität) sind dagegen hinsichtlich der erzielten Rücklaufquote suboptimal.

5.2 Hauptergebnisse

5.2.1 Primäre Zielkriterien

5.2.1.1 Hypoglykämieprobleme

Die Veränderungen der Prävalenzen von Hypoglykämieproblemen sind in den Tabellen 5.6 (Kriterium 1) bzw. 5.7 (Kriterium 2) zusammenfassend dargestellt. Im Falle des engeren Kriteriums, *Kriterium 1*, läßt sich beobachten, daß zu t_1 zehn Patienten (10.9%) der Kon-

Tabelle 5.6: Evaluationsergebnisse: Primäre Zielkriterien, Auftreten von Hypoglykämieproblemen (Kriterium 1) zu t_0 *vs.* t_1.

Kontrolle ($N = 92$)

		Kriterium 1 t_1 negativ N(%)		positiv N(%)		Σ	(%)
Kriterium 1 t_0	negativ N(%)	62	(67.4)	5	(5.4)	67	(72.8)
	positiv N(%)	20	(21.7)	5	(5.4)	25	(27.2)
	Σ (%)	82	(89.1)	10	(10.9)	92	(100)

Intervention ($N = 85$)

		Kriterium 1 t_1 negativ N(%)		positiv N(%)		Σ	(%)
Kriterium 1 t_0	negativ N(%)	61	(71.8)	2	(2.4)	63	(74.1)
	positiv N(%)	20	(23.6)	2	(2.4)	22	(25.9)
	Σ (%)	81	(95.3)	4	(4.7)	85	(100)

Anmerkungen: Definition eines Hypoglykämieproblems nach *Kriterium 1*: positive Hypoglykämieanamnese (Bewußtlosigkeitskriterium, retrospektiv 12 Monate bzw. prospektiv im Nachbefragungszeitraum).

Mantel-Haenszel-$\chi^2 = 2.991$, $p = .084$ ($\alpha = .025$)

trollgruppe unter einer Hypoglykämieproblematik im Vergleich zu $N = 25$ (27.2%) zu t_0 leiden. Es ist also eine Reduktion um 16.3 Prozentpunkte zu beobachten. Die Hälfte der zehn Patienten mit manifester Hypoglykämieproblematik zu t_1 hat zu t_0 bereits eine positive Diagnose nach Kriterium 1 aufgewiesen. Bei fünf Patienten ist ein Hypoglykämieproblem während des Katamnesezeitraums neu aufgetreten.

In der Interventionsgruppe sind zu t_1 vier Patienten (4.7%) von einer Hypoglykämieproblematik betroffen, im Vergleich zu $N = 22$ (25.9%) zu t_0. Es ist also eine Reduktion um 21.2 Prozentpunkte zu

Tabelle 5.7: Evaluationsergebnisse: Primäre Zielkriterien, Auftreten von Hypoglykämieproblemen (Kriterium 2) zu t_0 *vs.* t_1.

Kontrolle ($N = 92$)

		Kriterium 2 t_1					
		negativ N(%)		positiv N(%)		Σ	(%)
Kriterium 2 t_0	negativ N(%)	39	(42.4)	15	(16.3)	54	(58.7)
	positiv N(%)	15	(16.3)	23	(25.0)	38	(41.3)
	Σ (%)	54	(58.7)	38	(41.3)	92	(100)

Intervention ($N = 85$)

		Kriterium 2 t_1					
		negativ N(%)		positiv N(%)		Σ	(%)
Kriterium 2 t_0	negativ N(%)	41	(48.2)	3	(3.5)	44	(51.8)
	positiv N(%)	24	(28.2)	17	(20.0)	41	(48.2)
	Σ (%)	65	(76.5)	20	(23.5)	85	(100)

Anmerkungen: Definition eines Hypoglykämieproblems nach *Kriterium 2*: positive Hypoglykämieanamnese (retrospektiv 12 Monate bzw. prospektiv im Nachbefragungszeitraum) und/oder subjektiv beeinträchtigte Hypoglykämiewahrnehmung. Vorliegen einer Wahrnehmungsbeeinträchtigung, dabei definiert über Selbsteinschätzung der Hypoglykämiewahrnehmung (Score < 6.2).

Mantel-Haenszel-$\chi^2 = 5.45$, $p < .01$ ($\alpha = .025$)

beobachten. Zwei Patienten mit manifester Hypoglykämieproblematik zu t_1 haben zu t_0 bereits eine positive Diagnose nach Kriterium 1 aufgewiesen. Bei zwei Patienten ist demnach ein Hypoglykämieproblem während des Katamnesezeitraums neu aufgetreten.

Eine Betrachtung der Prävalenzen nach *Kriterium 2* führt zu deutlicheren Ergebnissen: es läßt sich beobachten, daß zu t_1 38 Patienten (41.3%) der Kontrollgruppe unter einer Hypoglykämieproblematik leiden, d. h. genausoviele Patienten wie zu t_0. Eine Reduktion ist nicht beobachtbar. 23 Patienten mit manifester Hypoglykämieproblematik zu t_1 (65.5% der Subgruppe) hat zu t_0 bereits eine positive Diagnose nach Kriterium 1 aufgewiesen. Dies bedeutet, daß bei 15 Patienten ein Hypoglykämieproblem während des Katamnesezeitraums neu aufgetreten ist.

In der Interventionsgruppe sind zu t_1 20 Patienten (23.5%) von einer Hypoglykämieproblematik betroffen, im Vergleich zu $N = 41$ (48.2%) zu t_0. Es ist also eine Reduktion um 24.7 Prozentpunkte zu beobachten. Siebzehn Patienten mit manifester Hypoglykämieproblematik zu t_1 haben zu t_0 bereits eine positive Diagnose nach Kriterium 2 aufgewiesen. Dies bedeutet, daß bei drei Patienten ein Hypoglykämieproblem während des Katamnesezeitraums neu aufgetreten ist - im Vergleich zu 15 „Neuerkrankungen" in der Kontrollgruppe.

Im Rahmen der Signifikanzprüfung durch Mantel-Haenszel-Tests wurde der α-Fehler für die zweimalige Testung wie im Untersuchungsplan vorgesehen entsprechend adjustiert. Während der Mantel-Haenszel-Test im Falle des definitorischem Kriteriums 1 für Hypoglykämie nicht signifkant wird, läßt sich auch nach α-Fehler-Adjustierung bei Kriterium 2 ein hochsignifikanter Effekt beobachten.

Logistische Regressionsanalyse. Um weiteren Aufschluß bezüglich der Effektivität der Interventionsmaßnahme zu erhalten, wurden zwei logistische Regressionsanalysen durchgeführt (Tabellen 5.8 und 5.9). In das Modell fanden als Kriterium das Vorliegen

Tabelle 5.8: Evaluationsergebnisse: Hypoglykämieprobleme (Kriterium 1) zu t_1, logistische Regressionsanalyse.

Parameter	*Schätzung*	SE	t	p	*odds ratio*
Konstante	-2.104	0.335	-6.282	.000	
Bedingung	-0.904	0.612	-1.477	.14	0.405

Anmerkungen. Kriterium: Hypoglykämieproblem (nach Kriterium 1) zu t_1 ja (1) *vs.* nein (0); *Prädiktor:* Bedingung: Kontrolle (1) *vs.* Intervention (0).

Log Likelihood=-48.95, $p = .122$; Konfidenzintervall „odds ratio" Bedingung: 0.122 (lower), 1.344 (upper); McFadden's $\rho^2 = .024$

einer Hypoglykämieproblematik zu t_1 (Codierung: Hypoglykämieprobleme ja [1] / nein [0]) sowie als Prädiktor die Bedingung Kontrolle *vs.* Intervention Eingang (Codierung: Kontrolle [1] / Intervention [0]). Für beide angewandten Kriterien zur Definition einer Hypoglykämieproblematik wurden Regressionsanalysen berechnet.

Im Falle der Definition nach Kriterium 1 liefert die logistische Regression kein signifikantes Gesamtmodell; eine Interpretation der Ergebnisse, insbesondere auch der „odds ratio" ist fraglich. Die zweite Analyse mit der Definition der Hypoglykämieproblematik nach dem weiter gefaßten Kriterium 2 führt dagegen zu einer signifikanten Lösung (Log Likelihood=-111.96, $p < .05$). Die Varianzaufklärung ist mit 2.9% allerdings gering (MacFadden's ρ^2). Hier ist die „odds ratio" für den Prädiktor „Bedingung" inhaltlich bedeutsam (vgl. Hosmer & Lemshow, 2000; Agresti, 1990). Die Zugehörigkeit in der Interventionsgruppe bedingt eine Senkung des relativen Risikos für das Auftreten einer Hypoglykämieproblematik zu t_1 um 56.3%. Einschränkend ist bei der Interpretation dieses Parameters anzumerken, daß es sich um ein Risiko in der Relation zur Kontrollgruppe handelt – nicht um faktisch absolute Risiken. Außerdem bleiben die – weitgehend als äquivalent anzusehenden – Prävalenzdaten hinsichtlich Hypoglykämieproblemen zu t_0 im Rahmen der

Tabelle 5.9: Evaluationsergebnisse: Hypoglykämieprobleme (Kriterium 2) zu t_1, logistische Regressionsanalyse.

Parameter	*Schätzung*	SE	t	p	*odds ratio*
Konstante	-0.351	0.212	-1.660	.097	
Bedingung	-0.827	0.332	-2.492	.013	0.437

Anmerkungen. Kriterium: Hypoglykämieproblem (nach Kriterium 2) zu t_1 ja (1) *vs.* nein (0); *Prädiktor:* Bedingung: Kontrolle (1) *vs.* Intervention (0).

Log Likelihood=-111.96, $p < .05$; Konfidenzintervall „odds ratio" Bedingung: 0.228 (lower), 0.838 (upper); McFadden's $\rho^2 = .029$

logistischen Regression unberücksichtigt. Dennoch stellt das Ergebnis der zweiten logistischen Regressionsanalyse mit der berechneten „odds ratio" einen deskriptiven Marker dar, der das Hauptergebnis im Hinblick auf die Wirksamkeitsprüfung ergänzt.

Güte der Stoffwechseleinstellung. Eine Bewertung der Effektivität der Intervention ist nur möglich, wenn gleichzeitig Parameter der Stoffwechseleinstellung berücksichtigt werden. Explizit ist hier die Qualität der Stoffwechseleinstellung (HbA_{1c}) zu nennen. Aus diesem Grund wird dieser Parameter auch im Kontext der Darstellung der Ergebnisse zur Hypoglykämieproblematik an dieser Stelle behandelt. Zur Signifikanzprüfung wurde dabei auf ein nonparametrisches Verfahren rekurriert, da die Verteilung der HbA_{1c}-Werte deutlich von einer Normalverteilung abweicht. Hinsichtlich des HbA_{1c} unterscheiden sich Kontroll- und Interventionsgruppe zu t_1 nicht signifikant (Mann-Whitney-Test $U = 2159.5$, $p = .51$; Tabelle 5.10). Im Mittel ist eine Verbesserung der Stoffwechseleinstellung von t_0 zu t_1 in beiden Untersuchungsgruppen beobachtbar, ein Unterschied der sich als signifikant erweist (Friedman-Test über beide Untersuchungsgruppen t_0 *vs.* t_1: $p < .01$).

Deutlich einschränkend ist zu erwähnen, daß im Falle des HbA_{1c}

und der übrigen Parameter der Insulintherapie zahlreiche Fehlwerte zu t_1 vorliegen. Die entsprechenden Fallzahlen im Sinne einer „available cases"-Analyse (Little & Rubin, 1987) sind in Tabelle 5.10 aufgeführt. Eine Ursache für das Vorliegen der Fehlwerte im Falle des HbA_{1c} liegt darin begründet, daß zahlreiche Patienten im Katamnesezeitraum keine HbA_{1c}-Bestimmung durch den niedergelassenen Diabetologen bzw. Hausarzt haben durchführen lassen, oder – vermutlich im Falle einer „schlechten Stoffwechseleinstellung" – die Angabe des Wertes verweigert haben. Da anzunehmen ist, daß diese Fehlwerte zumindest partiell einer Systematik unterliegen bzw. nicht auszuschließen ist, daß sich die tatsächlichen Stoffwechselparameter der Patienten mit „missing values" systematisch von denjenigen mit kompletten Datensätzen unterscheiden, ist bei der Interpretation dieses Ergebnisses Vorsicht angebracht. Bezüglich der Aussagekraft der Ergebnisse zu den übrigen erhobenen Stoffwechselparametern, bei denen sich ebenfalls keine signifikanten Unterschiede zwischen den Gruppen zu t_1 feststellen lassen, sind die gleichen Einschränkungen entsprechend zu konstatieren (Tabelle 5.10). Im Rahmen der deskriptiven Signifikanzprüfung (Mann-Whitney-U-Test über Differenzwerte t_0 *vs.* t_1) lassen sich hier keine Gruppenunterschiede hinsichtlich Parametern der Insulintherapie und des Körpergewichts feststellen.

5.2.1.2 Auftreten schwerer Hypoglykämien

Zur Analyse der Häufigkeit schwerer Unterzuckerungen mit Bewußtlosigkeit bzw. erforderlicher Fremdhilfe wurden die katamnestisch erfaßten Häufigkeiten auf den Zeitraum von zwölf Monaten extrapoliert, um eine Vergleichbarkeit mit den zu t_0 erhobenen retrospektiven Häufigkeiten herzustellen. Tabelle 5.11 gibt einen Überblick über die Ergebnisse. Zur statistischen Analyse wurde wiederum ein nonparametrisches Verfahren eingesetzt (Mann-Whitney-Test über Differenzscores t_0 *vs.* t_1), da im Falle des Parameters der Anzahl schwerer Hypoglykämien die Normalverteilungsannahme nicht aufrechterhalten werden kann.

In beiden Patientengruppen reduziert sich die Anzahl schwerer Hypoglykämien nach dem Bewußtlosigkeitskriterium (vgl. Abbildung 5.1a). Diese Reduktion ist allerdings in der Kontrollgruppe wesentlich schwächer ausgeprägt als in der Interventionsgruppe (1.26 ± 4.5 *vs.* 0.94 ± 5.3 bzw. 1.13 ± 4.6 *vs.* 0.11 ± 0.5, $M \pm SD$). Die Differenzscores t_0 *vs.* t_1 unterscheiden sich aber nicht signifikant ($U = 4220, p = .26$).

Im Falle der schweren Hypoglykämien nach Fremdhilfekriterium ist ein signifikanter Unterschied zwischen den Patientengruppen zu beobachten (Differenzscores; $U = 4571.5, p < .01$). Ein gegenläufiger Verlauf ist offensichtlich (Abbildung 5.1b): während es in der Interventionsgruppe zu einer deutlichen Reduktion der Anzahl schwerer Hypoglykämien mit Fremdhilfe kommt – bei einer gleichzeitig höheren Anzahl zu t_0 im Vergleich zu den Kontrollen –, ist bei den Kontrollen eine drastische Zunahme beobachtbar.

Bei beiden Parametern ist auf deren hohe Streubreite hinzuweisen, was auch durch die in Abbildung 5.1 dargestellten Standardfehler illustriert wird. In diesem Zusammenhang muß darauf hingewiesen werden, daß sich die beobachteten hypoglykämischen Episoden in beiden Untersuchungsgruppen auf eine vergleichsweise kleine Anzahl der Patienten verteilt. Hierbei sei nochmals auf Tabelle 5.6 auf Seite 171 verwiesen. Die Mehrzahl der Patienten erleidet keine schweren Hypoglykämien. In Anbetracht des signifikanten Unterschieds im Falle der schweren Unterzuckerungen nach Fremdhilfekriterium muß nochmals die „Unschärfe" dieser Definition erwähnt werden (vgl. Kapitel 2.2).

5.2.1.3 Hypoglykämiewahrnehmung

Beide Gruppen weisen zu t_1 niedrigere Scores bei der Selbsteinschätzung der Hypoglykämiewahrnehmungsgüte auf (Tabelle 5.11; Abbildung 5.2). Allerdings ist diese Veränderung bei der Interventionsgruppe deutlich geringer als bei den Kontrollen. Die Interventionsgruppe bewegt sich im Mittel zu t_1 auf einem ähnlichen Niveau wie zur Baseline (12.05 ± 4.8 *vs.* 11.71 ± 5.1, $M \pm SD$), während die Kon-

Tabelle 5.10: Evaluationsergebnisse: primäre Zielkriterien, Analyse der Stoffwechselparameter t_0 *vs.* t_1.

Parameter	Kontrolle t_0 M	(SD)	Kontrolle t_1 M	(SD)	Intervention t_0 M	(SD)	Intervention t_1 M	(SD)	
HbA_{1c} (%)	6.8	(1.5)	6.2	(1.3)	6.8	(1.6)	6.3	(0.9)	n.s.
		($N = 77$)				($N = 60$)			
Gewicht (kg)	73.6	(15.5)	71.8	(15.0)	71.8	(13.0)	71.2	(11.8)	n.s.
		($N = 76$)				($N = 34$)			
Body Mass Index (kg/m²)	25.4	(4.3)	24.4	(4.9)	24.3	(2.9)	24.2	(2.6)	n.s.[a]
		($N = 76$)				($N = 34$)			
Insulindosis									
– Gesamtdosis (I.E./die)	54.2	(27.9)	48.2	(14.6)	52.4	(15.2)	48.2	(14.6)	n.s.
		($N = 75$)				($N = 31$)			
– Anteil Basalversorgung (% / die)	0.51	(0.11)	0.49	(0.1)	0.52	(0.1)	0.51	(0.1)	n.s.
		($N = 72$)				($N = 31$)			
– I.E. / Körpergewicht (kg) / die	0.74	(0.3)	0.66	(0.2)	0.77	(0.3)	0.70	(0.2)	n.s.
		($N = 74$)				($N = 30$)			

Anmerkungen: Signifikanzprüfung durch Mann-Whitney-Test bezieht sich auf die Differenzen t_0–t_1 ($\alpha = .05$); „available cases"-Analyse, zugrundeliegendes N in Klammern.

n.s. nicht signifikant; [a] $p = .094$

Tabelle 5.11: Evaluationsergebnisse: primäre Zielkriterien t_0 *vs.* t_1.

	Kontrolle ($N = 92$)		Intervention ($N = 85$)			
	t_0	t_1	t_0	t_1		
Parameter	M (SD)	M (SD)	M (SD)	M (SD)	U	
schwere Hypogl. (Anz. 12 Monate, Bewußtlosigkeitskriterium)	1.26 (4.5)	0.94 (5.3)	1.13 (4.6)	0.11 (0.5)	4220	n.s.
schwere Hypogl. (Anz. 12 Monate, Fremdhilfekriterium)	1.27 (4.7)	3.05 (0.7)	1.91 (4.6)	0.77 (3.5)	4571.5	**
Hypoglykämiewahrnehmung (Score)	11.53 (5.6)	10.03 (4.7)	12.05 (4.8)	11.71 (5.1)	3008	n.s.[a]

Anmerkungen: Signifikanzprüfung durch Mann-Whitney-Test bezieht sich auf die Differenzen t_0–t_1 ($\alpha = .05$); Hypoglykämiehäufigkeiten zu t_1 wurden zur Vergleichbarkeit auf 12 Monate extrapoliert.
[a] $p = .064$

n.s. nicht signifikant; ** $p < .01$

Tabelle 5.12: Evaluationsergebnisse: sekundäre Zielkriterien t_0 *vs.* t_1.

	Kontrolle				Intervention				
Parameter	M	(SD)	M	(SD)	M	(SD)	M	(SD)	
hypoglykämiespez. Wissen (Score)	29.0	(2.5)	21.2	(6.1)	29.4	(5.1)	25.0	(4.1)	n.s.
	($N = 52$)				($N = 53$)				
IPC-D1 „Internalität“ (Score)	37.7	(6.0)	38.7	(7.1)	38.4	(7.0)	38.2	(5.7)	n.s.
	($N = 50$)				($N = 47$)				
IPC-D1 „Externalität“ (Score)	22.5	(7.0)	19.5	(7.4)	23.1	(7.1)	21.7	(8.2)	n.s.
	($N = 50$)				($N = 47$)				
IPC-D1 „Unvorhersehbarkeit“ (Score)	28.1	(7.8)	24.4	(8.2)	26.7	(7.7)	25.2	(8.1)	n.s.
	($N = 50$)				($N = 47$)				
IPC-D1 „Glück & Zufall“ (Score)	8.8	(4.3)	7.5	(3.4)	7.9	(3.3)	7.8	(4.0)	n.s.
	($N = 50$)				($N = 47$)				
Angst vor Hypoglykämien (Score)	5.1	(4.2)	4.3	(3.7)	6.0	(4.1)	5.3	(3.9)	n.s.
	($N = 53$)				($N = 51$)				
Angst vor Folgeschäden (Score)	13.9	(1.6)	9.8	(5.2)	13.5	(2.5)	8.2	(3.9)	n.s.
	($N = 54$)				($N = 55$)				
angestrebter HbA_{1c} (%)	5.9	(0.7)	6.0	(0.6)	6.1	(0.5)	6.1	(0.5)	n.s.
	($N = 50$)				($N = 51$)				
Gefährlichkeitseinschätzung (Score)	9.5	(4.3)	8.7	(4.4)	9.9	(4.1)	9.0	(4.2)	n.s.
	($N = 49$)				($N = 46$)				
Ängstlichkeit (STAI-Trait, Score)	36.2	(8.5)	36.5	(10.5)	36.5	(10.1)	38.1	(11.5)	n.s.
	($N = 53$)				($N = 49$)				
Depressivität (d-Skala, Score)	6.5	(6.2)	7.9	(6.8)	7.9	(6.1)	6.8	(6.1)	n.s.[a]
	($N = 50$)				($N = 51$)				

Anmerkungen: Signifikanzprüfung durch Mann-Whitney-Test bezieht sich auf die Differenzen t_0–t_1 ($\alpha = .05$); „available cases“-Analyse, zugrundeliegendes N in Klammern.

[a] $p = .09$; n.s. nicht signifikant

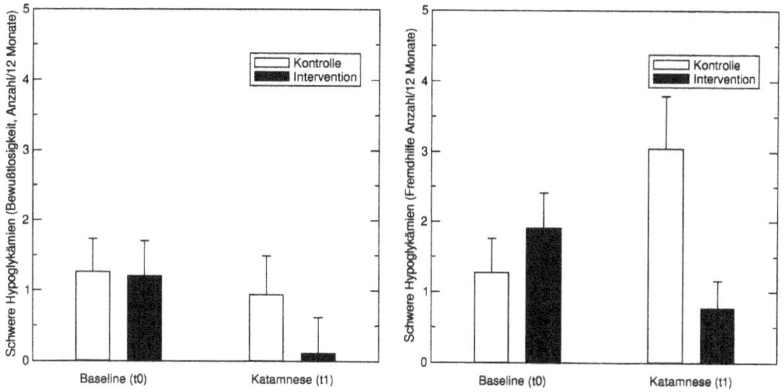

(a) Bewußtlosigkeitskriterium.

(b) Fremdhilfekriterium.

Abbildung 5.1: Evaluationsergebnisse: Primäre Zielkriterien, Prävalenz schwerer Hypoglykämien.

Anmerkungen: Darstellung als $M \pm SEM$. Hypoglykämiehäufigkeiten zu t_1 wurden zur Vergleichbarkeit auf 12 Monate extrapoliert.

trollgruppe im Mittel eine Verschlechterung um mehr als einen Skalenpunkt angibt (11.53 $\pm$ 5.6 *vs.* 10.03 $\pm$4.7, $M \pm SD$). Der Mann-Whitney-Test der Differenzwerte verfehlt das Signifikanzniveau ($U = 3008, p = .064$).

5.2.2 Sekundäre Zielkriterien

In Tabelle 5.12 sind die Ergebnisse hinsichtlich der sekundären Evaluationskriterien zusammengefaßt. Da die sekundären Evaluationskriterien – Diabeteswissen, diabetesbezogene Einstellungen, Ängstlichkeit und Depressivität – durch die postalisch versandten Katamnesebögen erfaßt wurden, liegt hier eine deutlich geringere Rücklaufquote vor, als dies bei den primären Zielkriterien der Fall

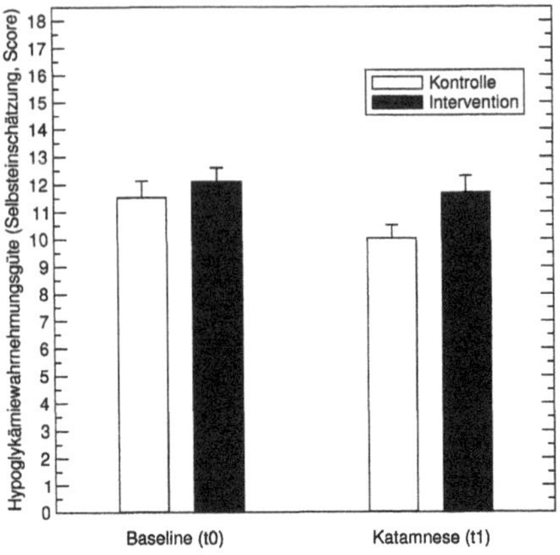

Abbildung 5.2: Evaluationsergebnisse: Primäre Zielkriterien, Hypoglykämiewahrnehmungsgüte.

Anmerkungen: Darstellung als $M \pm SEM$.

ist (siehe Tabelle 5.5). Dies ist bei der Interpretation der Ergebnisse zu berücksichtigen. Entsprechend der Darstellung bei den Parametern der Stoffwechseleinstellung und Insulintherapie basiert die Tabelle auf den für die jeweiligen Parameter gültigen „available cases". Die jeweiligen Fallzahlen sind dabei angemerkt.

5.2.2.1 Diabetesbezogenes Wissen

Hinsichtlich des hypoglykämiebezogenen Wissens lassen sich weder Veränderungen von t_0 zu t_1 noch Gruppenunterschiede beobachten. Dies ist vermutlich auf den im Rahmen der Ist-Analyse beobachteten „Deckeneffekt" beim Wissensscore zurückzuführen. Die Patienten beider Untersuchungskollektive verfügen im Mittel über ein hohes hypoglykämiebezogenes Wissen – dieser Parameter weist zudem eine geringe Streuung auf, was die Vermutung, es handele sich um einen „Deckeneffekt", untermauert.

5.2.2.2 Diabetesassoziierte Einstellungen

In den vier Subskalen des IPC-D1 sind keine Unterschiede im Verlauf oder zwischen den Gruppen beobachtbar. Die zur Baseline beobachtbare hohe Angst vor Folgeerkrankungen bleibt auch zu t_1 vorhanden. Unterschiede zwischen den Gruppen sind nicht feststellbar. Ebenso verändert sich die Angst vor Unterzuckerungen nicht – hier bleibt das schon zur Baseline beschriebene höhere Niveau der Angst vor Hypoglykämien in der Interventionsgruppe erhalten, der Gruppenunterschied verfehlt in diesem Falle allerdings das Signifikanzniveau. Hinsichtlich der übrigen Parameter aus dem Bereich diabetesbezogener Einstellungen lassen sich keine Unterschiede zwischen den Gruppen ausmachen.

5.2.2.3 Ängstlichkeit und Depressivität

Als weitere sekundäre Zielkriterien wurden Ängstlichkeit (STAI-Trait) und Depressivität (d-Skala) erfaßt. Im Falle des STAI-Scores lassen sich im Rahmen der Analyse keine Unterschiede beobachten. Die Depressivität weist in der Kontrollgruppe einen geringfügigen Anstieg, in der Interventionsgruppe einen leichten Abfall auf. Zusammenfassend läßt sich feststellen, daß sich Ängstlichkeit und Depressivität, welche in diesem Zusammenhang als Indikator für die individuelle psychische Belastung bzw. für das Wohlbefinden gewertet werden können, weder in Kontroll- noch Interventionsgruppe nennenswert verändern.

5.3 Deskriptive Analyse

Im Rahmen einer weitergehenden deskriptiven Analyse der Daten werden im folgenden dargestellt:

1. *Drop-out-Analyse* – zur Identifikation etwaiger „biases" hinsichtlich der durch den Rücklauf erzielten Datensätze im Vergleich zu den Drop-Outs;

Tabelle 5.13: Evaluationsergebnisse: Drop-out-Analyse, logistische Regression.

Parameter	*Schätzung*	SE	t	p	*odds ratio*
Konstante	-4.579	1.303	-3.515	.000	
HbA_{1c}	0.564	0.186	3.042	.002	1.76
IPC „Glück & Zufall"	-0.157	.094	-1.657	0.098	0.85

Anmerkungen. Endgültiges Modell der hierarchischen logistischen Regression („step-wise forward"); *Kriterium:* Drop-out ja (1) *vs.* nein (0).

Log Likelihood=-51.675, $p = .003$; Konfidenzintervalle „odds ratio" HbA_{1c}: 1.222 (lower), 2.529 (upper); IPC „Glück & Zufall": 0.766 (lower), 1.029 (upper); McFadden's $\rho^2 = .115$

2. *Subgruppenanalyse* – deskriptive post-hoc-Analyse „treatment responder" *vs.* „non-responder";

3. *Bewertung der Maßnahme* – deskriptive Analyse der Bewertung der Interventionsmaßnahme durch die teilnehmenden Patienten, die unmittelbar nach Abschluß eines Gruppenkurses in Form von strukturierten Rückmeldefragebögen vorgenommen wurde;

4. *„hand-held computer"* – Analyse der Inanspruchnahme des HHC-Angebots, Darstellung der HHC-Ergebnisse und Abschätzung des potentiellen therapeutischen Nutzens.

5.3.1 Drop-Outs

In Tabelle 5.14 sind die Baselinecharakteristika der Drop-outs in Kontroll- bzw. Interventionsgruppe im Vergleich zur Referenz aufgeführt. Dargestellt sind dabei „komplette" Drop-outs, d. h. Patienten, bei denen weder Katamnesebögen vorliegen noch Telefoninterviews durchgeführt werden konnten. Eine Abschätzung der Unterschiede erfolgte dabei mittels Mann-Whitney-Tests, die für Kontrolle bzw. Intervention getrennt berechnet wurden.

Die Drop-outs der Kontrollgruppe fallen durch einen höheren HbA_{1c}, eine höhere Anzahl an diabetischen Folgeerkrankungen und ein höheres Wissen zur Baseline auf. Tendenziell signifikante Unterschiede lassen sich bei Alter (Drop-outs jünger), internalen bzw. externalen Kontrollüberzeugungen (Drop-outs höhere bzw. geringfügig höhere Scores) sowie der Gefährlichkeitseinschätzung von schweren Hypoglykämien (Drop-outs mit deutlich niedrigerer eingeschätzter Gefährlichkeit) feststellen.

Ein ähnlicher Unterschied hinsichtlich des HbA_{1c}-Wertes läßt sich in der Interventionsgruppe beobachten mit einer schlechteren Stoffwechseleinstellung der Drop-outs zur Baseline. Tendenzielle Unterschiede sind hier im Falle der Hypoglykämiehäufigkeit (mehr schwere Hypoglykämien bei den Drop-outs), der Hypoglykämiewahrnehmung (schlechtere Hypoglykämiewahrnehmung bei den Drop-outs) der Skala „Glück & Zufall" des IPC-D (Drop-outs mit im Mittel leicht niedrigeren Scores) sowie des Extraversion-Scores (Drop-outs mit im Mittel niedrigeren Scores) beobachtbar.

Im Rahmen dieser deskriptiven Betrachtung lassen sich keine eindeutig interpretierbaren Charakteristika der Drop-outs feststellen. Die beobachteten Altersunterschiede und die in beiden Gruppen schlechtere Stoffwechseleinstellung zur Baseline könnte mit einer geringeren Motivation zur Studienteilnahme bzw. einer geringeren allgemeinen gesundheitsbezogenen Motivation zusammenhängen. Ebenso könnte ein kausaler Zusammenhang zwischen Vorliegen gravierender Folgeerkrankungen und der Motivation zur Teilnahme liegen, in dem Sinne, daß das Thema „Hypoglykämie" in den Hintergrund rückt.

Inhaltlich problematischer sind die beobachteten Unterschiede in der Interventionsgruppe im Hinblick auf die Zielkriterien der schweren Hypoglykämien mit Fremdhilfe und der Hypoglykämiewahrnehmungsgüte. Die 20 Drop-outs der Interventionsgruppe weisen hier im Mittel höhere Hypoglykämiehäufigkeiten und eine schlechtere Hypoglykämiewahrnehmung auf. Dieser Unterschied läßt sich zwar durch die Signifikanzprüfung nicht erhärten, könnte aber im Sinne eines selektiven Drop-out-Effektes die Hauptergeb-

Tabelle 5.14: Evaluationsergebnisse: Drop-Outs (komplett fehlende Datensätze zu t_1; weder Katamnesebögen vorliegend noch telefonisch erreicht) im Vergleich zur Referenz (t_0).

	Kontrolle ($N = 102$)					Intervention ($N = 105$)				
	Drop-out ($N = 10$)		Referenz ($N = 92$)			Drop-out ($N = 20$)		Referenz ($N = 85$)		
Parameter	*M*	(*SD*)	*M*	(*SD*)		*M*	(*SD*)	*M*	(*SD*)	
Alter (Jahre)	27.5	(7.3)	35.0	(13.2)	n.s.[a]	34.8	(11.5)	37.5	(14.7)	n.s.
Diabetesdauer (Jahre)	14.8	(9.3)	16.3	(9.3)	n.s.	12.1	(4.8)	17.1	(10.8)	n.s.
HbA_{1c} (%)	8.3	(2.4)	6.85	(1.5)	*	7.4	(1.4)	6.9	(1.5)	*
Folgeerkrankungen (Anzahl)	1.1	(0.9)	0.6	(0.8)	*	0.6	(0.7)	0.6	(0.9)	n.s.
schwere Hypogl. (Bewußtl., Anz. 12 M.)	2.1	(4.7)	1.3	(4.6)	n.s.	2.7	(5.3)	1.1	(4.6)	n.s.[e]
schwere Hypogl. (Fremdhilfe, Anz. 12 M.)	0.0	(0.0)	1.3	(4.7)	–	2.6	(6.2)	1.9	(4.6)	n.s.
Hypoglykämiewahrnehmung (Score)	12.6	(6.1)	11.5	(5.6)	n.s.	9.7	(5.1)	12.1	(4.8)	n.s.[f]
Fragebogen zu t_0 verfügbar (N[%])	8	(80.0)	75	(81.5)		15	(75.0)	70	(82.4)	
Diabetes-Wissen (DWT-Typ I K, Score)	85.0	(7.0)	78.4	(6.8)	*	75.4	(10.9)	76.8	(7.7)	n.s.
hypoglykämiespez. Wissen (Score)	26.3	(1.5)	25.1	(2.5)	n.s.	24.7	(3.1)	25.3	(2.5)	n.s.
IPC-D1 „Internalität" (Score)	38.6	(11.1)	36.3	(7.3)	n.s.[b]	36.6	(5.7)	38.1	(6.4)	n.s.
IPC-D1 „Externalität" (Score)	22.9	(4.0)	22.7	(7.4)	n.s.[c]	21.9	(5.4)	23.6	(7.2)	n.s.
IPC-D1 „Unvorhersehbarkeit" (Score)	34.1	(8.2)	28.9	(8.3)	n.s.	27.7	(6.8)	27.2	(7.3)	n.s.
IPC-D1 „Glück & Zufall" (Score)	10.0	(6.5)	8.7	(4.2)	n.s.	7.2	(3.0)	8.5	(2.6)	n.s.[g]
Angst vor Hypoglykämien (Score)	3.5	(4.9)	5.3	(4.4)	n.s.	7.5	(4.6)	6.5	(4.2)	n.s.
Angst vor Folgeschäden (Score)	13.8	(1.3)	13.5	(2.2)	n.s.	12.5	(3.5)	13.2	(2.9)	n.s.
angestrebter HbA_{1c} (%)	6.4	(0.8)	5.9	(0.8)	n.s.	6.0	(0.4)	6.1	(0.5)	n.s.
Gefährlichkeitseinschätzung (Score)	6.0	(2.7)	9.2	(4.5)	n.s.[d]	9.1	(4.3)	9.7	(4.2)	n.s.
Ängstlichkeit (STAI-Trait, Score)	35.7	(6.4)	37.0	(8.5)	n.s.	38.4	(11.7)	37.3	(10.1)	n.s.
Depressivität (d-Skala, Score)	7.1	(7.5)	6.1	(5.0)	n.s.	5.5	(4.1)	7.7	(6.0)	n.s.
emotionale Labilität (FPI-R, Score)	5.2	(3.2)	4.9	(3.1)	n.s.	4.9	(3.4)	5.2	(3.3)	n.s.
Extraversion (FPI-R, Score)	7.1	(4.2)	4.7	(3.5)	n.s.	3.7	(2.7)	5.3	(3.2)	n.s.[h]

Anmerkungen: Signifikanzprüfung durch Mann-Whitney-Test ($\alpha = .05$).

[a] $p = .073$; [b] $p = .080$; [c] $p = .052$; [d] $p = .084$; [e] $p = .083$; [f] $p = .071$; [g] $p = .098$; [h] $p = .060$; * $p < .05$; n.s. nicht signifikant

Tabelle 5.15: Evaluationsergebnisse: Baselineunterschiede der Subgruppen in der Interventionsgruppe zu t_1.

Parameter	Gruppe 00 ($N = 41$)		Gruppe 01 ($N = 3$)		Gruppe 10 ($N = 24$)		Gruppe 11 ($N = 17$)		
	M	(SD)	M	(SD)	M	(SD)	M	(SD)	
Alter (Jahre)	37.8	(15.6)	27.0	(4.6)	37.5	(15.7)	38.6	(12.0)	n.s.
Diabetesdauer (Jahre)	15.7	(11.1)	14.7	(6.1)	18.5	(11.3)	19.4	(10.0)	n.s.
HbA_{1c} (%)	7.4	(1.8)	7.3	(1.1)	6.4	(1.0)	6.5	(1.2)	*
Folgeerkrankungen (Anzahl)	0.6	(0.9)	1.0	(1.7)	0.5	(0.8)	0.5	(0.6)	n.s.
schwere Hypoglykämien (Bewußtlosigkeit, Anzahl 12 Monate)	—	—	—	—	1.3	(1.6)	3.4	(4.7)	n.s.
schwere Hypoglykämien (Fremdhilfe, Anzahl 12 Monate)	—	—	—	—	3.1	(5.5)	5.9	(7.8)	n.s.[a]
Hypoglykämiewahrnehmungsgüte (Score)	14.4	(3.3)	14.2	(2.3)	11.9	(4.2)	6.3	(4.3)	**
Fragebogen zu t_0 verfügbar (N[%])	35	(85.4)	3	(100.0)	22	(91.7)	11	(64.7)	
Diabeteswissen (DWT-Typ I K, Score)	76.7	(8.3)	82.7	(0.6)	75.0	(6.9)	79.4	(7.3)	*
hypoglykämiespez. Wissen (Subskala, Score)	25.4	(2.7)	26.0	(1.7)	24.8	(2.3)	25.9	(2.5)	n.s.
IPC-D1 „Internalität" (Score)	38.3	(6.6)	37.9	(2.0)	38.4	(7.1)	36.3	(6.1)	n.s.
IPC-D1 „Externalität" (Score)	24.5	(7.3)	22.0	(1.0)	23.8	(8.5)	20.2	(4.4)	n.s.
IPC-D1 „Unvorhersehbarkeit" (Score)	26.8	(6.9)	28.0	(5.3)	28.4	(6.7)	26.0	(10.9)	n.s.
IPC-D1 „Glück & Zufall" (Score)	9.3	(3.4)	7.3	(1.5)	7.5	(3.0)	8.1	(5.4)	n.s.
Angst vor Hypoglykämien (Score)	7.0	(4.6)	6.7	(6.3)	5.5	(3.1)	6.9	(4.8)	n.s.
Angst vor Folgeschäden (Score)	13.5	(2.9)	13.0	(0.9)	12.9	(3.3)	13.2	(3.1)	n.s.
angestrebter HbA_{1c} (%)	6.0	(0.6)	6.4	(0.6)	6.1	(0.5)	6.3	(0.6)	n.s.
Gefährlichkeitseinschätzung (Score)	9.8	(4.4)	8.4	(5.4)	9.9	(4.2)	9.5	(3.7)	n.s.
Ängstlichkeit (STAI-Trait, Score)	37.4	(10.3)	47.7	(6.8)	33.9	(8.6)	40.2	(11.0)	n.s.[b]
Depressivität (d-Skala, Score)	7.6	(5.8)	10.3	(4.3)	7.2	(6.9)	7.8	(5.5)	n.s.
emotionale Labilität (FPI-R, Score)	5.6	(3.5)	5.7	(1.2)	4.1	(2.8)	5.7	(3.5)	n.s.
Extraversion (FPI-R, Score)	4.7	(3.2)	4.3	(2.1)	6.1	(3.2)	5.9	(3.3)	n.s.

Anmerkungen: Signifikanzprüfung durch Kruskal-Wallis-Test ($\alpha = .05$) über alle Subgruppen, außer: schwere Hypoglykämien nur Vergleich Gruppe 10 *vs.* Gruppe 11; Gruppendefinition nach Kriterium 2 (pos. Hypoglykämieanamnese und/oder beeinträchtigte Wahrnehmung); *Gruppe 00*: kein Hypoglykämieproblem zu t_0 und t_1; *Gruppe 01*: kein Hypoglykämieproblem zu t_0, Hypoglykämieproblem zu t_1; *Gruppe 10*: Hypoglykämieproblem zu t_0, keines zu t_1; *Gruppe 11*: Hypoglykämieproblem zu t_0 und t_1.

[a] $p = .097$; [b] $p = .09$; * $p < .05$; ** $p < .01$; n.s. nicht signifikant

Tabelle 5.16: Evaluationsergebnisse: Unterschiede zu t_1, Subgruppen in der Interventionsgruppe.

Parameter	Gruppe 00 ($N = 41$) M (SD)	Gruppe 01 ($N = 3$) M (SD)	Gruppe 10 ($N = 24$) M (SD)	Gruppe 11 ($N = 17$) M (SD)	
HbA_{1c} (%)	6.6 (1.1)	5.9 (0.0)	6.2 (1.0)	5.9 (0.5)	n.s.
	($N = 29$)	($N = 1$)	($N = 16$)	($N = 17$)	
schwere Hypoglykämien (Bewußtlosigkeit, Anzahl 12 Monate)	— —	0.0 (0.0)	— —	0.5 (1.0)	n.s.
schwere Hypoglykämien (Fremdhilfe, Anzahl 12 Monate)	— —	0.67 (0.58)	— —	3.3 (7.3)	n.s.
Hypoglykämiewahrnehmungsgüte (Score)	14.2 (3.4)	8.7 (5.1)	12.9 (3.5)	5.2 (4.3)	**
Fragebogen zu t_1 verfügbar (N[%])	29 (70.7)	2 (66.7)	21 (87.5)	16 (88.2)	
hypoglykämiespez. Wissen (Subskala, Score)	20.7 (0.9)	30.0 (0.0)	22.6 (5.0)	21.8 (4.7)	n.s.
	($N = 26$)	($N = 2$)	($N = 21$)	($N = 10$)	
IPC-D1 „Internalität" (Score)	38.4 (5.0)	39.5 (0.7)	37.9 (6.2)	34.2 (8.6)	n.s.
	($N = 24$)	($N = 18$)	($N = 16$)	($N = 11$)	
IPC-D1 „Externalität" (Score)	21.6 (8.1)	22.0 (1.4)	21.9 (10.0)	22.2 (7.2)	n.s.
	($N = 24$)	($N = 2$)	($N = 18$)	($N = 11$)	
IPC-D1 „Unvorhersehbarkeit" (Score)	24.1 (7.3)	30.0 (5.7)	25.9 (8.5)	31.2 (11.3)	n.s.
	($N = 24$)	($N = 2$)	($N = 18$)	($N = 11$)	
IPC-D1 „Glück & Zufall" (Score)	8.2 (3.9)	8.0 (1.4)	8.8 (5.6)	8.2 (5.2)	n.s.
	($N = 24$)	($N = 2$)	($N = 18$)	($N = 11$)	
Angst vor Hypoglykämien (Score)	4.7 (3.7)	7.8 (5.9)	4.7 (3.3)	8.5 (4.4)	n.s.[a]
	($N = 21$)	($N = 2$)	($N = 16$)	($N = 10$)	
Angst vor Folgeschäden (Score)	7.8 (4.0)	13.0 (1.1)	8.4 (4.3)	8.3 (3.2)	n.s.
	($N = 21$)	($N = 2$)	($N = 16$)	($N = 14$)	
angestrebter HbA_{1c} (%)	6.0 (0.5)	6.8 (0.4)	6.0 (0.4)	6.1 (0.4)	n.s.
	($N = 26$)	($N = 2$)	($N = 21$)	($N = 12$)	
Gefährlichkeitseinschätzung (Score)	8.5 (4.1)	11.4 (2.3)	9.4 (4.3)	8.3 (3.6)	n.s.
	($N = 26$)	($N = 2$)	($N = 19$)	($N = 10$)	
Ängstlichkeit (STAI-Trait, Score)	38.3 (12.7)	49.5 (3.5)	36.4 (9.8)	44.2 (10.2)	n.s.
	($N = 25$)	($N = 2$)	($N = 19$)	($N = 12$)	
Depressivität (d-Skala, Score)	6.6 (5.9)	10.7 (3.0)	5.7 (5.5)	11.0 (10.4)	n.s.
	($N = 25$)	($N = 2$)	($N = 19$)	($N = 12$)	

Anmerkungen: Signifikanzprüfung durch Kruskal-Wallis-Test ($\alpha = .05$) über alle Subgruppen, außer: schwere Hypoglykämien nur Vergleich Gruppe 10 *vs.* Gruppe 11; zur Definition der Subgruppen siehe Tabelle 5.14.

[a] $p = .067$; ** $p < .01$; n.s. nicht signifikant

nisse der Evaluation beeinflussen (Drop-out der Patienten mit ausgeprägteren Hypoglykämieproblemen in der Interventionsgruppe).

Um die potentielle Rolle von Baselinecharakteristika für den beobachteten Drop-out weiter zu untersuchen, wurde eine logistische Regressionsanalyse durchgeführt. Hierbei kam eine „stepwise"-Prozedur mit sukzessiver Aufnahme der Prädiktoren zum Einsatz. Als potentielle Prädiktoren wurden alle in der deskriptiven Drop-out-Analyse aufgeführten Baselineparameter in Betracht gezogen mit dem Kriterium Drop-out (1) *vs.* Non-Drop-out (0). Kontroll- und Interventionsgruppe wurden dabei zusammen betrachtet. Tabelle 5.13 faßt die Ergebnisse der Regressionsanalyse zusammen. In das Modell mit aufgenommen wurden in dieser Reihenfolge: Güte der Stoffwechseleinstellung zur Baseline (HbA_{1c}), Skalenscore „Glück & Zufall" des IPC-D. Das Gesamtmodell (Log Likelihood = –51.675, $p < .01$) erzielt eine Varianzaufklärung von 11.5% (McFadden's ρ^2).

Die Ergebnisse der logistischen Regressionsanalyse sprechen gegen einen selektiven, mit den primären Zielkriterien Hypoglykämien und Hypoglykämiewahrnehmung zusammenhängenden Drop-out. Die Aufnahme des HbA_{1c} deckt sich mit der Beobachtung im Rahmen der deskriptiven Analyse, d. h. der Vermutung eines Trends der Patienten mit einer eher schlechten Stoffwechseleinstellung nicht mehr an der Katamnese teilzunehmen. Überraschend und schwer zu interpretieren ist die Aufnahme des IPC-Skalenscores, der im zweiten Schritt der Analyse aufgenommen wird. Hinzuweisen ist dabei allerdings auch auf die engen Konfidenzintervallgrenzen der betreffenden „odds ratio" sowie der nur tendenziellen Signifikanz des Prädiktors ($p = .098$).

5.3.2 Klinisch relevante Subgruppen

Im Rahmen einer weitergehenden deskriptiven Analyse wurde das Patientenkollektiv entsprechend dem Vierfelderschema in Tabelle 5.7 in vier klinisch relevante Subgruppen unterteilt:

1. *Gruppe 00*: kein Hypoglykämieproblem (nach Kriterium 2) zu t_0 und t_1 („unbelastete Patienten");

2. *Gruppe 01*: kein Hypoglykämieproblem zu t_0, Vorliegen eines Problems zu t_1 („Neuerkrankungen");

3. *Gruppe 10*: Hypoglykämieproblem zu t_0, keines zu t_1 („erfolgreiche Behandlungen", „treatment responder");

4. *Gruppe 11*: Hypoglykämieproblem zu t_0 und t_1 („treatment non-responder").

Die deskriptive Analyse beschränkt sich hierbei bewußt auf die Definition des Hypoglykämieproblems nach Kriterium 2 (schwere Hypoglykämie und/oder beeinträchtigte Hypoglykämiewahrnehmung), da hier deutlichere Effekte der Interventionsmaßnahme beobachtbar waren, die durch eine weitere Auswertung im Hinblick auf potentielle kausale Zusammenhänge näher beleuchtet werden können.

Die Charakteristika der vier *post hoc* gebildeten Subgruppen sind in den Tabellen 5.15 und 5.16 zusammengefaßt. Tabelle 5.15 beschreibt dabei die Charakteristika der Gruppen zur Baseline t_0. Tabelle 5.16 gibt einen Überblick über die Charakteristika der Subgruppen zum Nachbefragungszeitpunkt t_1. Zur deskriptiven Signifikanzprüfung kam der Kruskal-Wallis-Test zum Vergleich aller vier Subgruppen zur Anwendung, auf inferenzstatistische Einzelvergleiche zwischen den Gruppen wurde dabei verzichtet. Zusammenfassend lassen sich folgende Beobachtungen zu den vier Subgruppen festhalten:

- *Gruppe 00:* diese Patienten fallen durch einen im Mittel höheren HbA_{1c}-Wert zu t_0 auf (Kruskal-Wallis-Test über die vier Subgruppen $H = 9.13, p < .05$). Dieser Befund ist vor dem Hintergrund des Stellenwerts der Stoffwechseleinstellung als Risikomarker für das Auftreten von Hypoglykämien plausibel. Ebenso ist die Hypoglykämiewahrnehmungsgüte zu t_0 wie t_1

im Mittel im Vergleich zu den anderen Subgruppen am besten (Kruskal-Wallis-Test über die vier Subgruppen zu t_0 $H = 29.9$, $p < .01$, zu t_1 $H = 9.9, p < .05$);

- *Gruppe 01:* die Subgruppe derjenigen Patienten, die im Verlauf des Katamnesezeitraums ein manifestes Hypoglykämieproblem entwickeln, ist mit $N = 3$ sehr gering besetzt - dies erschwert auch eine Bewertung der Charakteristika. Im Vergleich zur anderen zu t_0 unbelasteten Gruppe (Gruppe 00) fällt auf, daß zwar zu t_0 eine vergleichbar gute Hypoglykämiewahrnehmungsgüte zu beobachten ist, die zu t_1 aber deutlich einbricht ($M \pm SD$, t_0 *vs.* t_1: 14.2 ± 2.3 *vs.* 8.7 ± 5.1).

Bei einer deskriptiven Betrachtung der übrigen Parameter lassen sich keine potentiellen Ursachen für diesen Abfall in der Hypoglykämiewahrnehmungsgüte identifizieren. Im Falle der Stoffwechselgüte zu t_1 liegt nur der HbA_{1c}-Wert eines einzigen Probanden vor. Dieser kann zwar mit 5.9% durchaus als „superoptimal" gewertet werden, über die Entwicklung der Einstellungsqualität der übrigen zwei Patienten kann aber nichts ausgesagt werden, so daß die Hypothese eines Zusammenhangs zwischen Einbruch der Hypoglykämiewahrnehmungsgüte und der HbA_{1c}-Entwicklung zu gewagt ist. Weiter fällt eine gewisse Steigerung der Angst vor Unterzuckerungen - bei allerdings beträchtlichen Streuungen - auf ($M \pm SD$, t_0 *vs.* t_1: 6.7 ± 6.3 *vs.* 7.8 ± 5.9). Dies könnte im Zusammenhang mit der Tatsache gesehen werden, daß sich bei dieser Subgruppe während des Katamnesezeitraums ein Hypoglykämieproblem neu manifestiert hat.

Hinsichtlich der übrigen Parameter lassen sich im Vergleich zu der anderen zu t_0 unbelasteten Subgruppe keine Auffälligkeiten feststellen. Lediglich auf das im Mittel niedrigere Alter und die etwas geringere Diabetesdauer der drei Probanden in Gruppe 01 ist hinzuweisen. Darüber hinaus zeichnet sich diese Gruppe durch den höchsten Wissensscore im Vergleich zu den anderen Subgruppen aus (Kruskal-Wallis-Test über die vier Subgruppen zu t_0, DWT-K: $H = 10.3, p < .05$; Subskala hypoglykämiespezifisches Wissen zu t_0 bzw. t_1: nicht signifikant mit $H = 2.8$ bzw. $H = 5.2$);

- *Gruppe 10:* diese Subgruppe weist zu t_0 im Vergleich zu den unbelasteten Subgruppen 00 und 01 eine noch relativ gute Hypoglykämiewahrnehmungsgüte auf, die zu t_1 im Mittel konstant bleibt ($M \pm SD$, t_0 *vs.* t_1: 11.9 ± 4.2 *vs.* 12.9 ± 3.5). Der HbA_{1c} ist deutlich niedriger als in den ersten beiden Gruppen, was erwartet werden konnte, und bleibt auch zu t_1 in diesem Bereich;

- *Gruppe 11:* Ähnlich wie die andere zur Baseline belastete Gruppe, weist diese Subgruppe eine normnahe Stoffwechseleinstellung auf. Die Gruppe mit einer interventionsresistenten Hypoglykämieproblematik fällt vor allem durch eine schlechte Hypoglykämiewahrnehmung zu t_0 auf. Diese verbessert sich im Katamnesezeitraum im Mittel nicht, sondern verschlechtert sich weiter ($M \pm SD$, t_0 *vs.* t_1: 6.3 ± 4.3 *vs.* 5.2 ± 4.3).

  Plausibel angesichts der persistierenden Hypoglykämieproblematik ist der Befund der im Mittel höchsten Hypoglykämieangst zu t_1 ($M \pm SD$, t_0 *vs.* t_1: 6.9 ± 4.8 *vs.* 8.5 ± 4.4). Im Mittel ist ein Anstieg der Depressivität während des Katamnesezeitraums beobachtbar ($M \pm SD$, t_0 *vs.* t_1: 7.8 ± 5.5 *vs.* 11.0 ± 10.4).

  Es fällt keine typische Konstellation der Baselinecharakteristika auf, die einen Hinweis auf die Therapieresistenz der Hypoglykämieproblematik geben könnte.

Zur weiteren Untersuchung der Unterschiede der klinisch relevanten Subgruppen wurde eine Diskriminanzanalyse durchgeführt. Hierbei wurden die beiden Gruppen 10 bzw. 11 betrachtet, d. h. es wurden Präventionsaspekte (Gruppe 00 bzw. 01) ausgeklammert und nur die Subgruppen der „treatment responder" bzw. „non-responder" untersucht. Die Diskriminanzanalyse sollte über mögliche

Tabelle 5.17: Evaluationsergebnisse: deskriptive Diskriminanzanalyse, Prädiktion des Therapieerfolgs bei Patienten der Interventionsgruppe mit manifester Hypoglykämieproblematik zu t_0 ($N = 41$).

	Parameter	Wilk's λ	$F_{approx.}$	df_1	df_2	p	*Diskr.koeff.*
Schritt 1:	Hypogl.wahrn.	0.69	17.9	1	39	.0001	1.18
Schritt 2:	Alter	0.53	16.3	3	38	.0000	0.969
Schritt 3:	Wissenstest	0.46	14.4	4	37	.0000	0.901
Schritt 4:	IPC „Intern."	0.41	12.8	4	36	.0000	0.657

Anmerkungen. Step-wise forward Prozedur, F-to-enter: 4; aufgeführt sind die standardisierten Diskriminanzkoeffizienten.

Gesamtmodell Wilk's $\lambda = 0.412$, $F_{approx.}(4, 36) = 12.84$, $p < .01$

Korrelate der „Treatmentresistenz" zur Baseline t_0 Aufschluß geben. Es wurde eine hierarchische Diskriminanzanalyse („step-wise forward" F-to-enter: 4, F-to-remove: 3.9; Huberty, 1994) durchgeführt. Die Gruppierungsvariable wurde mit „0" für die Subgruppe der „treatment responder" (Gruppe 10) bzw. „1" für die Subgruppe der „non-responder" (Gruppe 11) codiert.

Tabelle 5.17 faßt das endgültige diskriminanzanalytische Modell zusammen. In das Modell aufgenommen werden Hypoglykämiewahrnehmungsgüte, Alter, Wissensscore und der Skalenscore „Internalität" des IPC-D. Die erzielte Klassifikation ist zu 85% korrekt („jack-knifed"). Diese Ergebnisse könnten dahingehend interpretiert werden, daß die beobachtete „Therapieresistenz" in Gruppe 11 Patienten höheren Alters betrifft, die über ein vergleichsweise hohes Ausgangsniveau an Diabeteswissen verfügen und sich eher die Verantwortung für Therapieerfolg oder -mißerfolg selbst zuschreiben. Eine beeinträchtigte Hypoglykämiewahrnehmung zur Baseline scheint sich besonders ungünstig auf den Therapieerfolg auszuwirken.

Tabelle 5.18: Evaluationsergebnisse: Bewertung der Schulungsmaßnahme durch die Patienten ($N = 92$).

Parameter	M	(SD)
Qualität der Schulungsmaterialien	2.3	(0.9)
Umfang und Inhalt der Schulung	2.4	(0.7)
Didaktik/Einbeziehung von Übungen	2.7	(1.1)
Moderation/Gruppenleitung	2.3	(0.96)
„Gesamtnote“	2.4	(0.7)
	N	(%)
„etwas Neues dazugelernt“ (Zustimmung)	77	(83.7)
„Schulung besser im Vgl. zu herkömmlicher Schulung“ (Zustimmung)	57	(62.0)

Anmerkungen. Bewertungen durch Teilnehmer der Interventionsgruppe direkt nach Beendigung der Intervention. Bewertung nach Schulnotensystem (1 = „sehr gut“ bis 6 = „ungenügend“).

5.3.3 Bewertung der Intervention

Von den $N = 105$ Patienten der Interventionsgruppe sind insgesamt 92 schriftliche Bewertungsbögen verfügbar, die direkt im Anschluß nach der Beendigung der Intervention von den Patienten bearbeitet wurden. Die übrigen Patienten wollten keine schriftliche Rückmeldung zum Schulungsprogramm geben. Tabelle 5.18 faßt die Bewertung einzelner Aspekte der Maßnahme im Schulnotensystem zusammen (1 = „sehr gut“ bis 6 = „ungenügend“). Die Bewertungen bewegen sich dabei im Mittel zwischen „gut“ und „befriedigend“. Die Mehrzahl der Patienten, bei denen Rückmeldungen vorliegen, geben an, Neues dazugelernt zu haben bzw. halten die Schulung im Vergleich zu ihnen bekannten, herkömmlichen Maßnahmen für besser.

Abbildung 5.3 gibt einen Überblick über Freitextkommentare der Patienten („welche Themen sollten Ihrer Meinung nach stärker behandelt werden?“), die verschiedenen Kategorien zugeordnet wurden. Auffallend ist, daß hier insgesamt wenige Anmerkungen vor-

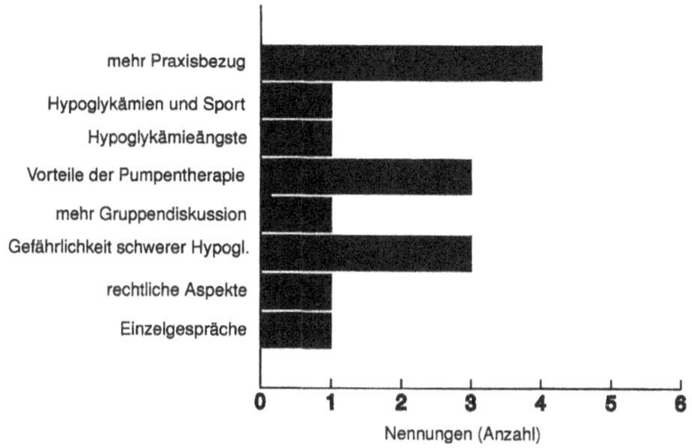

Abbildung 5.3: Evaluationsergebnisse: Anmerkungen der Patienten der Interventionsgruppe zu den Schulungsinhalten: „Welche Schulungsinhalte sollten mehr Raum einnehmen/behandelt werden?" ($N = 92$).

liegen. Genannt wurden unter anderem der Wunsch nach noch mehr Praxisbezug im Sinne der Diskussion individueller Beispiele und Problemsituationen (fünf Nennungen). Mit jeweils vier Nennungen wurde der Wunsch nach einer vertieften Darstellung von Aspekten der Insulinpumpentherapie im Zusammenhang mit Hypoglykämieproblemen (z. B. Basalratenadaptation) sowie der „Gefährlichkeit" von schweren Hypoglykämien (insbesondere neurologische/neuropsychologische Defizite nach schweren Unterzuckerungen) genannt. Einzelne Anmerkungen bezogen sich auf den Wunsch nach „psychologischen" Aufnahme- und Entlassungsgesprächen im Einzelsetting, rechtliche Aspekte der Unterzuckerungsproblematik (Straßenverkehr, Schwerbehinderung, Schuldunfähigkeit), vermehrte Gruppendiskussionen sowie Themen, die eher Randgruppen zuzuordnen sind, wie starke Hypoglykämieängste sowie Unterzuckerungen bei sportlicher Aktivität.

5.3.4 Einsatz der „hand-held computer"

Insgesamt 67 Patienten nahmen das Angebot wahr, während des stationären Aufenthalts einen HHC zu nutzen. Von diesen 67 arbeiteten 59 Patienten (Alter: 35.3 $\pm$ 14.2; HbA_{1c}: 7.6 $\pm$ 1.5, $M \pm SD$; Geschlecht [männlich]: 22[37.3%]) hinreichend oft mit dem HHC, so daß eine Auswertung möglich war. Es fällt auf, daß – im Vergleich zum HHC-Einsatz im Rahmen der Voruntersuchung (Kapitel 3.1) – die Probanden den HHC mit im Mittel 40.2 $\pm$ 19.2 Prozeduraufrufen deutlich öfter nutzten. Es ist davon auszugehen, daß die erzielten Ergebnisse dadurch an Aussagekraft gewinnen. Als Ursachen für die deutlich intensivere HHC-Nutzung ist die im Vergleich zur Voruntersuchung kürzere Prozedur zu erwähnen und insbesondere auch die Tatsache, daß die Patienten die Prozedur nur selbst auslösten, und keine Aufforderung durch das System erfolgte – ein Umstand, den viele Probanden während der Voruntersuchung beklagten. Insgesamt 21 der teilnehmenden Patienten leiden unter einem Hypoglykämieproblem entsprechend Kriterium 2 (35.6%). Tabelle 5.19 stellt die Ergebnisse des HHC-Einsatzes analog zur Analyse im Rahmen der Voruntersuchung dar. Hierbei wurde zwischen Patienten mit Hypoglykämieproblem (nach Kriterium 2) und ohne Hypoglykämieproblem unterschieden.

Ergebnisse. Die Gruppe der Patienten mit einem Hypoglykämieproblem ($N = 12$) weist einen höheren Anteil von hypoglykämischen Trials auf – ein Unterschied, der das Signifikanzniveau allerdings verfehlt. Entsprechend der Ergebnisse der Voruntersuchung sind die signifikanten Unterschiede im Hinblick auf die Symptomwahrnehmung ein Indiz für die Validität der Erfassungsmethode.

Auf zwei potentiell bedeutsame Unterschiede ist allerdings hinzuweisen: zum einen unterscheiden sich die beiden Patientengruppen zwar signifikant im Hinblick auf die Hypoglykämieentdeckungsrate (im Mittel 12.96% *vs.* 34.39%), aber eine nähere Betrachtung der hypoglykämischen Trials verdeutlicht, daß jeweils fast die Hälfte der entdeckten hypoglykämischen Episoden nicht mit einem

Tabelle 5.19: Evaluationsergebnisse: „hand-held computer" im Rahmen der Intervention: Symptome, Reaktionszeiten und Hypoglykämieentdeckung bei Probanden mit *vs.* ohne Hypoglykämieprobleme.

Parameter	mit Hypoglykämieproblem [a] $N = 21$		ohne Hypoglykämieproblem $N = 38$		
Anteil hypoglykämischer Werte (Blutglukose < 60 mg/dl)	35.46	27.5	21.54	32.2	n.s.
Symptomzunahme [b]					
– autonom	0.9	0.4	2.17	2.5	**
– neuroglykopenisch	−0.01	0.01	0.98	1.5	**
Verschlechterung Testleistung [b]					
– Reaktionszeit (ms)	0.07	1.5	0.45	1.7	n.s.
– Fehler (Anzahl)	1.63	4.2	1.83	5.3	n.s.
Hypoglykämieentdeckung [c]					
– Entdeckung insgesamt (%)	12.96	18.8	34.39	34.1	**
– Entdeckung mit Symptomzunahme (%) [d]	6.8	15.4	18.2	20.1	n.s. [e]
– Entdeckung ohne Symptomzunahme (%)	6.1	14.3	16.17	30.0	n.s.

Anmerkungen. Darstellung als $M(SD)$, wenn nicht anders angeben. Signifikanzprüfung durch deskriptive t-Tests ($\alpha = .05$).

[a] Kriterium für Vorliegen eines Hypoglykämieproblems: mindestens eine schwere Hypoglykämie in den vergangenen zwölf Monaten und Selbsteinschätzung der Hypoglykämiewahrnehmung als beeinträchtigt; kein Hypoglykämieproblem: keine schweren Hypoglykämien, subjektiv intakte Hypoglykämiewahrnehmung (entsprechend Kriterium 2)
[b] Symptomzunahme bzw. Leistungsverschlechterung ausgedrückt als z-Werte, basierend auf den individuellen Baselines (euglykämische Trials)
[c] Entdeckungsraten basieren auf Vergleich des geschätzten *vs.* gemessenen Blutglukosespiegels
[d] Bedeutsamer Symptomanstieg definiert über das Kriterium einer Standardabweichung (basierend auf euglykämischer Baseline)
[e] $p = .092$

** $p < .01$; n.s. nicht signifikant

deutlichen Symptomanstieg einhergehen (bedeutsamer Symptomanstieg definiert via 1 *SD*-Kriterium über individueller euglykämischer Baseline). Dieser Befund kann als Hinweis dafür gewertet werden, daß die Symptomerfassung via Symptomcheckliste über HHC nur unzureichend den tatsächlichen Prozess der Hypoglykämiewahrnehmung erfaßt. Die Entdeckung von Hypoglykämien bei nicht gleichzeitigem Symptomanstieg könnte z. B. auf die Nutzung situationaler Hinweisreize (z. B. Insulinkinetik, Zeitpunkt der Nahrungsaufnahme) oder auch darauf zurückzuführen sein, daß wichtige, individuelle Symptome sich nicht in der vorgegebenen Symptomliste widerspiegeln und eine gleichzeitige Zurückhaltung besteht, via Freitext individuelle Symptome in das System einzugeben. In der Tat waren kaum Freitexteingaben während hypoglykämischer Trials zu verzeichnen (insgesamt zwei). Dies ist vermutlich auch auf die physiologischen Effekte der Unterzuckerungen zurückzuführen, d. h. daß der Patient im Zuge einer fortschreitenden Neuroglykopenie als aversivem Zustand auf eine Freitexteingabe lieber verzichtet, um die Prozedur rasch zu beenden.

Zum zweiten scheinen die Leistungen im neu implementierten *Reaktionstest* auf andere Weise durch eine Hypoglykämie affiziert zu sein als das Go/Nogo-Paradigma in der Voruntersuchung. Sicherlich ist das Mehrfachwahlparadigma auch komplexer, was das Auftreten von Fehlern während den Hypoglykämien erklären kann. Dies war am Go/Nogo-Paradigma nicht beobachtbar. Die Ergebnisse legen den Schluß nahe, daß es im Falle des Go/Nogo-Paradigmas zu einem „speed-accuracy-tradeoff" kommt (Wickelgreen, 1977; im Zusammenhang mit Hypoglykämien beschrieben bei Holmes, 1990b ; Wirsén, Fallroth, Lindgren & Argadh, 1992): die Patienten verlangsamen sich, die Leistungen büßen aber nicht an Genauigkeit ein (Fehlerzahl). Beim Mehrfachwahlparadigma scheint der umgekehrte Fall einzutreten (kaum Verlangsamung bei deutlich mehr Fehlern). Dieser Befund deckt sich mit den experimentellen Befunden von Driesen, Cox, Gonder-Frederick und Clarke (1995). Auffallend ist im Vergleich zur Voruntersuchung ebenfalls, daß sich die beiden untersuchten Gruppen hinsichtlich der hypoglykämiebedingten Veränderungen der Testleistung nicht unterscheiden. Dieser Befund läßt sich dahingehend interpretieren, daß es auch bei Patienten mit einem Hypoglykämieproblem zu einer Leistungsverschlechterung während einer Unterzuckerung kommen kann, diese Leistungseinbrüche aber tendenziell nicht zur Symptomwahrnehmung im Sinne neuroglykopenischer Symptome genutzt werden.

Therapeutischer Nutzen. Neben der erfolgten, eher forschungsorientierten Darstellung der Ergebnisse darf nicht außer Acht gelassen werden, daß die HHC primär als therapeutisches Angebot in das Schulungscurriculum mit aufgenommen wurde. Aus diesem Grunde wurde der integrierte Reaktionstest auch um eine „Rückmeldungskomponente" ergänzt: die Patienten schätzen nach jeder Testdurchführung ihre Reaktionszeit bzw. Fehleranzahl und bekommen danach die tatsächlichen Ergebnisse als objektive Rückmeldung. Ziel dieser „Rückmeldungskomponente" war, die Patienten dadurch für neuroglykopenische Effekte der Unterzuckerung auf ihre Leistungen und damit die neuroglykopenische Symptomwahrnehmung zu sensibilisieren.

In der Tat ist bei den Patienten, die die HHC nutzten, eine Verbesserung der Schätzgenauigkeit im Verlauf zu beobachten. Dies wird in Abbildung 5.4 anhand eines Scatterplots illustriert. Dargestellt ist die Differenz zwischen geschätzter und tatsächlicher Reaktionszeit (Ordinate) *vs.* die Trialnummer (Abszisse) über alle Patienten. Eine deutliche Reduktion der Streuung der Differenzen ist auffällig, die als Indikator für eine Verbesserung der Selbsteinschätzung gewertet werden könnte.

Sicherlich ist diese Verbesserung der Schätzgenauigkeit per se nicht als „therapeutischer Erfolg" zu werten. Genausowenig läßt sich eine „spezifische" Effektivität des HHC-Einsatzes auf die Effektivität des Schulungsprogramms ableiten. Auf der anderen Seite steht die mögliche Sensibilisierung für die Subtilität neuroglykopenischer Effekte sowie die Erfahrung der prinzipiellen Verbesserbarkeit der Wahrnehmung solcher subtilen Symptome. Weiterhin ist

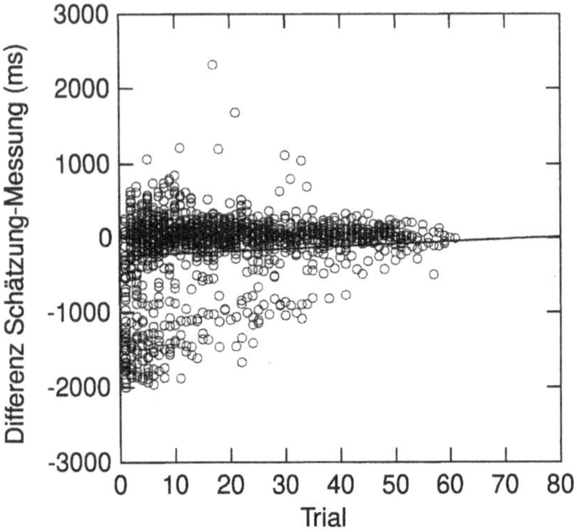

Abbildung 5.4: Evaluationsergebnisse: „hand-held computer" im Rahmen der Intervention; Differenz Schätzung der Testleistung – tatsächliche Reaktionszeit (ms) *vs.* Trialnummer

die Auseinandersetzung insbesondere mit der Thematik der intraindividuellen Variabilität der Wahrnehmung von Hypoglykämiesymptomen zu nennen, die im Rahmen der Diskussion der Ergebnisse des HHC-Einsatzes im Gruppensetting zum Abschluß jeder Schulungsgruppe stattfand. Aus dieser Perspektive könnte eine HHC-basierte fakultative Komponente des Programms weiterhin wertvoller Bestandteil einer Hypoglykämieschulung sein.

Bewertung durch die Patienten. Die Rückmeldungen durch die Patienten fielen größtenteils positiv aus. Nach Ende der Nutzungszeit wurde von den Patienten ein Kurzfragebogen zur Bewertung des HHC-Einsatzes bearbeitet, der auch die Möglichkeit zu freien Kommentaren beinhaltet. Tabelle 5.20 gibt einen Überblick über Anmerkungen der Patienten, die das HHC-Angebot genutzt haben. Die

Tabelle 5.20: Evaluationsergebnisse: „hand-held computer" im Rahmen der Intervention; Kritik und Gestaltungsvorschläge durch Patienten.

- Integration verschiedener Reaktionstests wäre sinnvoll (Nennungen: 5)
- Monotonie des Reaktionstests wird bemängelt (Nennungen: 2)
- Abstimmung/Nutzung der Computer im Rahmen der Sportanpassung (Nennungen: 2)
- Einsatz über längeren Zeitraum (evtl. schon prästationär) wäre sinnvoll: „Ich bräuchte einen längeren Zeitraum, um mit dem Comp. zu arbeiten. Etwa die letzten fünf Arbeitsgänge war ich 'eingelernt', vorher nicht." (Nennungen: 2)
- der Praxisbezug des Reaktionstests sei zu gering: „Die Auswertung dieses Tests bringt sicher interessante Aspekte für mich, die praktische Nutzung ist eher sekundär" (Nennungen: 3)
- Programm sei schwer zu bedienen wegen zu kleiner Tastatur des Geräts: „Bin [beim Test] öfters mit den Fingernägeln hängengeblieben und meine sind noch nicht mal so lang" (Nennungen: 6)
- Prozedur sei nicht motivierend genug: „das Gerät nimmt man nur zur Hand, wenn man sich wohl fühlt" (Nennungen: 1)
- Itemskalierung nach Schulnotensystem wäre hilfreicher (Nennungen: 1)
- Symptomliste unvollständig, Freitexteingabe zu umständlich (Nennungen: 1)
- Möglichkeit zur Unterbrechung und Wiederaufnahme der Prozedur wäre wünschenswert (Nennungen: 1)

Anmerkungen. Wörtlich wiedergegebene Kommentare sind durch Anführungszeichen kenntlich gemacht.

„Lästigkeit" der HHC-Nutzung wurde auf zwei sechsstufigen Ratingskalen erfaßt (1: „überhaupt nicht lästig" bis 6: „sehr lästig"). Die erste der Skalen bezieht sich auf die Belastung/„Lästigkeit", die durch das Mitführen des Kleincomputers entsteht, die zweite auf die Bearbeitung der Prozedur. Die Probanden berichten über eine im Mittel durchschnittliche „Lästigkeit" auf beiden Skalen (3.3 $\pm$ 1.6 bzw. 3.4 $\pm$ 1.6, $M \pm SD$). 60.7% der Patienten ($N = 37$) geben an, nochmal an einem HHC-Versuch teilnehmen zu wollen, wenn dazu Gelegenheit besteht.

5.4 Zusammenfassung

Im folgenden werden die Ergebnisse der Evaluation anhand der zugrundeliegenden Fragestellungen im Überblick zusammengefaßt.

5.4.1 Erste Fragestellung: Interventionsaspekt

Im Hinblick auf den primären Zielparameter – das Vorliegen von Hypoglykämieproblemen zu t_0 *vs.* t_1 hat sich das neue Interventionskonzept als wirksam erwiesen. Im Falle des medizinisches Kriteriums des Auftretens schwerer Hypoglykämien konnte kein signifikanter Effekt erzielt werden – bei Heranziehung des um den Parameter der Hypoglykämiewahrnehmung erweiterten Kriteriums ist dagegen ein auch nach Adjustierung des α-Fehlers signifikanter Effekt beobachtbar. Dies konnte auch durch die Ergebnisse der logistischen Regressionsanalyse gezeigt werden, in der eine relative Risikoreduktion von 56.3% durch die Teilnahme am neuen Interventionsprogramm erzielt werden konnte.

Die Häufigkeit schwerer Unterzuckerungen weist beträchtliche Streuungen zu t_0 und t_1 auf. Im Falle der schweren Hypoglykämien nach Bewußtlosigkeitskriterium ist kein signifikanter Effekt des Programms nachweisbar – im Falle der weiter gefaßten Definition der Fremdhilfe zeigt sich ein signifikanter Effekt. Der Zielparameter der Hypoglykämiewahrnehmungsgüte unterscheidet sich nicht zwischen Kontroll- und Interventionsgruppe.

Kontroll- und Interventionsgruppe sind vergleichbar hinsichtlich relevanter Stoffwechselparameter zu t_1. Relevant ist dies insbesondere im Falle des HbA_{1c}: die Interventionsgruppe weist im Mittel keinen höheren HbA_{1c}-Wert, d. h. eine „schlechtere Stoffwechseleinstellung" auf. Die Reduktion der schweren Hypoglykämien und die Senkung der Prävalenz von Hypoglykämieproblemen wurde offensichtlich nicht durch ein „Höherlegen" des Blutglukosespiegels und dem damit assoziierten höheren Risiko für diabetische Folgeerkrankungen erkauft. Bei der Würdigung der Befunde zu berücksichtigen ist allerdings die Tatsache, daß bei den über Katamnesebögen erfaßten Stoffwechselparametern häufige „missing values" auftreten.

Die im Rahmen der Drop-out-Analyse durchgeführte logistische Regression ergibt keine Hinweise auf einen mit den untersuchten Zielkriterien im Zusammenhang stehenden selektiven Drop-out. Als stärkster Prädiktor für die Nichtteilnahme an der katamnestischen Datenerhebung erweist sich dabei die Güte der Stoffwechseleinstellung zur Baseline – die Drop-outs weisen im Mittel einen höheren HbA_{1c}-Wert zu t_0 auf.

5.4.2 Zweite Fragestellung: Präventionsaspekt

Das neue Behandlungsprogramm weist im Vergleich zur Standardschulung deutlichere präventive Effekte auf. Dies wird an der Anzahl der „Neuerkrankungen" im Hinblick auf Hypoglykämieprobleme zu t_1 deutlich. Lediglich bei drei zu t_0 unbelasteten Patienten der Interventionsgruppe manifestierte sich während des Katamnesezeitraums ein Hypoglykämieproblem nach erweitertem definitorischem Kriterium, das die Hypoglykämiewahrnehmungsgüte mit berücksichtigt. In der Kontrollgruppe traten demgegenüber bei 15 Patienten neu manifestierte Probleme auf.

5.4.3 Dritte Fragestellung: Modifikation diabetesassoziierter Einstellungen

In diesem Bereich lassen sich keine differentiellen Effekte beobachten. Zu berücksichtigen ist allerdings, daß die Analyse der sekundären Zielkriterien durch „missing data" bei den Katamnesefragebögen deutlich eingeschränkt ist.

5.4.4 Fragestellung: „psychisches Wohlbefinden" (Ängstlichkeit, Depressivität)

Entsprechend der dritten Fragestellung ist auch hier darauf hinzuweisen, daß die Aussagekraft der Ergebnisse durch „missing values" deutlich eingeschränkt ist. Es lassen sich keine Effekte hinsichtlich des über die allgemeine Ängstlichkeit (STAI-Trait) und Depressivität (d-Skala) operationalisierten psychischen Wohlbefindens feststellen.

Im Rahmen der durchgeführten Subgruppenanalyse läßt sich beobachten, daß zu t_0 unbelastete Patienten, bei denen sich während des Nachbefragungszeitraums ein Problem manifestiert, die Angst vor Hypoglykämien zunimmt. Dieser Befund ist plausibel, es lassen sich allerdings keine Unterschiede im Hinblick auf die allgemeine Ängstlichkeit beobachten, während die Depressivitätsscores im Mittel bei den „neuerkrankten" Patienten der Interventionsgruppe zu t_1 höher liegen als zur Baseline.

5.4.5 Fünfte Fragestellung: differentielle Indikation

Der Fragenkomplex der differentiellen Indikation beschränkte sich auf eine Analyse der Baselinecharakteristika der Interventionsgruppen hinsichtlich deren Beitrags zu Therapieerfolg bzw. -mißerfolg.

Im Rahmen der Diskriminanzanalyse ergeben sich Hinweise auf den Beitrag verschiedener Baselinecharakteristika zum Therapieerfolg in der Interventionsgruppe. Zu nennen sind hier die Parameter der Hypoglykämiewahrnehmungsgüte zu t_0, des Alters, des Diabeteswissens sowie der IPC-D1-Skala „Internalität".

Offensichtlich profitieren Patienten mit im Mittel stark eingeschränkter Hypoglykämiewahrnehmung zur Baseline und höherem Alter weniger stark von der Intervention. Patienten mit geringerem Diabeteswissen zu t_0 profitieren stärker von der Intervention als Patienten, die bereits zur Baseline hohe Wissensscores aufweisen.

5.4.6 Sechste Fragestellung: „hand-held computer"-Einsatz

Im Rahmen des Interventionsprogramms wurde die in der Voruntersuchung eingesetzte HHC-Prozedur modifiziert und als ein therapeutisches Angebot in das Programm integriert. Insbesondere sollten folgende exploratorische Fragestellungen angesprochen werden:

1. Akzeptanz des Angebots, Gestaltungsvorschläge der Teilnehmer;

2. Leistungsschätzung und -feedback bei Reaktionstest; etwaige Verbesserung der Schätzleistung im Reaktionstest/ Akzeptanz der „Rückmeldekomponente".

Einige der Probleme, die im Rahmen der HHC-Voruntersuchung offensichtlich wurden, konnten im Rahmen der neuen Prozedur vermieden werden. Zu nennen sind hierbei insbesondere die Länge der Prozedur sowie die Tatsache, daß die Prozedur nunmehr nur durch die Patienten selbst aufgerufen werden konnte. Dies ist vermutlich mit ein Grund dafür, daß die HHC im Rahmen der Intervention auch häufiger genutzt wurden.

Unter dem Aspekt des therapeutischen Nutzens sind in der Tat Indizien für eine Verbesserung der Leistungseinschätzung beobachtbar, was sich auch mit Angaben der Patienten deckt. Sicherlich kann dieser Ansatz aber nicht als ein sog. „Training" der Hypoglykämiewahrnehmung bzw. der Wahrnehmung neuroglykopenischer

Symptome durch strukturiertes Leistungsfeedback bzw. Leistungseinschätzungen gesehen werden. Hierfür ist eine Aufgabe wie der dargebotene Reaktionstest zu alltagsfern. Auf der anderen Seite ist diese Methode möglicherweise ein geeigneter Ansatz, um Patienten für subtile neuroglykopenische Effekte einer Hypoglykämie zu sensibilisieren bzw. die Auseinandersetzung mit der Symptomwahrnehmung zu fördern. Im Rahmen der Intervention kam hierbei insbesondere auch der Diskussion der Ergebnisse des HHC-Einsatzes im Gruppensetting eine wichtige Rolle zu.

6 Diskussion und Ausblick

Gegenstand und Ziel dieser Arbeit lassen sich in zwei Teilaspekte untergliedern:

- die Entwicklung eines neuen Behandlungsprogramms zur Intervention und Prävention von Hypoglykämieproblemen bei Typ 1 Diabetes;
- die Implementierung und erste empirische Überprüfung des neuen Interventionskonzepts.

In der abschließenden Diskussion soll eine zusammenfassende Bewertung beider Teilaspekte erfolgen.

Zunächst werden die Schritte der Programmentwicklung und das dabei gewählte Vorgehen einer zusammenfassenden Betrachtung unterzogen (Abschnitt 6.1). Danach wird die Methodik der Evaluationsstudie diskutiert (Abschnitt 6.2), um anschließend zu einer zusammenfassenden Bewertung der Wirksamkeitsnachweise zu gelangen (Abschnitt 6.3). Ebenso werden Gestaltungsvorschläge und mögliche Verbesserungen, die sich aus den Ergebnissen der Evaluation ergeben, skizziert (Abschnitt 6.4). Ein Ausblick über das nach Abschluß der ersten empirischen Überprüfung geplante weitere Vorgehen schließt die Arbeit ab (Abschnitt 6.5).

6.1 Entwicklung des Programms

Bei vorliegender Arbeit wurde der Versuch unternommen, die Entwicklung eines Interventionsprogramms ausgehend von der empirischen Sachlage zu beschreiben. Dieses Vorgehen wurde zum einen gewählt, um den engen Bezug des Programms nicht nur zu theoretischen bzw. pathophysiologischen Modellen der Hypoglykämieprobleme, sondern auch zur klinischen Wirklichkeit herzustellen. Zum anderen sollte dem Leser die Entwicklung des Programms transparent gemacht werden.

Ein häufig vorgebrachter Kritikpunkt gegenüber Interventionen, insbesondere auf dem Gebiet von Schulungs- und Behandlungsprogrammen, besteht im Mangel ebendieser Transparenz. Es ist häufig nicht nachvollziehbar, *wie* das Programm entstanden ist, welche Voruntersuchungen bzw. klinische Vorerfahrungen, wie z. B. die Definition der Zielgruppe und das Abschätzen der Inanspruchnahme, zum Prozess der Programmgestaltung beigetragen haben. In der Regel werden lediglich die Evaluationsergebnisse berichtet, wenngleich beispielsweise Rossi et al. (1999) in ihrem Standardwerk der Evaluationsforschung darauf hinweisen, daß im Vorfeld der Evaluation einer Maßnahme solchen Überlegungen eine entscheidende Bedeutung zukommt. Leider werden diese häufig nicht transparent gemacht bzw. sind außerhalb von Projektberichten nicht zugänglich.

Im Rahmen dieser Arbeit wurden zum einen Voruntersuchungen zur Operationalisierung der Hypoglykämiewahrnehmung als Zielkriterium der ersten empirischen Prüfung dargestellt. Zum anderen erfolgte eine ausführliche Ist-Analyse des Patientenkollektivs als empirische Basis für die Programmentwicklung. Im Zusammenhang mit der durchgeführten Ist-Analyse sind drei Teilaspekte zu diskutieren: die Methodik der Ist-Analyse, die Repräsentativität des Patientenkollektivs sowie die spezifischen Konsequenzen der Ergebnisse für die Programmgestaltung.

Methodik der Ist-Analyse. Für die durchgeführte Ist-Analyse wurde ein *quantitativer deskriptiver Ansatz* gewählt. Die Charakteristika der Zielgruppe wurden dabei ausführlich beschrieben. Dies schloß hypoglykämiespezifische Problemkonstellationen ebenso wie die individuellen Behandlungsziele der Patienten mit ein. Der

Zugang war rein deskriptiver Natur: es erfolgte keine Überprüfung von *a priori* Hypothesen, wenngleich nach potentiellen Zusammenhängen zwischen relevanten Variablen gesucht wurde. Neben dem deskriptiven Charakter der Ist-Analyse ist in diesem Zusammenhang auch auf deren hypothesengenerierende Funktion hinzuweisen – hier ist insbesondere die durchgeführte Clusteranalyse zu nennen. Auf andere Vorgehensweisen als Ergänzung, wie z. B. qualitative Verfahren (Experten-, Patienteninterviews, Ergebnisse von Gruppendiskussionen; vgl. Lamnek, 1995, 1998), die ebenso geeignet gewesen wären und eine wertvolle Ergänzung hätten sein können, wurde aus (zeit-)ökonomischen Gründen verzichtet.

Durch den Einsatz einer eher formativen Evaluationsstrategie, d. h. insbesondere der Möglichkeit nach der Einarbeitung von Verbesserungs- und Gestaltungsvorschlägen in das Programm nach Abschluß der ersten empirischen Überprüfung, sollte eine weitere Möglichkeit der zielgruppengerechten Orientierung an der klinischen Praxis ermöglicht werden.

Repräsentativität des Patientenkollektivs. Beim Patientenkollektiv der Ist-Analyse handelte es sich um stationär zur CSII-Therapie eingewiesene Patienten mit schon längerer Diabetesdauer. Es stellt sich also die Frage, inwieweit die untersuchten Patienten in ihrer doch recht spezifischen Zusammensetzung repräsentativ für andere Settings der Versorgung anzusehen sind. Da die Analyse zudem als eine empirische Basis für die Programmentwicklung diente, ist in diesem Zusammenhang ebenso zu hinterfragen, inwieweit das neue Interventionskonzept „zu spezifisch" auf das untersuchte Kollektiv zugeschnitten sein könnte, indem beispielsweise Schulungsinhalte aus dem Bereich der Insulintherapie zu sehr an der Insulinpumpentherapie orientiert sind (wie z. B. die Vermeidung nächtlicher Hypoglykämien, Strategien der vorausschauenden Therapieplanung unter CSII). Da diese Überlegungen insbesondere auch die Evaluationsstudie und die externe Validität der Ergebnisse betreffen, werden sie dort im Detail angestellt.

Konsequenzen für die Programmgestaltung. Die Ergebnisse der Ist-Analyse haben die Gestaltung des neuen Interventionskonzepts in verschiedener Hinsicht geleitet. Zu nennen sind hier:

- die Relevanz der Hypoglykämieproblematik kam in den individuellen Therapiezielen deutlich zum Ausdruck – dies spricht für eine (Veränderungs-)Motivation, auf der das Schulungsprogramm aufbauen konnte. Zusammen mit der beobachteten hohen Prävalenz an Hypoglykämieproblemen konnte so die Eignung des Patientenkollektivs als Zielgruppe für das problemspezifische Behandlungsprogramm als notwendige Voraussetzung für das weitere Vorgehen sichergestellt werden;
- entsprechendes ließ sich auch für den Präventionsgedanken feststellen, da ein hoher Anteil der Patienten mit noch nicht manifestierter Hypoglykämieproblematik ein auffallendes Risikoprofil an den Tag legt (Ergebnisse der Clusteranalyse);
- inhaltlich ließ sich aus den Ergebnissen ableiten, daß „reine" Wissensvermittlung im Rahmen des Behandlungsprogramms nicht im Vordergrund stehen kann, da wenige Wissensdefizite beobachtbar waren; beinflußbare Problemkonstellationen bezogen sich vielmehr typischerweise auf dysfunktionale Einstellung bezüglich Hypoglykämien und Folgeerkrankungen sowie auf überehrgeizige Zielvorstellungen („idealer HbA_{1c}"). Auch konnte gezeigt werden, daß eine Subgruppe von Patienten offensichtlich ein mangelndes Problembewußtsein aufweist (Diskrepanz zwischen vorliegender Hypoglykämieproblematik und fehlenden hypoglykämiebezogenen Therapiezielen), was einen möglichen Ansatzpunkt zur Intervention darstellt. Die *a priori* geplante selbstmanagementorientierte Ausrichtung des Programms konnte sich durch diesen Befund bestätigt sehen.

Auf der anderen Seite ist sicherlich darauf hinzuweisen, daß es sich bei dem entwickelten Interventionskonzept nicht um ein ausschließlich „empirisch konstruiertes" Programm handelt. Nicht jedes Element des Programms läßt sich aus den Daten der Voruntersuchung ableiten. Dies war auch nicht Ziel des Vorgehens und ist sicher auch unrealistisch. Vielmehr wurden im Rahmen der Programmgestaltung sowohl die Befunde der Ist-Analyse als auch theoretische Vorüberlegungen berücksichtigt und miteinander in Beziehung gesetzt.

6.2 Methodik der Evaluationsstudie

Ausgehend vom Design der Evaluationsstudie werden zunächst die interne und externe Validität der Studie diskutiert. Danach schließt sich die Diskussion der erzielten Rücklaufquoten und der sich daraus ergebenden Implikationen für die Bewertung der Ergebnisse und Anmerkungen zur Operationalisierung der Zielkriterien an.

6.2.1 Interne Validität

Bei der durchgeführten Evaluationsstudie handelt es sich um ein quasiexperimentelles Design , d. h. es fand keine Randomisierung der Patienten auf Kontroll- bzw. Interventionsgruppe statt (Campbell & Stanley, 1966). Es besteht somit prinzipiell die Gefahr selektiver Effekte im Hinblick auf die Zusammensetzung der beiden untersuchten Patientenkollektive. Im Zusammenhang mit dem Untersuchungssetting sind einige potentielle Effekte offensichtlich, die nicht kontrolliert wurden: untersucht wurden sequentielle klinische Gruppen. In diesem Zusammenhang können saisonale Effekte wirksam sein, da die Untersuchung der Kontrollgruppe in die erste Jahreshälfte, die der Interventionsgruppe in die zweite Jahreshälfte fällt, die sich auf die Zusammensetzung der untersuchten Kollektive auswirken könnten. Zu nennen sind beispielsweise die Auswirkungen von Ferienzeiten – noch schulpflichtige Patienten oder Studierende werden sich wahrscheinlich eher in den Schulferien bzw. der vorlesungsfreien Zeit stationär zu einer Therapieumstellung behandeln lassen, wohingegen Rentner bzw. Pensionäre in dieser Hinsicht wohl zeitlich flexibler sind. Über mögliche Effekte kann nur spekuliert werden, da entsprechende demographische Parameter nicht erhoben und kontrolliert wurden. Lediglich die Äquivalenz der Gruppen bezüglich des Alters kann in diesem Zusammenhang als Indikator für eine Vergleichbarkeit gewertet werden. Ebenso könnten durch die sequentielle Untersuchung der beiden Gruppen diabetologische Behandlungstrends wirksam sein, wie z. B. der vermehrte Einsatz schnell wirksamer Insulinanaloga. Während letzterer Effekt im Rahmen der Äquivalenzprüfung ausgeschlossen wurde, sind eher spezifische Therapietrends, wie z. B. die Detailveränderung einzelner Korrekturregeln bzw. -empfehlungen nicht kontrolliert. Das größere Problem im Hinblick auf die Interpretation der Ergebnisse stellen dabei allerdings bekanntermaßen diejenigen Störvariablen dar, die überhaupt nicht bekannt bzw. nicht erfaßt sind, und nur durch eine Zufallszuweisung adäquat kontrolliert werden könnten.

Um diesen methodischen Nachteil zumindest teilweise auszugleichen, wurde im Vorfeld der Effektivitätsprüfung die Äquivalenz der beiden Untersuchungsgruppen zur Baseline weitgehend überprüft. Da es sich aber um klinisch anfallende Patientenkollektive handelt, wurde keine *a priori* Parallelisierung der Gruppen durch explizite Zuweisung der Probanden zu den beiden Bedingungen oder eine Bildung „künstlicher Zwillinge" durchgeführt. Vor diesem Hintergrund, d. h. der durchgeführten *post hoc*-Äquivalenzprüfung, wurde eine hinreichende Vergleichbarkeit der beiden Gruppen erzielt. Allerdings finden sich auch statistisch signifikante Unterschiede, wie z. B. eine höher ausgeprägte Hypoglykämieangst in der Interventionsgruppe, deren potentielle Rolle für die Evaluationsergebnisse unklar ist. Relevant könnte ebenso die Beobachtung sein, daß die Interventionsgruppe im Mittel etwas stärker durch Hypoglykämien und Hypoglykämieprobleme belastet zu sein scheint – hierbei ergeben sich allerdings im Rahmen der Äquivalenzprüfung keine signifikanten Unterschiede. Ein weiterer potentieller Störfaktor, der durch eine fehlende Randomisation einen Einfluß auf die Ergebnisse nehmen könnte, stellt die Insulintherapieform an sich dar.

Dieser Faktor wurde eliminiert, indem die Therapieform dadurch konstant gehalten wurde, daß Patientengruppen mit nur einer Therapieform, der Insulinpumpentherapie, untersucht wurden.

Randomisierte kontrollierte Studien werden auch im Rahmen der Patientenschulung zu Recht als „Gold-Standard" propagiert (Reusch, Faller & Zwingmann, 2001; Faller, 2001; Faller, Haaf, Löschmann, Maurischat & Schulz, 2000; vgl. auch American Diabetes Association, 2001). Das quasiexperimentelle Vorgehen wurde dennoch aus mehreren Gründen favorisiert: zum einen wurde - wie in Kapitel 3 skizziert - eine „bottom up"-orientierte Vorgehensweise gewählt und eine Ist-Analyse der Entwicklung des Interventionskonzepts vorgeschaltet. Die Daten dieser Voranalyse dienten dann als Kontrollgruppe, um die Effektivität der implementierten Intervention abschätzen zu können. Zum anderen läßt sich eine Randomisation bei den benötigten Fallzahlen nur durch eine multizentrische Vorgehensweise realisieren, die im Rahmen der ersten empirischen Überprüfung, der im gewissen Sinne „feasibility"-Charakter zukommt, im Hinblick auf den erforderlichen Aufwand den Rahmen gesprengt hätte.

Neben der fehlenden Randomisation im Hinblick auf die Untersuchungsbedingung fand auch keine Randomisierung der Kursleiter statt. In der Kontrollgruppe wurden die herkömmlichen Schulungen von zwei Diplompsychologen alternierend durchgeführt. Die Schulungsveranstaltungen der Interventionsgruppe wurden stets von demselben Diplompsychologen geleitet. Spezifische Personeffekte des Kursleiters bzw. Wechselwirkungen zwischen nicht näher spezifizierbaren Charakteristika des Kursleiters und Personmerkmalen der Kursleiter sind nicht auszuschließen - der beobachtbare differentielle Effekt hinsichtlich Alter der Patienten und Therapieerfolg könnte hierin begründet liegen. Um diesen möglichen Störeffekt auszuschalten und die interne Validität der Studie zu erhöhen, wurde das Schulungskonzept manualisiert, so daß eine adäquate, in den verschiedenen „Pumpengruppen" vergleichbare Implementation des Programms angenommen werden kann (zur Thematik siehe Rossi et al., 1999).

Nimmt man eine zusammenfassende Bewertung der internen Validität nach verbreiteten „evidence based medicine"-Kriterien vor, so läßt sich die vorliegende prospektive quasiexperimentelle Studie der Evidenzklasse III nach den häufig angewandten Empfehlungen von Cook, Guyatt, Laupacis und Sackett (1992) bzw. Cook, Laupaels, Sackett und Goldberg (1995) zuordnen. Die erste empirische Überprüfung umfaßt zwar keine Randomisation, ist aber prospektiv angelegt und weist eine nicht geringe Patientenzahl in beiden Gruppen auf ($N = 105$ *vs.* $N = 102$). Auch ist die erzielte Nachbefragungsquote – zumindest im Falle der primären Zielkriterien (siehe Abschnitt 6.2.3) – als sehr gut zu bewerten. Die vorliegende Studie weist also einen Grad an Evidenz auf, der eine Berücksichtigung der Ergebnisse für die klinische Praxis zuläßt.

6.2.2 Externe Validität

Unter dem Aspekt der externen Validität der Studienergebnisse ist in erster Linie zu diskutieren, inwieweit das implementierte Programm und die Ergebnisse der Effektivitätsprüfung auf ambulante Versorgungsverhältnisse übertragbar sind. Der Transfer des Schulungskonzepts in die ambulante Versorgung, d. h. der Einsatz einer entsprechenden Intervention in diabetologischen Schwerpunkteinrichtungen war explizites Ziel bzw. Leitgedanke dieser Arbeit. Es stellt sich hierbei insbesondere die Frage nach der Vergleichbarkeit des Settings, in der die Intervention entwickelt, implementiert und auf ihre Wirksamkeit hin überprüft wurde, und der ambulanten Versorgungssituation.

Im Hinblick auf die Vergleichbarkeit ist nochmals zwischen den Charakteristika der Patientenkollektive und potentiell relevanten Spezifika der Behandlung im stationären *vs.* ambulanten Kontext zu unterscheiden. Das im stationären Kontext untersuchte Patientenkollektiv zeichnet sich durch eine im Mittel *lange Diabetesdauer* und eine hohe *Prävalenz diabetischer Folgeschäden* aus („Langzeitdiabetiker"). Dies ist sicherlich nicht repräsentativ für die ambulante Versorgungssituation. Hier ist von einer im Mittel kürzeren Diabetesdauer und einer niedrigeren Prävalenz diabetischer Folgeschäden auszugehen. Ebenso ist im ambulanten Sektor eine geringere Prävalenz von Hypoglykämieproblemen möglich. Das Vorliegen von Komplikationen (diabetische Folgeschäden, Hypoglykämieprobleme, „Problempatienten") stellen im bundesdeutschen Gesundheitssystems eine klassische Indikation für einen stationären Versorgungsauftrag dar – hierin liegt vermutlich die Hauptursache der hohen beobachteten Prävalenzen begründet.

Die im Mittel lange Diabetesdauer könnte in der vorliegenden Studie auch eine Ursache für den hohen *Wissensstand* der Patienten und den beobachteten „Deckeneffekt" im Rahmen der Evaluation sein: die untersuchten Patienten waren alle schon (mehrfach) geschult worden und verfügten vermutlich deshalb schon über ein gutes diabetes- und hypoglykämiebezogenes Faktenwissen. In diesem Punkt ist es möglich, daß bei der Klientel der Patienten im ambulanten Sektor eher noch Wissensdefizite anzutreffen sind bzw. auch ein Zuwachs an Wissen durch eine gezielte Intervention erreicht werden kann.

Des weiteren ist auf die homogene *Form der Insulintherapie* in den untersuchten Patientenkollektiven hinzuweisen: alle Patienten behandelten sich mit einer Insulinpumpentherapie. Dies ist zwar – wie zuvor dargestellt – auch aus Gründen der internen Validität sinnvoll, schränkt aber die Vergleichbarkeit mit der ambulanten Versorgungssituation ein. Hier ist mit einem geringen Anteil von Patienten unter Insulinpumpentherapie zu rechnen, die intensivierte Injektionstherapie wird hier überwiegen (vgl. Anhang A). Die Insulinpumpentherapie weist *per se* einen Vorteil im Bezug auf die Vermeidung von Hypoglykämien im Vergleich zu anderen Formen der Insulintherapie auf (Borland, Grey, Oesterle, Frederickson & Tamborlane, 2000; Renner et al., 1999; Kanc et al., 1998; Bode et al., 1996; Tsui et al., 1998; Arias et al., 1985) und kann für den Patienten hinsichtlich der erforderlichen Selbstbehandlungskompetenzen als anspruchsvollste Therapieform gelten. Vor diesem Hintergrund ist es möglich, daß das untersuchte Patientenkollektiv im Vergleich zu dem in der ambulanten Versorgung erwartbaren Patientengut über im Mittel höhere Selbstbehandlungskompetenzen verfügt. Auch hierfür könnte der im Falle des diabetesspezifischen Wissens beobachtbare „Deckeneffekt" ein Indikator sein.

Auf der anderen Seite wurde hinsichtlich des Vorliegens einer Hypoglykämieproblematik eine bewußt *heterogene Stichprobe* gewählt. Dieses Vorgehen wurde unter dem Aspekt favorisiert, sowohl Präventions- als auch Interventionseffekte abzubilden, aber auch um eine Vergleichbarkeit mit der ambulanten Versorgungssituation herzustellen. Im ambulanten Sektor ist sicherlich auch mit einer in dieser Hinsicht heterogenen Klientel zu rechnen, d.h. mit Patienten sowohl mit als auch ohne manifestierte Hypoglykämieproblematik als Zielgruppe. Im stationären Setting wäre es leicht möglich gewesen, strikt problemspezifische Schulungsgruppen zu bilden, d.h. ein Programm zu entwickeln, das nur auf Patienten mit manifester Problematik zugeschnitten ist und an einem Kollektiv solcher Problempatienten evaluiert wird. Aus den beschriebenen Gründen der externen Validität bzw. Übertragbarkeit auf die ambulante Versorgungssituation wurde von diesem Vorgehen Abstand genommen.

Des weiteren ist im Hinblick auf die externe Validität zu erwähnen, daß im Rahmen der Evaluation die Schulungsmaßnahmen sowohl in Kontroll- als auch Interventionsgruppe mit Diplompsychologen als *Kursleiter* durchgeführt wurden. Im ambulanten Setting ist davon auszugehen, daß entsprechende Schulungsmaßnahmen von den Berufsgruppen der Diabetesassistenten bzw. Diabetesberater durchgeführt werden. Um sich für eine dieser Berufsgruppen zu qualifizieren, ist es notwendig, ein umfangreiches, praxisbezogenes Fortbildungscurriculum zu absolvieren, das schwerpunktmäßig auch auf die Durchführung und Leitung von Patientenschulungen im Diabetesbereich sowie didaktische Methoden eingeht (vgl. Verband der Diabetesberatungs- und Schulungsberuf in Deutschland e.V., 2001). Vor diesem Hintergrund ist davon auszugehen, daß das entwickelte Programm in dieser Form auch von diesen beiden Berufsgruppen adäquat durchgeführt werden kann.

Ein weiterer wichtiger Diskussionspunkt hinsichtlich der externen Validität der Ergebnisse und der Übertragbarkeit auf ambulante Verhältnisse besteht im Profil der *Therapieziele* der Patienten. Die im Rahmen vorliegender Studie teilnehmenden Patienten befanden sich primär zur Umstellung bzw. Korrektureinstellung auf eine Insulinpumpentherapie in stationärer Behandlung. Hierin besteht in diesem Zusammenhang auch der formale Versorgungsauftrag an die stationäre Einrichtung. Bei der Anwendung des Interventionskonzepts im ambulanten Bereich würden die Teilnehmer dagegen aus Patienten bestehen, deren primäres Ziel die Teilnahme an einer derartigen Schulung zur Besserung bzw. Vorbeugung von Hypoglykämieproblemen ist. Zwar ergab die Befragung im Rahmen der Ist-Analyse auch eine hohe Prävalenz von hypoglykämiebezogenen Zielen und die Indikation zu einer Insulinpumpentherapie wird häufig auch als Indikation speziell zur Vermeidung von Unterzuckerungen gestellt, dennoch ist davon auszugehen, daß die Zielprofile von der potentiellen ambulanten Klientel unterschiedlich sind. So könnte z. B. bei dieser Klientel eine höhere Veränderungsmotivation, Problembewußtsein oder auch stärkerer Leidensdruck bestehen. Dies sollte bei einer Übertragung des Konzepts auf den ambulanten Bereich unbedingt berücksichtigt werden.

6.2.3 Missing Data und Rücklaufquote

Insbesondere im Hinblick auf die erhobenen psychosozialen Variablen bzw. die sekundären Zielkriterien liegen zahlreiche unvollständige Datensätze vor. Hiervon sind auch die Baselinedaten betroffen. Dies schränkt die Datenanalyse bzw. Aussagekraft der Untersuchung bezüglich dieser Parameter deutlich ein (vgl. Abschnitt 6.2.5). Betreffende Variablen wurden zur Baseline im Rahmen der Basisdokumentation mittels Patientenfragebögen erhoben. Da es sich bei den untersuchten Patienten um ein klinisch anfallendes Kollektiv handelte, ließ sich das Auftreten von Fehlwerten, d. h. nicht oder nur unvollständig bearbeitete Fragebögen, nicht vermeiden. Ursache hierfür ist in der Weigerung einiger Patienten zu sehen, den Fragebogen zu bearbeiten - die Bearbeitung des Fragebogens hatte freiwilligen Charakter und war nicht als Teil der stationären Behandlung anzusehen.

Im Bezug auf die erzielten Rücklaufquoten - und damit der Häufigkeit von inkompletten Datensätzen zum Nachbefragungszeitpunkt - ist zwischen den primären Zielkriterien, die postalisch durch Rücksenden von Katamnesebögen erfaßt bzw. gegebenenfalls telefonisch erfragt wurden, und den sekundären Zielkriterien, die lediglich über die Katamnesebögen erfaßt wurden, zu unterscheiden. Im Falle der primären Zielkriterien wurde ein guter Rücklauf erzielt - mit insgesamt über 80% Rücklauf. Die Effektivitätsprüfung hinsichtlich der primären Zielkriterien fußt also im Hinblick auf den erzielten Rücklauf auf einer guten empirischen Basis. Die Rücklaufquote im Falle der sekundären Zielkriterien ist dagegen mit im Mittel über beide Kollektive 61.7% Rücklauf unbefriedigend. Die empirische Basis, um Aussagen hinsichtlich der Effektivität bei den untersuchten sekundären Zielparametern zu treffen, ist demnach eingeschränkt. Allerdings ist anzumerken, daß auch diese Rücklaufquoten bei prospektiven Studien aus dem Bereich der Psychologie nicht unüblich sind.

6.2.4 Operationalisierung der Zielkriterien

Die Auswirkungen der Intervention wurden nicht nur im Hinblick auf das zentrale Kriterium der Hypoglykämiehäufigkeit bzw. des Vorliegens einer Hypoglykämieproblematik untersucht. Um mögliche Effekte der Maßnahme auf einem möglichst breiten Spektrum der biomedizinischen und psychosozialen Variablen abbilden zu können, wurden zu Beginn der Evaluation mehrere Zielkriterienbündel formuliert. Sicherlich wäre in diesem Zusammenhang aus einer theoretischen Perspektive die Integration weiterer Parameter, z. B. zur Lebensqualität oder dem diabetesbezogenen Selbstbehandlungsverhalten, sinnvoll gewesen. Dies ließ sich jedoch aus Gründen der Ökonomie und Praktikabilität nicht umsetzen, da sonst u. a. mit einem noch geringeren Rücklauf der Katamnesebögen zu rechnen gewesen wäre. Bezüglich der einzelnen Zielparameter und deren Operationalisierung sind einige Punkte kritisch anzumerken:

- ein zentrales Effektivitätskriterium ist sicherlich das *Auftreten schwerer Hypoglykämien* nach Beendigung der Maßnahme. Zumindest im Falle der schweren Hypoglykämien mit Bewußtlosigkeit (Glukagon i.m. oder Glukose i.v.) sind diese Angaben in dieser Hinsicht auch hinreichend objektiv und reliabel, da sie gut zu verifizieren sind. Die Anzahl schwerer Hypoglykämien nach dem weiter gefaßten Fremdhilfekriterium ist sicher unschärfer und weniger reliabel. Ein potentiell größeres Problem stellt in diesem Zusammenhang der auf sechs Monate begrenzte Katamnesezeitraum dar. Schwere Hypoglykämien sind – auch bei Risikopatienten – in der Regel eher seltene Ereignisse, so daß trotz bestehender Hypoglykämieproblematik nicht notwendigerweise ein solches Ereignis in den Katamnesezeitraum fallen muß. Der Nachbefragungszeitraum ist unter Umständen als nicht hinreichend anzusehen, wenn schwere Hypoglykämien ein zentrales Effektivitätskriterium sind. Im Rahmen der vorliegenden Studie wurde versucht, dieses Problem zu umgehen, indem ein Kriterium mit zwei Komponenten untersucht wurde: das Vorliegen einer beeinträchtigten Hypoglykämiewahrnehmung und/oder das Auftreten schwerer Unterzuckerungen (Kriterium 2; Tabelle 3.14 auf Seite 117). Diese Lösung wurde gewählt, da sie zusätzlich den Vorteil hat, die Hypoglykämieproblematik nicht alleinig auf das Auftreten schwerer Hypoglykämien zu reduzieren. Sie kann aber angesichts der Tatsache, daß schwere Unterzuckerungen seltene Ereignisse sind, den auf sechs Monate begrenzten Nachbefragungszeitraum nur bedingt kompensieren;

- für die Operationalisierung der *Hypoglykämiewahrnehmungsgüte* als weiteres zentrales Evaluationskriterium existiert kein allgemein anerkannter Goldstandard. In vorliegender Studie wurde zur Erfassung der Hypoglykämiewahrnehmung eine visuelle Analogskala eingesetzt. Dies entspricht in der Literatur genannten Empfehlungen. Auch konnte die Validität dieser Erhebungsmethode im Rahmen der Voruntersuchung unter Nutzung des Glukosemonitoring unterstrichen werden. Allerdings ist wenig bekannt über die psychometrischen Eigenschaften dieses Instruments, insbesondere auch dessen Reliabilität, zumal es sich um ein einzelnes Item handelt, das eine retrospektive „over-all"-Einschätzung erfaßt. In diesem Zusammenhang ist auch kritisch anzumerken, daß der angewendete Cut-off zur Identifikation von Patienten mit schlechter Hypoglykämiewahrnehmung nicht empirisch ermittelt, sondern *a priori* festgelegt wurde. In diesem Zusammenhang wären weitere Untersuchungen der Eigenschaften der Skala wünschenswert;

- bereits im Rahmen der Ist-Analyse wurde ein deutlicher „Dekkeneffekt" bei dem Parameter des *diabetesbezogenen Wissens* beobachtet, der sich auch anhand der Daten der Evaluation bestätigen ließ. Mögliche Ursachen dieses Effekts wurden bereits diskutiert. Zur Anwendung kam der einzige deutschsprachige Test zur Erfassung diabetesbezogenen Wissens, der auf testtheoretischer Basis konstruiert wurde und dessen psychometrische Eigenschaften bekannt sind. Eine mögliche Alternative hätte darin bestanden, ein „ad hoc"-Instrument zu konstruieren, das enger auf die spezifischen Schulungsinhalte und Details der Hypoglykämieproblematik zugeschnitten ist. Von einer solchen „ad hoc"-Konstruktion wurde Abstand genommen, um die Vorteile eines psychometrisch untersuchten Verfahrens potentiell nutzen zu können sowie die Gefahr zu umgehen, ein hochspezifisches Instrument mit Items unbekannter Schwierigkeit zu konstruieren, das lediglich erfaßt, inwieweit Schulungsinhalte memoriert wurden;

- zum Ende des Katamnesezeitraums wurden auch wichtige

medizinische Parameter und Charakteristika der Insulintherapie erfaßt. Zu diesen Zielgrößen zählen HbA_{1c}, Insulindosis und Anteil der Basalversorgung am Gesamtbedarf. Ein wichtiger Gesichtspunkt, der die Interpretation dieser Variablen einschränkt, besteht darin, daß auch diese Parameter durch die Selbstauskunft des Patienten - schriftlich oder telefonisch - erfaßt wurden. Auf dieses Vorgehen wurde rekurriert, da der logistische Aufwand für eine Probenbestimmung in einem Zentrallabor auch angesichts der Stichprobengröße und der breiten räumlichen Verteilung der Patienten auf das Einzugsgebiet des Diabetes Zentrum Mergentheim im Rahmen einer ersten Evaluation zu groß gewesen wäre. Der große Nachteil des Vorgehens besteht in der mangelnden Objektivität der so erhobenen Variablen. Möglich ist zum Beispiel, daß Patienten nur ungefähre „Rundungswerte" ihrer Insulindosierung angegeben haben. Insbesondere mag auch ein deutlicher Effekt der sozialen Erwünschtheit eine Rolle gespielt haben. Hierbei ist besonders der HbA_{1c} als Maß der Stoffwechseleinstellung zu nennen, der für Patienten in der Regel auch den Indikator für ihre individuellen Behandlungsbemühungen und nicht zuletzt den Behandlungserfolg darstellt. Es ist denkbar, daß im Rahmen der Selbstauskunft „schlechte Werte" geschönt oder auch verschwiegen werden. In diesem Zusammenhang ist auch zu erwähnen, daß insbesondere bei diesen Parametern Angaben in den Katamnesebögen fehlten.

6.2.5 Statistische Analyse

Hinsichtlich der Bewertung der Evaluationsergebnisse sind im Hinblick auf die durchgeführte statistische Analyse mehrere Punkte zu berücksichtigen:

- zur Überprüfung der Wirksamkeit hinsichtlich der primären und sekundären Zielkriterien wurde auf *nonparametrische Verfahren* rekurriert, da die Aufrechterhaltung einer Normalverteilungsannahme bei den meisten Parametern fraglich ist. Insbesondere im Fall der Hypoglykämiehäufigkeiten mit Bewußtlosigkeit bzw. Fremdhilfe ist eine deutliche Abweichung von der Normalverteilung offensichtlich. Dies konnte auch im Rahmen der Ist-Analyse demonstriert werden (siehe Abbildung 3.8). Die Anwendung eines parametrischen Verfahrens ist hierbei sicherlich nicht zulässig. Andererseits führt die Anwendung nonparametrischer Tests zu eingeschränkten Analysemöglichkeiten (vgl. Bortz & Lienert, 1998). Dies betrifft zum Beispiel Interaktions- bzw. Meßwiederholungseffekte, die im Rahmen einer varianzanalytischen Auswertung hätten überprüft werden können. Zur Abbildung von Meßwiederholungseffekten wurde daher auf Differenzscores zwischen den beiden Meßzeitpunkten rekurriert. Zur Anwendung kam dabei der Mann-Whitney-Test. Dies entspricht auch dem Vorgehen, das in der Literatur zur Analyse bei Hypoglykämiehäufigkeiten eingesetzt wurde (vgl. z. B. Clarke et al., 1995; Cox et al., 2001). Im Bezug auf Hypoglykämiehäufigkeiten ist hier allerdings auch auf das Problem verbundener Ränge im Rahmen des Mann-Whitney-Tests hinzuweisen, da die Mehrzahl der Patienten zu beiden Meßzeitpunkten eine Hypoglykämiehäufigkeit von Null aufweist;

- eine Analyse der *Effektstärken* zur *a priori* Bestimmung des Stichprobenumfangs bzw. der *post hoc* Abschätzung der Wirksamkeit der Intervention wurde nicht durchgeführt. Dies liegt zum einen in der Tatsache begründet, daß klinisch anfallende Patientengruppen untersucht wurden und die bisherige Befundlage noch keine Abschätzung der erwartbaren Treatmenteffekte zur Bestimmung eines Mindeststichprobenumfangs erlaubt. Zum anderen ist dies im Zusammenhang mit der skizzierten nonparametrischen Analysestrategie zu sehen.

Zur deskriptiven Abschätzung der Behandlungseffektivität wurde stattdessen die relative Risikoreduktion durch die Intervention im Vergleich zur Kontrollgruppe im Hinblick auf das primäre Zielkriterium untersucht. Hierzu kam eine logistische Regressionsanalyse bzw. die Bestimmung der relevanten „odds ratios" zur Anwendung.

- im Falle der sekundären Zielkriterien liegt – wie bereits erwähnt – ein beträchtlicher Anteil an *„missing data"* vor. Für die statistische Analyse wurde auf ein „available cases"-Vorgehen rekurriert (Little & Rubin, 1987), d. h. es wurden die bei jedem Parameter kompletten Paarungen zu beiden Meßzeitpunkten ausgewertet. Eine Alternative bestünde darin, im Rahmen einer deskriptiven Analyse ein multiples Imputationsverfahren zur Schätzung der fehlenden Werte einzusetzen (vgl. Gelman, King & Liu, 1998; King, Honaker, Joseph & Scheve, 2001; Carpenter et al., 2002). Seit einiger Zeit stehen auch entsprechende Softwarelösungen allgemein zur Verfügung (z. B. Amelia, Honaker, Joseph, Gary King & Singh, 2001; WinBUGS zur Modellierung von Drop-out-Prozessen, Spiegelhalter, Thomas & Best, 2000). Diese Lösung weist allerdings deutliche Unzulänglichkeiten auf, da eine Systematik bzw. inhaltliche Bedeutsamkeit der Verteilung der „missing values" nicht auszuschließen ist. Zudem sind imputierte Werte immer noch keine realen Daten. Aufgrund des hohen Anteils der Fehlwerte bei den sekundären Zielparametern und des unklaren Zusammenhangs von Fehlwerten mit den interessierenden Konstrukten, d. h. der Frage, ob die „missing at random"-Annahme aufrechterhalten werden kann, wurde jedoch auf eine solche Analyse verzichtet;

- im Rahmen der Analyse wurde ausgenommen im Fall des primären Zielkriteriums der Prävalenz von Hypoglykämieproblemen auf eine rigorose *α-Adjustierung* verzichtet. Als Hauptergebnis ist weiter in diesem Zusammenhang auf die durchgeführte logistische Regression zur deskriptiven Abbildung von Treatmenteffekten anhand der „odds ratios" zu verweisen. Um der Gefahr der α-Fehler-Inflation durch multiple Signifikanztests zumindest teilweise zu begegnen, wurde auf eine Prüfung aller möglichen Effekte verzichtet und die Anzahl der Signifikanzprüfungen möglichst gering gehalten - vielmehr wurde bei primären wie sekundären Zielparametern auf die Differenzscores zwischen beiden Meßzeitpunkten rekurriert und die beiden Patientenkollektive verglichen. Dieses Vorgehen wurde aufgrund des „feasibility"-Charakters dieser ersten empirischen Überprüfung gewählt;

- im Rahmen der Analyse der Hypoglykämiehäufigkeit wurde als Baseline die retrospektive Anzahl schwerer Hypoglykämien in den vergangenen zwölf Monaten herangezogen. Dies entspricht dem in der Literatur berichteten Vorgehen (Clarke et al., 1995; Clarke, Gonder-Frederick & Cox, 1996). Der Katamnesezeitraum andererseits erlaubt es, eine Dauer von nur sechs Monaten zu überblicken. Im Rahmen der statistischen Analyse wurde, um Vergleichbarkeit herzustellen, die Hypoglykämiehäufigkeit zu t_1 auf die Dauer von 12 Monaten extrapoliert. Vor dem Hintergrund der bereits diskutierten Charakteristika schwerer Hypoglykämien als seltene Ereignisse, ist die Möglichkeit nicht auszuschließen, daß – wie erwähnt – der Nachbefragungszeitraum zu kurz ist. Auf der anderen Seite ist es aber auch möglich, daß durch die vorgenommene *Extrapolation der Hypoglykämiehäufigkeiten*, diese in der Gruppe der Patienten, bei denen sich schwere Hypoglykämien ereigneten, zu stark gewichtet wird. Demzufolge ist bei der Bewertung der Effektivität dem dichotomen Kriterium des Vorliegens einer Hypoglykämieproblematik der Vorzug zu geben.

6.2.6 Zusammenfassung

Auf verschiedene methodische Problembereiche im Hinblick auf die Evaluation von Schulungs- und Interventionsprogramme im Diabetesbereich wiesen kürzlich Wheeler, Wylie-Rosett und Pichert (2001) in einem Positionsartikel hin, auf den im Rahmen einer zusammenfassenden Bewertung der Methodik Bezug genommen werden soll:

- die Autoren führen neben dem Mangel an randomisierten Studien das Problem adäquater Kontrollgruppen an, da es ethisch nicht vertretbar sei, unbehandelte, d. h. „ungeschulte" Kontrollen oder Wartekontrollgruppen heranzuziehen. Die tatsächlichen Effekte einer Intervention würden deshalb unterschätzt, da diese nur mit einer „Standardintervention" verglichen werden können, die der gegenwärtig etablierten klinischen Praxis entspricht – dieser Hinweis betrifft auch die vorliegende Studie, da das neue Schulungskonzept mit einer Standardschulung zum Thema Hypoglykämie verglichen wurde;
- im Regelfall sei die Kontrolle bzw. die Konstanthaltung von Parametern der medizinischen Behandlung (z. B. Therapieform, Insulinarten und -dosierungen), die im Kontext der Evaluation von selbstmanagementorientierten Maßnahmen als mögliche Störfaktoren zu werten wären, nicht gewährleistet;
- auch seien zahlreiche weitere Störeffekte wirksam – zu nennen seien hier insbesondere Selektionseffekte im Hinblick auf die Teilnahme an der Interventionsmaßnahme sowie die fehlende Möglichkeit der „Verblindung" der Programmteilnehmer im Hinblick auf die Teilnahme an Kontroll- bzw. Interventionsgruppe.

Wheeler et al. (2001) fordern in diesem Zusammenhang Minimalstandards für die Datenanalyse bzw. Darstellung der Evaluationsergebnisse – ein wesentlicher Punkt besteht dabei in der präzisen Deskription der Programmcharakteristika, des Ablaufs der Evaluationsstudie und potentieller Störfaktoren.

Vorliegende Evaluation wurde als erste empirische Überprüfung im Rahmen einer formativen Evaluationsstrategie durchgeführt, mit dem primären Ziel einer ersten Wirksamkeitsabschätzung und der Ableitung von potentiellen Verbesserungen bzw. Modifikationen des Behandlungsprogramms. Vor diesem Hintergrund wurde auf ausführliche Deskription psychosozialer und medizinischer Charakteristika großen Wert gelegt, um diese transparent zu machen. Dies deckt sich mit den Empfehlungen von Wheeler et al. (2001). Sicherlich sind auch bei vorliegender Studie die von Wheeler et al. (2001) skizzierten Störeffekte potentiell wirksam – allein schon bedingt durch das quasiexperimentelle Studiendesign. Unter dem Gesichtspunkt der Übertragbarkeit auf ambulante Versorgungssituationen trat der Aspekt der internen Validität zurück zugunsten der externen Validität.

6.3 Effektivität

Im Hinblick auf den zentralen Effektivitätsparameter, dem Vorliegen einer Hypoglykämieproblematik, hat sich das Interventionsprogramm als wirksam erwiesen. Dieser Effekt konnte klar inferenzstatistisch abgesichert werden. Ebenso konnte eine Senkung der Häufigkeit schwerer Hypoglykämie mit Fremdhilfe beobachtet werden - ein Effekt auf schwere Hypoglykämien mit Bewußtlosigkeit oder die Hypoglykämiewahrnehmungsgüte ließ sich dagegen nicht beobachten. Dieser positive Effekt wurde dabei nicht durch eine Verschlechterung der Stoffwechseleinstellung erkauft. Es ergeben sich zudem auch Hinweise auf präventive Effekte des Programms, was sich in der geringen Anzahl von neumanifestierten Hypoglykämieproblemen in der Interventionsgruppe äußert.

Im Hinblick auf die sekundären Zielkriterien, d.h. diabetesbezogene Einstellungen, Kontrollüberzeugungen und Indikatoren des psychischen Wohlbefindens lassen sich keine eindeutigen Aussagen treffen. Zum einen sind keine signifikanten Effekte beobachtbar, zum anderen ist auf die mit zahlreichen „missing values" unzureichende Datenlage hinzuweisen.

Insgesamt ergeben sich keine Hinweise für einen selektiven Drop-out, der in direktem Zusammenhang mit dem primären Zielkriterium steht, und so die Hauptergebnisse verzerren könnte. Die

HbA_{1c}-Werte, eine Beobachtung, die im Rahmen des Ergebnisteils im Zusammenhang mit einer potentiellen Tendenz zur „sozialen Erwünschtheit" bzw. einer niedrigen gesundheitsbezogenen Motivation diskutiert wurde. Ein dergestalter selektiver Drop-out würde aber die Ergebnisse nicht in Richtung Überschätzung der Wirksamkeit verzerren.

Bei der Bewertung der Wirksamkeit sind sicher die in den vorigen Abschnitten skizzierten methodischen Einschränkungen zu berücksichtigen – hierbei ist insbesondere der quasiexperimentelle Charakter der Untersuchung hervorzuheben. Auch ist unklar, durch welchen kausalen Mechanismus eine Senkung der Prävalenzrate von Hypoglykämieproblemen bewirkt wird. Dies betrifft auch die Ergebnisse der Subgruppenanalyse bzw. den Vergleich zwischen „treatment respondern" und „non-respondern". Inbesondere die Ursache der „Therapieresistenz" der letztgenannten Patientengruppe ist unklar. Daneben ist in diesem Zusammenhang anzumerken, daß einfache Wirkbeziehungen zwischen Treatment und Behandlungseffekt unwahrscheinlich sind – vielmehr ist von komplexen Zusammenhängen bzw. Wechselwirkungsbeziehungen auszugehen: ein Interventionsprogramm wie das vorliegende ist ein komplexes Treatment, von dem zu erwarten ist, daß es auch zu komplexen Effekten führt.

Im weiteren Verlauf dieses Abschnitts soll nicht auf die Ergebnisse der Zielkriterien im einzelnen eingegangen werden. Eine detaillierte Darstellung erfolgte diesbezüglich bereits im Ergebnisteil. Stattdessen sollen zu einer zusammenfassenden Bewertung die kürzlich publizierten Zertifizierungsrichtlinien für Schulungs- und Behandlungsprogramm der Deutschen Diabetes Gesellschaft herangezogen werden (Kulzer et al., 2002).

Zur Überprüfung der Qualität eines Schulungs- und Behandlungsprogramms müssen entsprechend diesen Richtlinien folgende Kriterien aus den Bereichen der Struktur-, Prozess- und Ergebnisqualität erfüllt sein.

1. die Schulungsinhalte müssen den Behandlungsleitlinien bzw. -empfehlungen der Deutschen Diabetes Gesellschaft entsprechen, Zielgruppe, Setting, Dauer des Programms sowie die Qualifikation des Schulenden spezifiziert sein. Die Integration in die ärztliche Versorgung muß gewährleistet sein. Die eingesetzten Medien müssen patientengerecht gestaltet sein, Patientenunterlagen, Manual für den Durchführenden sowie ein dezidiertes Curriculum müssen vorliegen (*Strukturqualität*);

2. im Bereich der *Prozessqualität* stellen die Zertifizierungsrichtlinien u. a. explizit den Selbstmanagementansatz bzw. den „empowerment"-Gedanken heraus – Inhalte eines Behandlungsprogramms müssen verschiedene Aspekte umfassen: die Vermittlung von Fertigkeiten/Wissen, Hilfestellung zur Entscheidung bezüglich persönlicher Ziele durch den Patienten, Hilfestellung zur Verhaltensänderung und den Transfer der Inhalte in den Alltag;

3. zur Beurteilung der *Ergebnisqualität* müssen publizierte Evaluationsergebnisse vorliegen. Eine Randomisation ist im Rahmen der Evaluation nicht vorgeschrieben – genannt wird eine Fallzahl von insgesamt $N = 100$ Patienten, die im Falle einer kontrollierten Studie überschritten sein muß – der Katamnesezeitraum muß dabei mindestens sechs Monate betragen. In die Evaluationsstudie müssen multiple Zielkriterien einbezogen sein. Kulzer et al. (2002) nennen hier u. a.: den Wissensstand der Teilnehmer, Grad der Zielerreichung, Grad der Umsetzung von Selbstbehandlungsfertigkeiten, Lebensqualität bzw. Befindlichkeit, Zufriedenheit der Teilnehmer mit dem Schulungsprogramm, glykämische Kontrolle (HbA_c), das Auftreten von Akutkomplikationen.

Bezieht man diese Kriterien auf das im Rahmen dieser Arbeit entwickelte und untersuchte Interventionsprogramm, ergibt sich folgendes Bild:

1. die formulierten Kriterien der Strukturqualität werden erfüllt. Sie sind zum einen dadurch bedingt, daß das Behandlungsprogramm in einer zertifizierten Fachklinik entwickelt und durchgeführt wurde (Kriterium der Behandlungsleitlinien, Integration in ärztliche Versorgung). Charakteristika wie Zielgruppe und Dauer der Intervention sind genau spezifiziert worden. Curriculum, Manual und patientengerechte Medien liegen vor;

2. im Bereich der Prozessqualität erfüllt das Programm durch seine selbstmanagementorientierte Ausrichtung die Kriterien zu einem Großteil – dies wird auch an den Inhalten des Curriculums deutlich (Alltagsbezug, Orientierung an persönlichen Zielen);

3. zieht man zur Bewertung der ersten empirischen Überprüfung des Programms die Kriterien aus dem Bereich der Ergebnisqualität heran, so zeigt sich, daß deren Methodik in Teilen über die formulierten Minimalanforderungen hinaus geht. Dies betrifft den Umfang des untersuchten Patientenkollektivs, der sich mit insgesamt $N = 207$ auf mehr als das doppelte der geforderten 100 Patienten für kontrollierte Studien beläuft. Der Nachbefragungszeitraum von sechs Monaten deckt sich mit den Richtlinien. Auch in der vorliegenden Evaluation wurden multiple Zielkriterien einbezogen, dazu zählen das diabetesbezogene Wissen, die Erreichung des Therapieziels (primäres Zielkriterium des Vorliegens einer Hypoglykämieproblematik), die Güte der Stoffwechseleinstellung, die psychische Befindlichkeit sowie die Zufriedenheit der teilnehmenden Patienten.

   In diesem Zusammenhang ist allerdings auf einige Diskrepanzen zwischen den Richtlinien und der durchgeführten Untersuchung hinzuweisen. So wurde die Zielerreichung nicht direkt bzw. individualisiert, etwa durch ein Verfahren des „goal attainment scaling" durchgeführt, der Grad der Umsetzung von Selbstbehandlungsfertigkeiten nicht in dieser Form erfaßt. Hinzu kommt die eingeschränkte Aussagekraft bei Zielparametern, die durch Katamnesefragebögen erhoben wurden („missing data").

Bei einer Betrachtung des Interventionsprogramms im Zusammenhang mit den Zertifizierungskriterien sowie den durchaus ermutigenden Ergebnissen der ersten empirischen Überprüfung kann das neue Interventionskonzept zusammenfassend durchaus als positiv bewertet werden.

6.4 Ableitung von Gestaltungsvorschlägen

Potentielle Verbesserungen bzw. Ergänzungen des Interventionsprogramms lassen sich aus drei verschiedenen Quellen ableiten: den Beurteilungen des Konzepts durch die teilnehmenden Patienten anhand der eingesetzten Bewertungsbögen, den Ergebnissen der ersten empirischen Überprüfung sowie der während der Durchführung gewonnenen Erfahrungen.

Die einzelnen Aspekte der Maßnahme werden im Rahmen der *Beurteilung der Maßnahme* durch die Patienten im Mittel zwischen „gut" und „befriedigend" bewertet. Eine Möglichkeit die Qualität des Programms in dieser Hinsicht weiter zu verbessern besteht sicherlich darin, die eingesetzten Medien professioneller und noch ansprechender zu gestalten. Die eingesetzten Materialien bzw. Folien für das Programm wurden vom Verfasser der Arbeit gestaltet, eine Überarbeitung durch entsprechend qualifizierte Grafiker wäre sicherlich anzustreben.

Hinsichtlich der Bewertung durch die Patienten können insbesondere einige der im Rahmen der offenen Freitextfragen gewonnenen Verbesserungsvorschläge aufgegriffen werden. Der Wunsch nach der Berücksichtigung von „Spezialthemen", wie z. B. Hypoglykämien und körperliche Aktivität oder rechtliche Aspekte von Unterzuckerungen, werden zwar nur von wenigen Patienten angeführt, können aber eine sinnvolle, optionale Ergänzung der Inhalte darstellen. Dies betrifft insbesondere die rechtlichen Aspekte, wo bei Bedarf entsprechende Informationen gegeben werden könnten, z. B. hinsichtlich den Bestimmungen zu Diabetes/Hypoglykämien und Berufswahl oder Straßenverkehr oder auch potentiell strafrechtliche Konsequenzen (z. B. verminderte Schuldfähigkeit während einer Hypoglykämie; vgl. Nedopil, 1996). Zu denken ist dabei an die Vermittlung von Informationen, die auf die Bedürfnisse der Patienten zugeschnitten sind, keinesfalls an eine Rechtsberatung im Einzelfall - dies wird in diesem Rahmen kaum zu leisten sein und könnte darüber hinaus rechtliche Bedenken aufwerfen. Sozialrechtliche Aspekte des Diabetes mellitus sind zudem Gegenstand der Fortbildungscurricula für Diabetesberatungsberufe, so daß davon auszugehen ist, daß auch im Falle der Programmleitung durch einen Diabetesberater entsprechende Inhalte relativ problemlos integriert werden könnten.

Ferner wird im Rahmen der Bewertung durch die Teilnehmer der Wunsch nach Einzelgesprächen bzw. nach Thematisierung spezifischer Aspekte der Insulinpumpentherapie geäußert. Beides ist im Rahmen einer Erweiterung der Inhalte nur schwer umsetzbar. Zum einen ist ein routinemäßiges Angebot von Einzelgesprächen zwar im stationären Bereich möglich, aber in der ambulanten Versorgungssituation - vor allem unter ökonomischen Gesichtspunkten - nicht realisierbar. Zum anderen wird es im Hinblick auf die Zielgruppe der Maßnahme nicht angestrebt, die Intervention zu stark alleine auf die Insulinpumpentherapie zuzuschneiden.

Darüber hinaus betreffen die häufigsten Anmerkungen der Patienten den Wunsch nach mehr Praxisbezug und die Thematisierung der Gefährlichkeit schwerer Hypoglykämien. Dem Wunsch nach mehr Praxisbezug könnte entgegengekommen werden, indem individualspezifische Probleme bezüglich des Handlings von Hypoglykämien im Alltag stärker thematisiert werden. Dies sollte die Insulintherapie ausdrücklich mit einschließen. Entsprechende Elemente enthält das Interventionskonzept bereits jetzt, diese könnten aber noch intensiviert bzw. zeitlich ausgedehnt werden. Die Gefährlichkeit von Hypoglykämien im Hinblick auf die assoziierte Morbidität bzw. Mortalität war bereits ein wichtiges Thema im bestehenden Schulungsprogramm. Vermutlich weisen die diesbezüglichen Anmerkungen der Patienten im Rahmen der Bewertung auf die Relevanz der Thematik für die Betroffenen hin. Die Vermittlung entsprechender Informationen bzw. vor allen Dingen die Thematisierung der Befürchtungen und Sorgen der Patienten könnte noch intensiviert werden.

Einschränkend muß nochmal darauf hingewiesen werden, daß die Gesamtzahl der Freitextkommentare gering ist, so daß in dieser Hinsicht das Meinungsbild unter Umständen verzerrt ist. Ein ausschließliches Berücksichtigen dieser Kommentare könnte demzufolge zu kurz greifen. Allerdings ist anzumerken, daß sich die skizzierten Verbesserungsvorschläge, die von den Teilnehmern schriftlich geäußert wurden, zu einem großen Teil auch mit den während der Durchführung vom Kursleiter *gewonnenen Erfahrungen* decken. Dies betrifft insbesondere den Wunsch nach einer noch stärkeren Gewichtung des Themas der Gefährlichkeit schwerer Hypoglykämien. Darüber hinaus zeigte die Erfahrung während der Durchführung, daß ein Aufteilen der Inhalte auf mehr Termine vorteilhafter wäre (z. B. sechs oder acht Schulungseinheiten). Die Umsetzung im Rahmen von drei Blockterminen war im Rahmen der vorliegenden Arbeit die einzige Möglichkeit, die neuen Inhalte in das Curriculum der CSII-Gruppen zu integrieren. Im Falle einer Übertragung in die ambulante Versorgungssituation könnte eine entsprechende Aufteilung in mehrere kürzere Einheiten leicht erfolgen und wäre in diesem Setting darüber hinaus auch praktikabler.

Eine *kritische Betrachtung der Ergebnisse* trägt noch zu weiteren Gestaltungsvorschlägen bei. In diesem Zusammenhang sind mehrere Punkte anzuführen:

- der Wirkmechanismus, der zu dem beobachteten positiven Behandlungseffekt führt, bleibt – auch nach Durchführung der Subgruppenanalyse – unklar. In diesem Kontext ist nochmals auf die Ergebnisse der Diskriminanzanalyse hinzuweisen. Diese sollten bei einer Modifikation des Programms berücksichtigt werden. Zu erwähnen sind dabei insbesondere die Variablen des Alters der Teilnehmer bzw. des Wissensstandes zur Baseline.

Die diskriminanzanalytischen Ergebnisse deuten in die Richtung, daß jüngere Patienten in der Interventionsgruppe mehr profitieren. Auf dieser Basis sollte die Gestaltung der Medien und Inhalte sowie gegebenenfalls die Zielgruppendefinition nochmals überdacht werden. Zu denken ist dabei beispielsweise an eine Anpassung der Inhalte auch an eher ältere Teilnehmer. Zu diesem Zweck müßte allerdings eine dezidierte Analyse der Therapieziele bzw. des Bedarfs nach spezifischen Inhalten bei einer Subgruppe älterer Patienten untersucht werden, um konkrete Veränderungen daraus ableiten zu können. Sicherlich ist darüber hinaus davon auszugehen, daß Kommunikationsstil bzw. Kursleitung eher auf jüngere Patienten (< 50 Jahre) orientiert war. Die Heterogenität des Kollektivs im Hinblick auf die Alterszusammensetzung erschwert es, hier eine genaue Passung herzustellen, die allen Patienten gerecht wird. Allerdings ist darauf hinzuweisen, daß auch im ambulanten Setting mit einer entsprechenden – vielleicht sogar noch ausgeprägteren – Heterogenität zu rechnen ist.

Entgegen theoretischer Vorüberlegungen konnte eine potentielle Rolle des Wissensstands zur Baseline im Hinblick auf den Therapieerfolg festgestellt werden. Eventuell sind in diesem Kontext die Inhalte zu sehr an Patienten mit Wissensdefiziten im Bereich des Diabetes bzw. der Hypoglykämie orientiert, so daß bereits gut informierte Teilnehmer weniger profitieren. Eine entsprechende Anpassung der Detailliertheit der Inhalte könnte erfolgen. Allerdings ist dabei auch das Thema der „therapieresistenten" Patienten anzusprechen, auf das der folgende Punkt Bezug nimmt;

- insgesamt 17 Patienten der Interventionsgruppe erweisen sich als „therapieresistent", d. h. sie leiden zur Baseline unter einer manifesten Hypoglykämieproblematik, die während des Katamnesezeitraums persistiert. Diese Subgruppe zeichnet sich durch eine deutlich beeinträchtigte Hypoglykämiewahrnehmung zu beiden Meßzeitpunkten aus – es sind keine Verbesserungen beobachtbar – und verfügt im Mittel bereits über einen guten diabetesbezogenen Wissensstand zur Baseline und ein höheres Alter als die übrigen Patienten. Die Ursachen der beobachteten „Therapieresistenz" sind unklar – Hypothesen wurden bereits an anderer Stelle diskutiert. Unter dem Gesichtspunkt der Modifikation bzw. Verbesserung des bestehenden Behandlungsprogramms stellt sich die Frage, wie diese wichtige Zielgruppe erreicht bzw. deren Hypoglykämieproblematik verbessert werden kann. Hierzu seien einige Aspekte angemerkt:

- entscheidend ist es, Patienten mit einem entsprechenden Risikoprofil innerhalb der Schulungsgruppe frühzeitig zu identifizieren. Ausgehend von den Ergebnissen der Untersuchung könnten als Indikatoren dienen: höheres Alter, sehr häufige hypoglykämische Episoden, persistierende Hypoglykämieproblematik trotz guten diabetesbezogenen Wissensstands bzw. guter Schulung, evtl. das Vorliegen einer diabetischen Neuropathie sowie möglicherweise eine subjektiv angegebene starke Belastung durch bzw. Angst vor Hypoglykämien. In diesem Zusammenhang müßten spezifische Indikationsregeln formuliert werden. Eventuell sollten bei dieser Patientengruppe weitere diagnostische Schritte eingeleitet werden. Zu denken ist dabei beispielsweise an den Einsatz des kontinuierlichen Glukosemonitoring, die diagnostische Abklärung einer für die Hypoglykämiewahrnehmung relevanten autonomen Neuropathie oder auch den Einsatz von „handheld"-Computern. Bei dieser Zielgruppe ist sicherlich auch ein diagnostisches Einzelgespräch indiziert, um mögliche Determinanten der „Therapieresistenz" der Hypoglykämieprobleme abzuklären;

- sicher erfordert diese Subgruppe eine intensivere Intervention als die übrigen Patienten. Hierbei ist zum einen eine intensivere diabetologische Betreuung zu nennen, mit dem Ziel, die Insulintherapie im Hinblick auf die Hypoglykämievermeidung zu optimieren. Darüber hinaus ist eine Intensivierung des Einsatzes von Selbstbeobachtungstechniken („Hypoglykämietagebuch") und die regelmäßige, systematische Diskussion der Selbstbeobachtungsdaten gemeinsam mit dem Patienten empfehlenswert. Die Intervention sollte dabei von einem im Diabetesbereich fachkundigen Psychologen (Fachpsychologe DDG) durchgeführt werden, da diese Patientengruppe sicherlich spezifische Kompetenzen im Hinblick auf psychologische Interventionen erfordert (intensive Selbstbeobachtung, Einstellungsmodifikation, Coping). Es ist fraglich, ob dies aufgrund der strukturellen Voraussetzung, d.h. der Verfügbarkeit eines entsprechend qualifizierten Psychologen, im ambulanten Setting geleistet werden kann. Gelingt eine zuverlässige Identifikation von Patienten aus dieser Hochrisikogruppe, wäre eine Indikationsstellung zur stationären Behandlung sicherlich sinnvoll.

Zusammenfassend kann festgehalten werden, daß diese Patientengruppe im Hinblick auf Diagnostik und Behandlung einen höheren Betreuungsaufwand erfordert und eine intensivere interdisziplinäre Verzahnung zwischen Diabetologie und Schulung bzw. psychologischer Intervention benötigt.

Im Kontext der Diskussion von möglichen Modifikationen des Schulungsprogramms sollen abschließend weitere Möglichkeiten des Einsatzes von *„hand-held computer"* im Rahmen der Behandlung angesprochen werden. Zwar konnte kein direkter und eindeutiger Wirksamkeitsnachweis des HHC-Einsatzes auf die Hypoglykämieentdeckung im Rahmen der Evaluation erbracht werden. Dennoch kann die positive Rückmeldung der teilnehmenden Probanden und die im Rahmen der Datenanalyse erbrachten Hinweise auf einen Effekt der Leistungsrückmeldung als Bestätigung gewertet werden, diesen Ansatz weiter zu verfolgen.

Sicherlich ist es möglich, weitere Verbesserungen an der implementierten Prozedur vorzunehmen. Die entscheidenen Hindernisse einer breiten Anwendung liegen aber in den Bereichen der Logistik und Praktikabilität. Im Hinblick auf die Logistik ist zu erwähnen, daß – insbesondere beim Einsatz im ambulanten Bereich – jede Einrichtung über eine Mindestzahl an entsprechenden Geräten verfügen müßte. Die Kursleiter bzw. Diabetesberater vor Ort müßten im Handling der Geräte versiert sein. Entsprechendes gilt natürlich für die Patienten, die einen HHC nutzen. Im Forschungskontext und im Zusammenhang mit der Programmentwicklung im Rahmen dieser Studie bringt die gewählte technische Lösung, ein HHC mit einem flexiblen Datenerfassungprogramm, entscheidende Vorteile. Diese technische Lösung ist flexibel und ermöglicht Adaptationen und fortlaufende Verbesserungen der Prozedur. Auf der anderen Seite sind diese Leistungsmerkmale des Systems in der breiten klinischen Anwendung nicht unbedingt nötig, sondern bergen unter Umständen die Gefahr, daß Patienten durch die Technik und die prinzipiellen Möglichkeiten des Systems verunsichert werden (auch wenn zahlreiche Funktionen durch das Programm gesperrt sind). Dies könnte sich dann auch in einer nachlassenden Motivation zur Nutzung äußern.

Ein ausgedehnter klinischer Einsatz scheint nur hinreichend praktikabel, wenn das infragestehende System möglichst einfach in Bedienung und Handling ist sowie eine geringe Fehleranfälligkeit aufweist. Von Vorteil wäre zudem, wenn ein entsprechendes System einen gewissen Bekanntheitsgrad bei den meisten Patienten besitzt. Ein geeigneter Weg scheint dabei, auf Meßgeräte zur Blutglukoseselbstkontrolle zu rekurrieren. Moderne Geräte sind handlich, verfügen über ein großes Display und sind fast alle mit einer Speicherfunktion ausgestattet, die einen Überblick über die Blutglukosewerte der letzten Wochen erlaubt. Weiterhin verfügen viele Geräte über eine Verbindungsschnittstelle, die einen Anschluß an PCs und eine Übertragung der Daten mit weitergehenden Analysemöglichkeiten erlaubt. Zudem trägt fast jeder Diabetespatient sein Blutglukosemeßgerät ständig bei sich und ist mit den Geräten vertraut. Von den technischen Voraussetzungen her sind derartige Meßgeräte prinzipiell geeignet, um Elemente der Prozedur, die im Rahmen dieser Untersuchung auf HHC implementiert wurden, zu inkorporieren. Zu denken wäre dabei unter anderem an folgende Elemente:

- Option der Durchführung eines Reaktionstest mit „feedback"-Funktion analog zu der auf HHC implementierten Prozedur;
- Erfassung von Symptomratings und evtl. Blutglukoseschätzungen bzw. Hypoglykämieentdeckung;
- evtl. zusätzliche Analysemöglichkeiten der Blutglukosedaten – z. B. Trendanalyse, Häufigkeit hypoglykämischer Werte etc. – die meisten der momentan verfügbaren Blutglukosemeßgeräte erlauben es lediglich, den Mittelwert der Messungen der letzten Wochen anzuzeigen;
- Analyse-/Darstellungsmöglichkeit der Symptom- bzw. Reaktionszeitdaten am Gerät selbst oder am PC nach Transfer der Daten.

Der Einsatz eines Blutglukosemeßgerätes als technische Lösung, auf der die Prozedur aufsetzt, hat darüber hinaus den grundlegenden Vorteil, daß Glukosemeßwerte gleich zusammen mit Wahrnehmungs- bzw. Reaktionszeitparametern gespeichert und analysiert werden können. Bislang muß bei einem HHC-Einsatz eine entsprechende Passung zwischen HHC- und Blutglukosedaten erst im Nachhinein durch zeitgenaue Zuordnung der beiden Datensätze hergestellt werden. Auch könnte ein entsprechendes System – trotz der momentanen rechtlichen Unsicherheit in Deutschland (vgl. Leopold, 2001a, 2001b) – eine geeignete Lösung für die Integration in telemedizinische Ansätze darstellen. Andererseits ist einschränkend anzumerken, daß ein derartiges System auf eine einmal implementierte Prozedur festgelegt ist, die nicht mehr – oder nur schwer – verändert werden kann – zudem ist eine Freitexteingabe nicht möglich. Dies würde natürlich eine Einschränkung der Flexibilität bedeuten. Dessen ungeachtet könnte eine entsprechende Lösung sich bewähren. Zu berücksichtigen ist allerdings auch, daß die Einführung eines solchen „innovativen" Blutglukosemeßgerätes in erster Linie von betriebswirtschaftlichen Überlegungen und Entscheidungen potentieller Hersteller abhängt (Kosten für Entwicklung und Produktion, Marktanalyse) und in dem Sinne auch eher als Ausblick in die Zukunft zu werten ist.

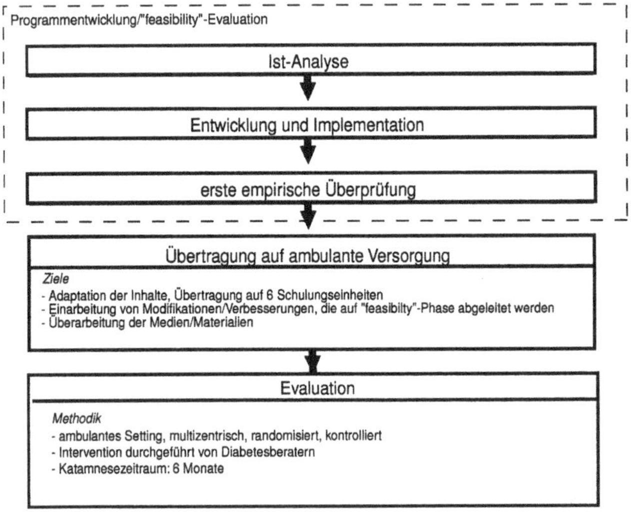

Abbildung 6.1: Ausblick: Schematische Darstellung des weiteren Vorgehens nach Ende der Untersuchung. Der Projektteil, der Gegenstand dieser Arbeit ist, war durch Umrandung hervorgehoben.

6.5 Ausblick

Hypoglykämien und Hypoglykämieprobleme sind nach wie vor der limitierende Faktor der Diabetestherapie. In seinem kürzlich veröffentlichten Überblicksartikel sieht Cryer (2002) allerdings keine Lösung dieses Dilemmas. Aus rein pathophysiologisch orientierter Perspektive verweist er lediglich auf die Chance, durch technischen bzw. medizinischen Fortschritt eine Lösung herbeizuführen – er denkt dabei an eine blutglukosespiegelgesteuerte Insulinadministration, etwa durch ein „closed loop"-System oder Inselzell- bzw. Pankreastransplantationen. Diese Möglichkeiten, das Grundproblem der Diabetestherapie zu lösen, sind zwar vielversprechend, aber momentan nicht mehr als ein Ausblick in die Zukunft. Indem man Patienten, die von Hypoglykämieproblemen betroffen sind, allein darauf hinweist, daß irgendwann der technische und medizinische Fortschritt schon für eine Lösung sorgen wird, erweist man dieser Gruppe von belasteten Diabetespatienten keinen großen Dienst.

Selbstmanagementorientierte Behandlungskonzepte, wie das im Rahmen dieser Arbeit entwickelte, stellen dagegen eine konkrete Chance für betroffene Patienten dar. Trotz der hohen Prävalenz von Hypoglykämieproblemen besteht nach wie vor ein Defizit an Verfügbarkeit und Verbreitung entsprechender Behandlungsprogramme. Werden Maßnahmen angeboten, so sind diese zumeist nur im stationären Setting verfügbar. Auch handelt es sich zumeist um nicht evaluierte und nicht manualisierte Interventionen, die Elemente aus anderen Konzepten, wie z. B. dem „blood glucose awareness training" übernehmen. Derartige Interventionen mögen zwar effektiv sein, Wirksamkeitsnachweise wurden aber nicht erbracht.

Nach den doch ermutigenden Ergebnissen der Evaluation soll sich an die Phase der Programmentwicklung und der ersten empirischen Überprüfung von „feasibility" und Effektivität eine zweite Projektphase anschließen, mit dem Ziel, ein ambulantes Schulungs- und Behandlungsprogramm zur Intervention und Prävention von Hypoglykämieproblemen bei Diabetespatienten zu evaluieren und verfügbar zu machen. Abbildung 6.1 illustriert das geplante weitere

Vorgehen als Ergänzung des Projektablaufes in Abbildung 3.1 auf Seite 75.

Das weitere Vorgehen beinhaltet die Übertragung des entwickelten Programms auf ein Curriculum mit 6 Schulungseinheiten im ambulanten Setting. Inhalte und Materialien werden für die neue Nutzung angepaßt – insbesondere werden Verbesserungsvorschläge bzw. Modifikationen, die sich im Rahmen der ersten empirischen Überprüfung ableiten ließen, umgesetzt. Die Evaluation wird im ambulanten Setting in verschiedenen Einrichtungen erfolgen, wobei Patienten auf Treatment *vs.* Kontrolle randomisiert werden. Der Beginn der Evaluationsphase ist für 2003 terminiert.

Die Übertragbarkeit in ambulante Versorgungssituationen war ein wichtiger Leitgedanke, der bei der Konzeption des neuen Interventionskonzepts eine Rolle spielte. Es wird erwartet, daß auf diesem Weg die Versorgungssituation von Patienten mit Hypoglykämieproblemen in Deutschland nachhaltig verbessert werden kann.

Literaturverzeichnis

Agresti, A. (1990). *Categorial data analysis.* New York: Wiley.

Algan, M. (1989). Visual evoked potentials in diabetic patients. *Diabetes Care, 12,* 227–229.

American Diabetes Association (Ed.). (1998). *Intensive diabetes management* (2nd ed.). Alexandria, Virginia: American Diabetes Association.

American Diabetes Association. (2001). Clinical practice recommendations 2001. *Diabetes Care, 24*(Suppl. 1).

American Diabetes Association & National Institute of Diabetes, Digestive, and Kidney Diseases. (2002). The prevention or delay of type 2 diabetes. *Diabetes Care, 25,* 742–749.

Amiel, S. A. (1993). The risks of hypoglycaemia with insulin therapy. In B. M. Frier & B. M. Fisher (Eds.), *Hypoglycaemia and diabetes. Clinical and physiological aspects* (pp. 302–327). London: Arnold.

Amiel, S. A. (1998). Cognitive function testings in studies of acute hypoglycaemia: rights and wrongs? *Diabetologia, 41,* 713–719.

Amiel, S. A. (1999). Risks of strict glycaemic control. In B. M. Frier & B. M. Fisher (Eds.), *Hypoglycaemia in clinical diabetes* (pp. 147–166). New York: Wiley.

Amiel, S. A. (2002). Hypoglycaemia unawareness and the brain. *Diabetologia, 45,* 949–958.

Amiel, S. A., Pottinger, R. C., Archibald, H. R., Chusney, G., Cunnah, D. T. F., Prior, P. F. & Gale, E. A. M. (1991). Effect of antecedent glucose control on cerebral functions during hypoglycemia. *Diabetes Care, 14,* 109–118.

Amiel, S. A., Tamborlane, W. V., Simonson, D. C. & Sherwin, R. S. (1987). Defective glucose counterregulation after strict glycemic control of insulin-dependent diabetes mellitus. *New England Journal of Medicine, 316,* 1376–1383.

Anderson, R. J., Freedland, K. E., Clouse, R. E. & Lustman, P. J. (2001). The prevalence of comorbid depression in adults with diabetes: a meta-analysis. *Diabetes Care, 24*, 1069–1078.

Anderson, R. M. (1995). Patient empowerment and the traditional medical model. A case of irreconcilable differences? *Diabetes Care, 18*, 412–415.

Arbeitsgemeinschaft deutscher Diabeteskliniken. (1998). ADDK-Qualitätskontrolle: Ergebnisse und Konsequenzen. *Schulungsprofi Diabetes, 1*, 16–18.

Arbeitskreis Psychologie DDG. (2001). *Weiterbildung zum(r) Fachpsychologe/in Diabetes (DDG)"(Endgültige Version, von der Mitgliederversammlung am 13.05.99 in Frankfurt am Main beschlossen und vom Vorstand der DDG genehmigt)*. Verfügbar unter: http://www.diabetes-psychologie.de/fpd_wbo.htm [Datum des Zugriffs: 31.12.2001].

Arias, P., Kerner, W., Zier, H., Navacués, I. & Pfeiffer, E. (1985). Incidence of hypoglycemic episodes in diabetic patients under continuous subcutaneous insulin infusion and intensified conventional insulin treatment: assessment by means of continuous blood glucose monitoring. *Diabetes Care, 8*, 134–140.

Arseneau, D. L., Mason, A. C., Wood, O. B., Schwab, E. & Green, D. (1994). A comparison of learning activity packages and classroom instruction for diet management of patients with non-insulin dependent diabetes mellitus. *Diabetes Educator, 20*, 509–514.

Auer, R. N. & Siesjö, B. K. (1988). Biological differences between ischemia, hypoglycemia, and epilepsy. *Annals of Neurology, 24*, 699–707.

Bauer, U. (1995). *Entwicklung eines Fragebogens zur Erfassung von Therapiezielen und Therapiezufriedenheit bei Diabetikern.* Unveröffentlichte Diplomarbeit, Otto-Friedrichs-Universität, Bamberg.

Baumgartl, H.-J. & Standl, E. (1999). The atherosclerotic process and its exacerbation by diabetes. In J. E. Tooke (Ed.), *Diabetic angiopathy* (pp. 21–36). London: Arnold.

Bendtson, I. (1993). Neurophysiological changes of hypoglycaemia. In B. M. Frier & B. M. Fisher (Eds.), *Hypoglycaemia and diabetes. Clinical and physiological aspects* (pp. 72–79). London: Arnold.

Berger, M. (1995a). Coma diabeticum. In M. Berger (Ed.), *Diabetes mellitus* (pp. 336–337). München: Urban & Schwarzenberg.

Berger, M. (1995b). Definition und Klassifikation des Diabetes mellitus. In M. Berger (Ed.), *Diabetes mellitus* (pp. 12–21). München: Urban & Schwarzenberg.

Berger, M. (1995c). Epidemiologie des Diabetes mellitus. In M. Berger (Ed.), *Diabetes mellitus* (pp. 15–22). München: Urban & Schwarzenberg.

Berger, M. (1995d). Grundlagen der Patientenedukation. In M. Berger (Ed.), *Diabetes mellitus* (pp. 94–98). München: Urban & Schwarzenberg.

Berger, M. & Jörgens, V. (1995). *Praxis der Insulintherapie* (5 ed.). Berlin: Springer.

Berlin, I., Grimaldi, A., Payan, C., Sachon, C., Bosquet, F., Thervet, F. & Puech, A. J. (1987). Hypoglycemic symptoms and decreased β-adrenergic sensitivity in insulin-dependent diabetic patients. *Diabetes Care, 10*, 742–747.

Biggers, D. W., Myers, S., Neal, D., Stinson, R., Cooper, N. B., Jaspan, J. B., Williams, P. E., Cherrington, A. D. & Frizzell, R. T. (1989). Role of brain in counterregulation of insulin induced hypoglycemia in dogs. *Diabetes, 37*, 7–16.

Blackman, J. D., Towle, V. L., Lewis, G. F., Spire, J. P. & Polonsky, K. S. (1990). Hypoglycemic thresholds for cognitive dysfunctions in humans. *Diabetes, 39*, 828–835.

Bode, B. W. (2000). Clinical utility of the Continuous Glucose Monitoring System. *Diabetes Technology and Therapeutics, 2*, S35–S43.

Bode, B. W., Steed, R. D. & Davidson, P. C. (1996). Reduction in severe hypoglycemia with long-term continuous subcutaneous insulin infusion in type I diabetes. *Diabetes Care, 19*, 324–327.

Boland, E., Monsod, T., Delucia, M., Brandt, C. A., Fernando, S. & Tamborlane, W. V. (2001). Limitations of conventional methods of self-monitoring of blood glucose: Lessons learned from 3 days of continuous glucose sensing in pediatric patients with type 1 diabetes. *Diabetes Care, 24*, 1858–1862.

Bolli, G. B. (1998a). Hypoglycemia unawareness. *Diabetes & Metabolism, 23*, 29–35.

Bolli, G. B. (1998b). Importance of catecholamines in defense against insulin hypoglycemia in humans. *Advances in Pharmacology, 42*, 627–630.

Bolli, G. B. (1999). How to ameliorate the problem of hypoglycemia in intensive as well as nonintensive treatment of type 1 diabetes. *Diabetes Care, 22*(Suppl. 2), 843–852.

Bolli, G. B., Fanelli, C. G., Perriello, G. & De Feo, P. (1993). Nocturnal blood glucose control in type I diabetes mellitus. *Diabetes Care, 16*(Suppl. 3), 71–89.

Borland, E. A., Grey, M., Oesterle, A., Frederickson, L. & Tamborlane, W. V. (2000). Continuous subcutaneous insulin infusion. A new way to lower risk of severe hypoglycemia, improve metabolic control, and enhance coping in adolescents with type 1 diabetes. *Diabetes Care, 22*, 1779–1784.

Bortz, J. & Lienert, G. A. (1998). *Kurzgefaßte Statistik für die klinische Forschung. Ein praktischer Leitfaden für die Analyse kleiner Stichproben.* Berlin: Springer.

Bott, U., Bott, S., Hemmann, D. & Berger, M. (2000). Evaluation of a holistic treatment and teaching programme for patients with type 1 diabetes who failed to achieve their therapeutic goals under intensified insulin therapy. *Diabetic Medicine, 17*, 635–643.

Bottini, P., Boschetti, E., Pampanelli, S., Ciofetta, M., Del Sindaco, P., Scionti, L., Brunetti, P. & Bolli, G. B. (1997). Contribution of autonomic neuropathy to reduced plasma adrenaline responses to hypoglycemia in IDDM. Evidence for a nonselective defect. *Diabetes, 46*, 814–823.

Boulton, A. J. M. & Malik, R. A. (1999). Organ-specific vascular changes. In J. E. Tooke (Ed.), *Diabetic angiopathy* (pp. 267–276). London: Arnold.

Boyle, P. J., Schwartz, N. S., Shah, S. D., Clutter, W. E. & Cryer, P. E. (1988). Plasma glucose concentrations at the onset of hypoglycemic symptoms in patients with poorly controlled diabetes and nondiabetics. *New England Journal of Medicine, 318*, 1487–1492.

Boyle, P. J., Scott, M. D., Kempers, F., O'Connor, A. M. & Nagy, R. J. (1995). Brain glucose uptake and unawareness of hypoglycemia in patients with insulin-dependent diabetes mellitus. *New England Journal of Medicine, 333*, 1726–1731.

Brown, L. J., Scott, R. S. & Moir, C. L. (2001). All-cause mortality in the Canterbury (New Zealand) Diabetic Registry population. *Diabetes Care, 24*, 56–63.

Brown, S. A. (1999). Interventions to promote diabetes self-management: state of the science. *Diabetes Educator, 25*, 52–61.

Brownlee, M., Cerami, A. & Vlassara, H. (1988). Advanced glycosylation end products in tissue and the biochemical basis of diabetic complications. *New England Journal of Medicine, 318*, 1315–1321.

Bundesministerium für Gesundheit. (2002). *Durchbruch zu mehr Qualität für chronisch kranke Menschen.* Verfügbar unter: http://-www.bmgesundheit.de/bmg-frames/index.htm [Datum des Zugriffs: 01.07.2002].

Buse, L. & Pawlik, K. (1996). Ambulatory behavioral assessment and in-field performance testing. In J. Fahrenberg & M. Myrtek (Eds.), *Ambulatory assessment. Computer-assisted psychological and psychophysiological methods in monitoring and field studies* (pp. 29–50). Seattle, WA: Hogrefe & Huber.

Campbell, D. T. & Stanley, J. C. (1966). *Experimental and quasi-experimental designs for research.* Skokie, IL: Rand McNally.

Campbell, I. W. (1993). Hypoglycaemia and type 2 diabetes: sulphonylureas. In B. M. Frier & B. M. Fisher (Eds.), *Hypoglycaemia in diabetes: clinical an physiological aspects* (pp. 387–392). London: Arnold.

Carmody, T. (1997). Health-related behaviours: common factors. In A. Baum, S. Newman, J. Weinman, R. West & C. McManus (Eds.), *Cambridge handbook of psychology, health and medicine* (pp. 117–120). Cambridge: University Press.

Caro, J. J., Ward, A. J. & O'Brien, J. A. (2002). Lifetime costs of complications resulting from type 2 diabetes in the U.S. *Diabetes Care, 25,* 476–481.

Carpenter, J., Pocock, S. & Lamm, C. J. (2002). Coping with missing data in clinical trials: a model-based approach applied to asthma trials. *Statistics in Medicine, 21,* 1043–1066.

Chantelau, E., Dannbeck, S., Kimmerle, R. & Ross, D. (1990). Zur Verkehrstüchtigkeit insulin-behandelter Diabetiker. *Münchener Medizinische Wochenschrift, 132,* 468–471.

Clarke, W. E., Gonder-Frederick, L. A., Richards, F. E. & Cryer, P. E. (1991). Multifactorial origin of hypoglycemia symptom unawareness in IDDM. Association with defective glucose counterregulation and glycemic control. *Diabetes, 40,* 680–685.

Clarke, W. L., Cox, D. J., Gonder-Frederick, L. A. & Julian, D. (1995). Reduced awareness of hypoglycemia in adults with IDDM. A prospective study of hypoglycemic frequency and associated symptoms. *Diabetes Care, 18,* 517–522.

Clarke, W. L., Gonder-Frederick, L. & Cox, D. J. (1996). The frequency of severe hypoglycaemia in children with insulin-dependent diabetes mellitus. *Hormone Research, 45*(Suppl. 1), 48–52.

Comi, G. (1997). Evoked potentials in diabetes mellitus. *Clinical Neuroscience, 4,* 374–379.

Cook, D. J., Guyatt, G. H., Laupacis, A. & Sackett, D. L. (1992). Rule of evidence and clinical recommendations on the use of antithrombotic agents. *Chest, 102*, 305S–311S.

Cook, D. J., Laupaels, G. H. G. andA, Sackett, D. L. & Goldberg, R. J. (1995). Clinical recommendations using levels of evidence for antithrombotic agents. *Chest, 108*, 227S–230S.

Cox, D. J., Eickhoff, K., Gonder-Frederick, L. A. & Clarke, W. L. (1993). Hunger. A sensitive but nonspecific symptom to hypoglycemia [letter]. *Diabetes Care, 16*, 1624–1625.

Cox, D. J., Gonder-Frderick, L., Polonsky, W., Schlundt, D., Kovatchev, B. & Clarke, W. (2001). Blood Glucose Awareness Training (BGAT-2): long-term benefits. *Diabetes Care, 24*, 637–642.

Cox, D. J., Gonder-Frederick, L., Julian, D. M. & Clarke, W. (1994). Long-term follow-up evaluation of blood glucose awareness training. *Diabetes Care, 17*, 1–5.

Cox, D. J., Gonder-Frederick, L. A., Julian, D., Cryer, P. E., Herrmann Lee, J., Richards, F. E. & Clarke, W. E. (1991). Intensive versus standard blood glucose awareness training (BGAT) with insulin–dependent diabetes: mechanisms and ancillary effects. *Psychosomatic Medicine, 53*, 453–462.

Cox, D. J., Gonder-Frederick, L. A., Polonsky, W., Schlundt, D., Julian, D. & Clarke, W. (1995). A multicenter evaluation of Blood Glucose Awareness Training II. *Diabetes Care, 18*, 523–527.

Cox, D. J., Irvine, A., Gonder-Frederick, L., Nowacek, G. & Butterfield, J. (1987). Fear of hypoglycemia: quantification, validation, and utilization. *Diabetes Care, 10*, 617–621.

Cox, D. J., Kovatchev, B. P. & Julian, D. M. (1994). Frequency of severe hypoglycemia in insulin-dependent diabetes mellitus can be predicted from self-monitoring blood glucose data. *Journal of Clinical Endocrinology & Metabolism, 79*, 1659–1662.

Cranston, A., Lomas, J., Maran, A., MacDonald, I. & Amiel, S. A. (1994). Restoration of hypoglycaemia awareness in patients with long–duration diabetes mellitus. *Lancet, 344*, 283–287.

Cryer, P. E. (1993a). Glucose counterregulation: the physiological mechanisms that prevent or correct hypoglycaemia. In B. M. Frier & B. M. Fisher (Eds.), *Hypoglycaemia and diabetes. Clinical and physiological aspects* (p. 34-55). London: Arnold.

Cryer, P. E. (1993b). Glucose counterregulation: the prevention and correction of hypoglycemia in humans. *American Journal of Physiology, 264,* E149–E155.

Cryer, P. E. (1993c). Hypoglycaemia-associated autonomic failure. In B. M. Frier & B. M. Fisher (Eds.), *Hypoglycaemia and diabetes. Clinical and physiological aspects* (pp. 273–383). London: Arnold.

Cryer, P. E. (1994). Hypoglycemia: the limiting factor in management of IDDM. *Diabetes, 43,* 1378–1389.

Cryer, P. E. (1997). *Hypoglycemia. Pathophysiology, diagnosis, and treatment.* Oxford: University Press.

Cryer, P. E. (1999). Symptoms of hypoglycemia, thresholds for their occurrence, and hypoglycemia unawareness. *Endocrinology and Metabolism Clinics of North America, 28,* 495–500.

Cryer, P. E. (2002). Hypoglycaemia: the limiting factor in the glycaemic management of type I and type II diabetes. *Diabetologia, 45,* 937–948.

Cryer, P. E. & Gerich, J. E. (1990). Hypoglycemia in insulin dependent Diabetes mellitus: insulin excess and defective glucose counterregulation. In H. Rifkin & J. Porte (Eds.), *Ellenberg and Rifkin's Diabetes mellitus. theory and practice* (4 ed., pp. 526–546). Amsterdam: Elsevier.

Dagogo-Jack, S., Fanelli, C. G. & Cryer, P. E. (1998). Durable reversal of hypoglycemia unawareness in type 1 diabetes. *Diabetes Care, 22,* 866.

Dagogo-Jack, S., Rattarasarn, C. & Cryer, P. E. (1997). Reversal of hypoglycemia unawareness, but not defective glucose counterregulation, in IDDM. *Diabetes, 43,* 1426–1434.

de Fine Olivarius, N., Beck-Nielsen, H., Andreasen, A. H., Hoerder, M. & Pederson, P. A. (2001). Randomised controlled trial of structured personal care of type 2 diabetes mellitus. *BMJ, 323,* 1–9.

Deary, I. J. (1993a). Effects of hypoglycaemia on cognitive function. In B. M. Frier & B. M. Fisher (Eds.), *Hypoglycaemia and diabetes. Clinical and physiological aspects* (pp. 80–92). London: Arnold.

Deary, I. J. (1993b). Neuropsychological manifestations. In B. M. Frier & B. M. Fisher (Eds.), *Hypoglycaemia and diabetes. Clinical and physiological aspects* (pp. 337–346). London: Arnold.

Deary, I. J. (1995). Intelligence, personality, and severe hypoglycemia in diabetes. In D. H. Saklofske & M. Zeidner (Eds.), *International handbook of personality and intelligence. Perspectives on individual differences* (pp. 711–726). New York: Plenum.

Deary, I. J. (1997). Debate: does frequent, severe hypoglycemia cause significant cognitive decrements? *Diabetes Spectrum, 10*, 42–47.

Deary, I. J. (1999). Symptoms of hypoglycaemia and effects on mental performance and emotions. In B. M. Frier & B. M. Fisher (Eds.), *Hypoglycaemia in clinical diabetes* (pp. 29–54). New York: Wiley.

Deary, I. J. & Frier, B. M. (1996). Severe hypoglycaemia and cognitive impairment in diabetes. *British Medical Journal, 313*, 767–768.

Deary, I. J., Langan, S. J., Graham, K. S. & Hepburn, D. (1992). Recurrent severe hypoglycemia, intelligence and speed of information processing. Special issue: Biology and intelligence. *Intelligence, 16*, 337–359.

DeFronzo, R. A., Tobin, J. D. & Andres, R. (1979). Glucose clamp technique: a method for quantifying insulin secretion and resistance. *American Journal of Physiology, 6*, E214–E223.

DeVries, J. I. & Heine, R. J. (2002). Insulin pumps are still debatable for type 1 diabetes [letter]. *BMJ, 325*, 46.

Diabetes Zentrum Mergentheim. (2001). *Insulinpumpentherapie.* Verfügbar unter: http://www.diabetes-zentrum.de/frames/pumpe.htm [Datum des Zugriffs: 30.12.2001].

Draelos, M. T., Jacobson, A. M., Weniger, K., Widom, B. & Ryan, C. M. (1995). Cognitive function in patients with insulin-dependent diabetes mellitus during hyperglycemia and hypoglycemia. *American Journal of Medicine, 98*, 135–144.

Driesen, N. R., Cox, D. J., Gonder-Frederick, L. A. & Clarke, W. (1995). Reaction time impairment in insulin-dependent diabetes: task complexity, blood glucose levels, and individual differences. *Neuropsychology, 9*, 246–254.

Ebert, M., Hermanns, N., Ellgring, H., Kubiak, T., Kulzer, B. & Haak, T. (2002). Einfluß von persönlichen diabetesspezifischen Einstellungen bei Typ-1-Diabetikern auf die Stoffwechselgüte (abstract). *Diabetes & Stoffwechsel, 11*(Suppl. 1), 144.

Engel, G. L. (1980). The clinical application of the biopsychosocial model. *American Journal of Psychiatry, 137*, 129–136.

Everitt, B. S., Landau, S. & Leese, M. (2001). *Cluster analysis* (4 ed.). London: Arnold.

Fahrenberg, J. (1996). Ambulatory assessment: issues and perspectives. In J. Fahrenberg & M. Myrtek (Eds.), *Ambulatory assessment. Computer-assisted psychological and psychophysiological methods in monitoring and field studies* (pp. 3–20). Seattle, WA: Hogrefe & Huber.

Fahrenberg, J., Franck, M., Baas, U. & Jost, E. (1995). Awareness of blood pressure: interoception or contextual judgment? *Journal of Psychosomatic Research, 39,* 11–18.

Fahrenberg, J., Hampel, R. & Selg, J. (1989). *Das Freiburger Persönlichkeitsinventar (FPI-R).* Göttingen: Hogrefe.

Fahrenberg, J., Hüttner, P. & Leonhart, R. (2001). MONITOR: acquisition of psychological data by a hand-held pc. In J. Fahrenberg & M. Myrtek (Eds.), *Progress in ambulatory assessment* (pp. 93–112). Seattle, WA: Hogrefe & Huber.

Fahrenberg, J. & Myrtek, M. (Eds.). (1996). *Ambulatory assessment. Computer-assisted psychological and psychophysiological methods in monitoring and field studies.* Seattle, WA: Hogrefe & Huber.

Fahrenberg, J. & Myrtek, M. (Eds.). (2001). *Progress in ambulatory assessment.* Seattle, WA: Hogrefe & Huber.

Faller, H. (2001). Patientenschulung: Konzept und Evaluation. *Praxis – Klinische Verhaltensmedizin und Rehabilitation, 14,* 97–106.

Faller, H., Haaf, H.-G., Löschmann, C., Maurischat, C. & Schulz, H. (2000). Experimentelle und nicht-experimentelle Studienpläne in der Rehabilitationsforschung. In J. Bengel & U. Koch (Eds.), *Grundlagen der Rehabilitationswissenschaften, Themen, Strategien und Methoden der Rehabilitationsforschung* (pp. 271–286). Berlin: Springer.

Fanelli, C., Pampanelli, S., Epifano, L., Rambotti, A. M., Ciofetta, M., Modarelli, F., DiVincenzo, A., Annibale, B., Lepore, M., Lalli, C., Del Sindaco, P., Brunetti, P. & Bolli, G. B. (1994). Relative roles of insulin and hypoglycaemia on induction of neuroendocrine responses to, symptoms of, and deterioration of cognitive function in hypoglycaemia in male and female humans. *Diabetologia, 37,* 797–807.

Fanelli, C., Pampanelli, S., Lalli, C., Del Sindaco, P., Ciofetta, M., Lepore, M., Porcellati, F., Bottini, P., Di Vincenzo, A., Brunetti, P. & Bolli, G. B. (1997). Long–term intensive therapy of IDDM patients with clinically overt autonomic neuropathy. Effects on hypoglycemia awareness and counterregulation. *Diabetes, 46,* 1172–1181.

Fehm-Wolfsdorf, G., Kerner, W. & Peters, W. (1997). *Blutglukose Wahrnehmungs-Training. Deutschsprachige Version des Blood Glucose Awareness Training (BGAT III).* Institut für Psychologie der Universität Kiel: Eigenvertrieb.

Feste, C. (1992). A practical look at patient empowerment. *Diabetes Care, 15,* 922–925.

Figlewicz, D. P., Brot, M. D., McCall, A. L. & Szot, P. (1996). Diabetes causes differential changes in CNS noradrenergic and dopaminergic neurons in the rat: a molecular study. *Brain Research, 736,* 54–60.

Finck, H. (1995). Soziale und berufliche Diskriminierung des Typ-I-Diabetikers. In F. Petermann (Ed.), *Diabetes mellitus. Sozial- und verhaltensmedizinische Ansätze* (pp. 31–48). Göttingen: Hogrefe.

Fisher, B. M. & Heller, S. R. (1999). Mortality, cardiovascular morbidity and possible effects of hypoglycaemia on diabetic complications. In B. M. Frier & B. M. Fisher (Eds.), *Hypoglycaemia in clinical diabetes* (pp. 167–186). New York: Wiley.

Fletcher, C. (1980). One way of coping with diabetes. *British Medical Journal, 280,* 1115–1116.

Flor, H., Birbaumer, N. & Hahlweg, K. (Eds.). (1999). *Grundlagen der Verhaltensmedizin* (Vol. D II 3). Göttingen: Hogrefe.

Fredrickson, L. (Ed.). (1995). *The insulin pump therapy book. Insights from experts.* Los Angeles, CA: MiniMed Technologies.

Fröhlich, C., Zettler, A., Reinecker, H., Kulzer, B., Imhof, P., Cebulla, U. & Bergis, K. H. (1992). Evaluation eines Gruppentrainings zur Verbesserung der Hypoglykämiewahrnehmung (WT) und Angstbewältigung (AT). *Praxis der klinischen Verhaltensmedizin und Rehabilitation, 17,* 30–34.

Frier, B. M. (1993). Hypoglycemia unawareness. In B. M. Frier & B. M. Fisher (Eds.), *Hypoglycemia and diabetes: Clinical and physiological aspects* (pp. 285–301). London: Arnold.

Frier, B. M. (1999). Living with hypoglycaemia. In B. M. Frier & B. M. Fisher (Eds.), *Hypoglycaemia in clinical diabetes* (pp. 261–290). New York: Wiley.

Frier, B. M. & Fisher, B. M. (1999). Impaired hypoglycaemia awareness. In B. M. Frier & B. M. Fisher (Eds.), *Hypoglycaemia in clinical diabetes* (pp. 111–146). New York: Wiley.

Fritsche, A., Sturmvoll, M., Häring, H. U. & Gerich, J. E. (2000). Reversal of hypoglycemia unawareness in a long-term type 1 diabetic patient by improvement of beta-adrenergic sensitivity after prevention of hypoglycemia. *Journal of Clinical Endocrinology and Metabolism, 85*, 523–525.

Gelman, A., King, G. & Liu, C. (1998). Not asked and not answered: multiple imputation for multiple surveys. *Journal of the American Statistical Association, 93*, 846–857.

George, E., Marques, J. L., Harris, N. D., MacDonald, I. A., Hardisty, C. A. & Heller, S. R. (1997). Preservation of physiological responses to hypoglycemia 2 days after antecedent hypoglycemia in patients with IDDM. *Diabetes Care, 20*, 1293–1298.

Geringer, E. S. (1990). Affective disorders and diabetes mellitus. In C. S. Holmes (Ed.), *Neuropsychological and behavioral aspects of diabetes* (pp. 239–272). New York: Springer.

Gilmer, T. P., O'Connor, P. J., Manning, W. G. & Rush, W. A. (1997). The cost to health plans of poor glycemic control. *Diabetes Care, 20*, 1847–1853.

Gisselsson, L., Smith, M.-L. & Siesjö, B. K. (1998). Influence of hypoglycemic coma on brain water and osmolality. *Experimental Brain Research, 120*, 461–469.

Glasgow, R. E. (1999). Outcomes of and for diabetes education research. *Diabetes Educator, 25*, 74–88.

Glasgow, R. E., Fisher, E. B., Anderson, B. J., LaGreca, A., Marerro, D., Joohnson, S. B., Rubin, R. R. & Cox, D. J. (1999). Behavioral science in diabetes. Contributions and opportunities. *Diabetes Care, 22*, 832–843.

Glasgow, R. E. & Strycker, L. A. (2000). Preventive care practices for diabetes management in two primary care samples. *American Journal of Preventive Medicine, 19*, 9–14.

Gold, A. E., Deary, I. J. & Frier, B. M. (1997). Hypoglycaemia and non-cognitive aspects of psychological function in insulin-dependent (type 1) diabetes mellitus (IDDM). *Diabetic Medicine, 14*, 111–118.

Gold, A. E., Deary, I. J., MacLeod, K. M., Thomson, K. J. & Frier, B. M. (1995). Cognitive function during insulin-induced hypoglycemia in humans: short-term cerebral adaptation does not occur. *Psychopharmacology, 119*, 325–333.

Gold, A. E., Frier, B. M., MacLeod, K. M. & Deary, I. J. (1997). A structural equation model for predictors of severe hypoglycaemia in patients with insulin-dependent diabetes mellitus. *Diabetic Medicine, 14*, 309–315.

Gold, A. E., MacLeod, K. M., Deary, I. J. & Frier, B. M. (1995). Hypoglycemia-induced cognitive dysfunction in diabetes mellitus: Effect of hypoglycemia unawareness. *Physiology & Behavior, 58,* 501–511.

Gold, A. E. & Marshall, N. M. (1996). Cortical blindness and cerebral infarction associated with severe hypoglycemia. *Diabetes Care, 19,* 1001–1003.

Gonder-Frederick, L., Cox, D. J., Kovatchev, B., Schlundt, D. & Clarke, W. L. (1997). A biopsychobehavioral model of risk of severe hypoglycemia. *Diabetes Care, 20,* 661–669.

Gonder-Frederick, L., Cox, D., Clarke, W. & Julian, D. (2000). Blood glucose awareness training. In F. J. Snoek & T. C. Skinner (Eds.), *Psychology in diabetes care* (pp. 169–206). New York: Wiley.

Gonder-Frederick, L. A., Cox, D. J., Driesen, N. R., Ryan, C. M. & Clarke, W. L. (1994). Individual differences in neurobehavioral disruption during mild and moderate hypoglycemia in adults with IDDM. *Diabetes, 43,* 1407–1412.

Gross, T. M. & Mastrototaro, J. J. (2000). Efficacy and reliability of the Continuous Glucose Monitoring System. *Diabetes Technology and Therapeutics, 2,* S19–S26.

Gwynne, J. T. & McMillan, D. E. (1991). Advances and pathophysiology of vascular complications of diabetes. *Diabetes Care, 14*(Suppl. 1), 148–152.

Hansotia, P. & Broste, S. K. (1991). The effect of epilepsy or diabetes mellitus on the risk of automobile accidents. *New England Journal of Medicine, 324,* 22–26.

Hartigan, J. A. & Hartigan, P. M. (1985). The dip test on multimodality. *Annals of Statistics, 13,* 70–84.

Harvey, J. N., Rizvi, K., Craney, L., Messenger, J., Sha, R. & Meadows, P. (2001). Population-based survey and analysis of trends in the prevalence of diabetic nephropathy in type 1 diabetes. *Diabetic Medicine, 18,* 998–1002.

Hautzinger, M., Bailer, M., Worall, H. & Keller, F. (1995). *Beck Depressions-Inventar (BDI).* Göttingen: Hogrefe.

Heine, R. J. (1993). Methods of investigation of insulin-induced hypoglycaemia. In B. M. Frier & B. M. Fisher (Eds.), *Hypoglycemia and diabetes* (pp. 165–175). London: Arnold.

Heine, R. J. (1999). Diabetes in the next century: challenges and opportunities. *Netherlands Journal of Medicine, 55,* 265–270.

Heinemann, L., Sawicki, P. T., Withold, W. & Starke, A. A. R. (1995). Klinische Chemie. In M. Berger (Ed.), *Diabetes mellitus* (pp. 99–125). München: Urban & Schwarzenberg.

Heller, S. R. & Cryer, P. E. (1991). Reduced neuroendocrine and symptomatic responses to subsequent hypoglycemia after 1 episode of hypoglycemia in non-diabetic humans. *Diabetes, 40*, 223–226.

Heller, S. R., MacDonald, I. A., Herbert, M. & Tattersall, R. B. (1987). Influence of sympathetic nervous system on hypoglycaemic warning symptoms. *Lancet, 2*, 359–363.

Hepburn, D. A. (1993). Symptoms of hypoglycaemia. In B. M. Frier & B. M. Fisher (Eds.), *Hypoglycaemia and diabetes. Clinical and physiological aspects* (pp. 93–103). London: Arnold.

Hepburn, D. A., Deary, I. J. & Frier, B. M. (1992). Classification of symptoms of hypoglycaemia in insulin-treated diabetic patients using factor analysis: relationship to hypoglycemia unawareness. *Diabetic Medicine, 9*, 70–75.

Hepburn, D. A., Deary, I. J., Frier, B. M., Patrick, A. W., Quinn, J. D. & Fisher, B. M. (1991). Symptoms of acute insulin-induced hypoglycemia in humans with and without IDDM. Factor-analysis approach. *Diabetes Care, 14*, 949–957.

Hepburn, D. A., Deary, I. J., MacLeod, K. M. & Frier, B. M. (1994). Structural equation modeling of symptoms, awareness and fear of hypoglycemia, and personality in patients with insulin-treated diabetes. *Diabetes Care, 17*, 1273–1280.

Hermanns, N. (2000). *Selbstregulation als Modell einer modernen Verhaltensmedizin. Eine verhaltensmedizinische Analyse von Hypoglykämieproblemen.* Otto-Friedrichs-Universität zu Bamberg: Habilitationsschrift.

Hermanns, N., Gonder-Frederick, L., Cox, D., Kovatchev, B., Julian, D. & Clarke, W. (2000). Benefits of field data for the assessment of the risk of severe hypoglycemia [abstract]. *Experimental and Clinical Endocrinology an Diabetes, 108*(Suppl. 1), S165.

Hermanns, N., Kulzer, B., Bauer, U. & Bergis, K. H. (1994). Läßt sich das psychische Wohlbefinden bei Diabetikern messen? [abstract]. *Diabetes & Stoffwechsel, 1*, 102.

Hermanns, N., Mattenklodt, P., Famulla, R., Kulzer, B. & Bergis, K. H. (1998). Neuroglukopenische Veränderungen bei Typ-1-Diabetikern mit und ohne rezidivierenden schweren Hypoglykämien während einer experimentellen Hypoglykämieinduktion. *Diabetes & Stoffwechsel, Suppl. 1*, 130.

Hillenbrand, H., Schmidbauer, H., Standl, E. & Wilms, B. (Eds.). (1995). *Qualitätsmanagement in der Diabetologie.* Mainz: Kirchheim.

Hirsch, I. B. (2000). Hypoglycemia and the hypoglycemia unawareness syndrome. *Diabetes Technology and Therapeutics, 2*, S81–S88.

Holleman, F., Schmitt, H., Rottiers, R., Rees, A., Symanowski, S., Anderson, J. H. & The Benelux-UK Insulin Lispro Study Group. (1997). Reduced frequency of severe hypoglycemia and coma in well-controlled IDDM patients treated with insulin Lispro. *Diabetes Care, 1827–1832.*

Holmes, C. S. (1987). Metabolic control and auditory information processing at altered glucose levels in insulin-dependent diabetes. *Brain and Cognition, 6*, 161–174.

Holmes, C. S. (1990a). *Neuropsychological and behavioral consequences of diabetes mellitus.* New York: Springer.

Holmes, C. S. (1990b). Neuropsychological sequelae of acute and chronic blood glucose disruption. In C. S. Holmes (Ed.), *Neuropsychological and behavioral aspects of diabetes* (p. 122-154). New York: Springer.

Holstein, A., Plaschke, A., Hammer, C. & Egberts, E. H. (2002). Charakteristika und zeitlicher Verlauf schwerer Glimepirid- versus Glibenclamid-induzierter Hypoglykämien [abstract]. *Diabetes & Stoffwechsel, 11*(Suppl. 2), 120.

Honaker, J., Joseph, A., Gary King, K. S. & Singh, N. (2001). *Amelia: a program for missing data.* Verfügbar unter: http://gking.harvard.edu/amelia/ [Datum des Zugriffs: 28.07.2001].

Hosmer, D. W. & Lemshow, S. (2000). *Applied logistic regression.* New York: Wiley.

Huberty, C. J. (1994). *Applied discriminant analysis.* New York: Wiley.

Hürter, P. (1997). *Diabetes bei Kindern und Jugendlichen* (5 ed.). Berlin: Springer.

Jänig, W. (1993). Vegetatives Nervensystem. In R. F. Schmidt & G. Thews (Eds.), *Physiologie des Menschen* (25 ed., pp. 349–389). Berlin: Springer.

Janka, H. U. (2001). Epidemiologie des Diabetes mellitus – Häufigkeit, Lebenserwartung, Todesursachen. In H. Schatz (Ed.), *Diabetologie kompakt. Grundlagen und Praxis* (1 ed., pp. 1–5). Berlin: Blackwell Wissenschaft.

Janssen, M. M., Snoek, F. J., de Jongh, R. T., Castelejn, S., Deville, W. & Heine, R. J. (2000). Biological and behavioural determinants of the frequency of mild, biochemical hypoglycaemia in patients with type 1 diabetes on multiple insulin injection therapy. *Diabetes/Metabolism: Research and Reviews, 16,* 157–163.

Jönsson, B. (2002). Revealing the cost of type II diabetes. *Diabetologia, 45,* S5–S12.

John, W. G., Bullock, D. G. & MacKenzie, F. (1992). Methods for the analysis of glycated haemoglobins: what is being measured? *Diabetic Medicine, 9,* 15–19.

Jones, T. W., McCarthy, G., Tamborlane, W. V., Caprio, S., Rosseler, E., Kraemer, D., Starick Zych, K., Allison, T., Boulware, S. D. & Sherwin, R. S. (1990). Mild hypoglycemia and impairment of brain stem and cortical evoked potentials in healthy subjects. *Diabetes, 39,* 1550–1555.

Kanc, K., Janssen, M. M., Keulen, E. T., Jacobs, M. A., Popp-Snijders, C., Snoek, F. J. & Heine, R. J. (1998). Substitution of night-time continuous subcutaneous insulin infusion therapy for bedtime NPH insulin in a mutliple injection regimen improves counterrregulatory hormonal responses and warning symtpoms of hypoglycemia. *Diabetologia, 41,* 322–329.

Kanfer, H., Reinecker, H. & Schmelzer, R. (Eds.). (2000). *Selbstmanagementtherapie.* Berlin: Springer.

Kaufman, F. R., Gibson, L. C., Lavorson, M., Carpenter, S., Fisher, L. K. & Pitukcheewanont, P. (2001). A pilot study of the Continuous Glucose Monitoring System: clinical decision and glycemic control after its use in pediatric type 1 diabetic subjects. *Diabetes Care, 24,* 2030–2034.

Kaufman, F. R., Halvorson, M., Miller, D., Mackenzie, M., Fisher, L. K. & Pitukcheewanont, P. (1999). Insulin pump therapy in type 1 pediatric patients: now and into the year 2000. *Diabetes/Metabolism Research and Reviews, 15,* 338–352.

Kelly, J., Schumacher, C., Mayer, A. M. & Brown, T. (2000). Diabetes care: a comparison of management systems. *Alaska Medicine, 42,* 13–19, 27.

Kemmer, F. W. & Sawicki, P. T. (1995). Diabetes mellitus und Hypertonie / diabetische Nephropathie. In M. Berger (Ed.), *Diabetes mellitus* (pp. 473–494). München: Urban & Schwarzenberg.

Kent, S. (1976). Is diabetes a form of accelerated aging? *Geriatrics, 31,* 141–151.

Kind, P., Peacock, I. & Donnelly, R. (1999). The UK prospective diabetes study (UKPDS): clinical and therapeutic implications for type 2 diabetes. *British Journal of Clinical Pharmacology, 48,* 643–648.

King, G., Honaker, J., Joseph, A. & Scheve, K. (2001). Analyzing incomplete political science data: an alternative algorithm for multiple imputation. *American Political Science Review, 95,* 49–69.

King, P. & MacDonald, I. A. (1999). Normal glucose metabolism and responses to hypoglycaemia. In B. M. Frier & B. M. Fisher (Eds.), *Hypoglycaemia in clinical diabetes* (pp. 1–28). New York: Wiley.

Kingsley, B. T., Weinger, K., Bajaj, M., Levy, C. L., Simonson, D. C., Quigley, M., Cox, D. J. & Jacobson, A. M. (1999). Blood glucose awarenes training and epinephrine responses to hypoglycemia during intensive treatment in type 1 diabetes. *Diabetes Care, 7,* 1022.

Kinsley, B. T. & Simonson, D. C. (1996). Evidence for a hypothalamic-pituitary versus adrenal cortical effect of glycemic control on counterregulatory hormone response to hypoglycemia in insulin–dependent diabetes mellitus. *Journal of Clinical Endocrinology and Metabolism, 81,* 684–691.

Kitabchi, A. E., Umpierrez, G. E., Murphy, M. B., Barrett, E. J., Kreisberg, R. A., Malone, J. I. & Wall, B. M. (2001). Management of hyperglycemic crises in patients with diabetes. *Diabetes Care, 24,* 131–153.

Klein, R., Klein, B. E., Moss, S. E., Davis, M. D. & DeMets, D. I. (1984). The Wisconsin Epidemiologic Study of Diabetic Retinopathy. II. Prevalence and risk of diabetic retinopathy when age at diagnosis is less than 30 years. *Archives of Opthalmology, 102,* 520–526.

Knight, S. J. & Camic, P. M. (1998). Health psychology and medicine: the art of science and healing. In P. Camic & S. Knight (Eds.), *Clinical handbook of health psychology* (pp. 3–16). Seattle: Hogrefe.

Kofoed-Enevoldson, A. (1999). Diabetic nephropathy. In J. E. Tooke (Ed.), *Diabetic angiopathy* (pp. 249–266). London: Arnold.

Kohlmann, C. W., Krohne, H. W., Küstner, E., Tenschert, A. & Walter, U. (1991). Der „IPC-Diabetes-Fragebogen" Ein Instrument zur Erfassung krankheitsspezifischer Kontrollüberzeugungen bei Typ-I-Diabetikern. *Diagnostica, 37,* 252–270.

Kohlmann, C.-W., Küstner, E., Schuler, M. & Tausch, A. (1994). *IPC-Diabetesfragebogen (IPC-D1).* Bern: Huber.

Kohlmann, C. W., Petrak, F., Schuler, M., Krohne, H. W., Küstner, E. & Beyer, J. (1995). Diabetesspezifische Kontrollüberzeugungen. Veränderungen in Abhängigkeit von kritischen Lebensereignissen? In C. W. Kohlmann & B. Kulzer (Eds.), (pp. 111–118). Bern: Huber.

Kohner, E. M. & Chibber, R. (1999). Diabetic retinopathy. In J. E. Tooke (Ed.), *Diabetic angiopathy* (pp. 233–348). London: Arnold.

Kok, G. (1997). Health education. In A. Baum, S. Newman, J. Weinman, R. West & C. McManus (Eds.), *Cambridge handbook of psychology, health and medicine* (pp. 216–219). Cambridge: University Press.

Koopmanschap, M. (2002). Coping with type II diabetes: the patient's perspective. *Diabetologia, 45*, S18–S22.

Koschinsky, T. & Heinemann, L. (2001). Sensors for glucose monitoring: technical and clinical aspects. *Diabetes/Metabolism Research and Reviews, 17*, 113–123.

Kovatchev, B. P., Cox, D. J., Gonder-Frederick, L. A., Young-Hyman, D., Schlundt, D. & clarke, W. (1998). Assessment of risk for severe hypoglycemia among adults with IDDM. Validation of the low blood glucose index. *Diabetes Care, 21*, 1870–1875.

Krampen, G. (1981). *IPC-Fragebogen zu Kontrollüberzeugungen.* Göttingen: Hogrefe.

Kubiak, T. (1998). *Neuropsychologische Effekte experimentell induzierter Hypoglykämien bei Typ-1-Diabetikern mit und ohne Hypoglykämiewahrnehmungsstörung.* Unveröffentlichte Diplomarbeit, Psychologisches Institut der Albert-Ludwigs-Universität Freiburg, Freiburg i. Br.

Kubiak, T. & Hermanns, N. (2000). Gravierende neuropsychologische Defizite nach einer schweren hypoglykämischen Episode: eine Falldarstellung [abstract]. *Experimental and Clinical Endocrinology and Diabetes, 108*(Suppl. 1), S99.

Kulzer, B. (1992). Psychologische Interventionskonzepte in der Therapie des Diabetes mellitus. In H. Weber-Falkensammer (Ed.), *Psychologische Therapieansätze in der Rehabilitation* (pp. 104–162). Stuttgart: Fischer.

Kulzer, B. (1995). Angst vor Unterzuckerungen: das „Hypoglykämie-Angstinventar". In C. W. Kohlmann & B. Kulzer (Eds.), (pp. 64–82). Bern: Huber.

Kulzer, B., Bauer, U., Hermanns, N. & Bergis, K. H. (1995). Entwicklung eines Problemfragebogens für Diabetiker zur Identifikation von Schwierigkeiten im Umgang mit der Krankheit [abstract]. *Verhaltenstherapie, 5*(Suppl. 1), A72.

Kulzer, B., Frank, M., Gastes, U., Gruesser, M., Haak, T., Hasche, H., Kemmer, F. W., Lang, E., Lütge-Twenhoeven, A., Mueller, U. A., Osterbrink, B., Philipp, A. & Unger, H. (2002). Qualitätsrichtlinien und Qualitätskontrolle von strukturierten Schulungs- und Behandlungsprogrammen. *Diabetes & Stoffwechsel, 11*, 109–112.

Kurabayashi, H., Kubota, K., Tamura, K., Akiba, T. & Shirakura, T. (1996). Motor aphasia due to prolonged hypoglycaemic coma in a patient with insulin-dependent diabetes mellitus. *Journal of International Medical Research, 24*, 487–491.

Lamnek, S. (1995). *Handbuch qualitative Sozialforschung*. Weinheim: PVU.

Lamnek, S. (1998). *Gruppendiskussion*. Weinheim: PVU.

Lamparter-Lang, R. (Ed.). (1997a). *Patientenschulung bei chronischen Erkrankungen*. Bern: Huber.

Lamparter-Lang, R. (1997b). Prinzipien der Patientenschulung bei chronischen Erkrankungen. In R. Lamparter-Lang (Ed.), *Patientenschulung bei chronischen Erkrankungen* (pp. 9–32). Bern: Huber.

Langan, S. J., Deary, I. J., Hepburn, D. A. & Frier, B. M. (1991). Cumulative cognitive impairment following recurrent severe hypoglycaemia in adult patients with insulin-treated diabetes mellitus. *Diabetologia, 34*, 337–344.

Laux, L., Glanzmann, P., Schaffner, P. & Spielberger, D. (1981). *Das State-Trait-Angstinventar. Theoretische Grundlagen und Handanweisung*. Weinheim: Beltz.

Lemmen, K. D., Kroll, P. & Wagener, W. (1995). Diabetische Augenerkrankungen. In M. Berger (Ed.), *Diabetes mellitus* (pp. 495–511). München: Urban & Schwarzenberg.

Leonhart, R. (2001). *Die Verwendung des Handheld-Computers in Medizin und Psychologie*. Unveröffentlichte Diplomarbeit, Universität Freiburg.

Leopold, C. (2001a). From ambulatory assessment to telemedicine. Conceptual, technical and political aspects of remote data assessment and transfer. In J. Fahrenberg & M. Myrtek (Eds.), *Progress in ambulatory assessment* (pp. 569–586). Seattle, WA: Hogrefe & Huber.

Leopold, C. (2001b). Die Integration von Computertechnologie in die moderne Patientenschulung: Notwendigkeiten, Vorteile und Probleme. *Praxis – Klinische Verhaltensmedizin und Rehabilitation, 14*, 120–128.

Leschke, M. (1995). Diabetes mellitus und kardiale Komplikationen, das Syndrom des diabetischen Herzens. In M. Berger (Ed.), *Diabetes mellitus* (pp. 541–548). München: Urban & Schwarzenberg.

Levenson, H. (1972). Distinctions within the concept of internal-external control. *Proceedings of the 80th Annual Convention of the APA, 7*, 261–262.

Lingenfelser, T., Overkamp, D., Renn, W., Büttner, E., Kimmerle, K., Schmalfuß, A. & Jakober, B. (1996). Insulin-associated modulation of neuroendocrine counterregulation, hypoglycemia perception, and cerebral function in insulin-dependent diabetes mellitus: Evidence for an intrinsic effect of insulin on the central nervous system. *Journal of Clinical Endocrinology & Metabolism, 81*, 1197–1205.

Lins, P. E. & Adamson, U. (1993). Neurological manifestations of hypoglycaemia. In B. M. Frier & B. M. Fisher (Eds.), *Hypoglycaemia and diabetes. Clinical and physiological aspects* (pp. 347–355). London: Arnold.

Little, R. A. & Rubin, D. B. (1987). *Statistical analysis with missing data.* New York: Wiley.

Liu, Q. Z., Pettitt, D. J., Hanson, R. L., Charles, M. A., Klein, R., Bennett, P. H. & Knowler, W. C. (1993). Glycated hemoglobin, plasma glucose and diabetic retinopathy: cross-sectional and prospective analysis. *Diabetologia, 36*, 428–432.

Lohmüller, G. (2001). *Pumpentherapie. Handbuch für Anwender und ihre Berater.* Mainz: Kirchheim.

MacLeod, K. M. (1999). The role of glycaemia in the pathogenesis of microangiopathy. In J. E. Tooke (Ed.), *Diabetic angiopathy* (pp. 137–160). London: Arnold.

MacLeod, K. M., Gold, A. E. & Frier, B. M. (1996). A comparative study of responses to acute hypoglycaemia induced by human and porcine insulins in patients with type 1 diabetes. *Diabetic Medicine, 13*, 346–347.

MacLeod, K. M., Hepburn, D. A., Deary, I. J., Goodwin, G. M., Dougall, N. & Ebmeier, K. P. (1994). Regional cerebral blood flow in IDDM patients: effects of diabetes and of recurrent and severe hypoglycaemia. *Diabetologia, 37*, 257–263.

Maddock, R. K. & Trimble, H. C. (1928). Prolonged insulin hypoglycemia without symptoms. *Journal of the American Medical Association, 91*, 616–621.

Maggs, D. G. & Sherwin, R. S. (1998). Mechanisms of the sympathoadrenal response to hypoglycemia. *Advances in Pharmacology, 42*, 622–626.

Malcherczyk, L. & Fink, H. (1999). *Diabetes und Soziales.* Mainz: Kirchheim.

Maran, A., Lomas, J., MacDonald, I. A. & Amiel, S. A. (1995). Lack of preservation of higher brain function during hypoglycaemia in patients with intensively-treated IDDM. *Diabetologia, 38*, 1412–1418.

Marks, V. & Rose, F. C. (Eds.). (1981). *Hypoglycemia* (2 ed.). Oxford: Blackwell Scientific.

Marrero, D. G., Guare, J. C., Vandagriff, J. L. & Fineberg, N. S. (1997). Fear of hypoglycemia in the parents of children and adolescents with diabetes: maladaptive or healthy response? *Diabetes Educator, 23*, 281–288.

Martin, S. & Kolb, H. (2001). Immunopathogenese, Immunintervention und Immunprävention. In H. Schatz (Ed.), *Diabetologie kompakt. Grundlagen und Praxis* (1 ed., pp. 45–51). Berlin: Blackwell Wissenschaft.

Mastrototaro, J. J. (2000). The MiniMed Continuous Glucose Monitoring System. *Diabetes Technology and Therapeutics, 2*, S13–S18.

Mattenklodt, P. (1997). *Mehr-Ebenen-Diagnostik der Hypoglykämiewahrnehmung.* Unveröffentlichte Diplomarbeit, Fakultät für Pädagogik Philosophie und Psychologie der Otto–Friedrich-Universität Bamberg, Bamberg.

Mattenklodt, P., Hermanns, N., Kulzer, B. & Bergis, K. H. (1998). Validierung eines standardisierten Kurzfragebogens zur Diagnostik von Hypoglykämie-Wahrnehmungsstörungen bei Typ-1-Diabetikern (abstract). *Diabetes & Stoffwechsel, 7*(Suppl. 1), 129.

McAulay, V., Deary, I. J. & Frier, B. M. (2001). Symptoms of hypoglycaemia in people with diabetes. *Diabetic Medicine, 18*, 690–705.

McCall, A. J. (1992). The impact of diabetes on the CNS. *Diabetes, 42*, 557-570.

McCall, A. L. (1993). Effects of glucose deprivation on glucose metabolism in the central nervous system. In B. M. Frier & B. M. Fisher (Eds.), *Hypoglycaemia and diabetes. Clinical and physiological aspects* (pp. 56–71). London: Arnold.

McKegney, F. P. & Schwartz, C. E. (1986). Behavioral medicine: treatment and organizational issues. *General Hospital Psychiatry, 8*, 330–339.

Meier, M. (2002). Akuter Myokardininfarkt im Rahmen eines Suizidversuchs mit Insulin. *Zeitschrift für Kardiologie, 91*, 178–181.

Mensing, C., Boucher, J., Cypress, M., Weinger, K., Mulcahy, K., Barta, P., Hosey, G., Kopher, W., Lasichak, A., Lamb, B., Mangan, M., Norman, J., Tanja, J., Yauk, L., Wisdom, K. & Adams, C. (2000). National standards for diabetes self-management education. *Diabetes Care, 23*, 682–689.

Merbis, M. A. E., Snoek, F. J. & Heine, R. J. (1996). Hypoglycaemia induces emotional disruption. *Patient Education and Counseling, 29*, 117–122.

Mühlhauser, I., Bruckener, I., Berger, M., Cheta, D. & Jörgens, V. (1987). Evaluation of an intensified insulin treatment and teaching programme as routine management of type 1 (insulin-dependent) diabetes. *Diabetologia, 30,* 681–690.

Mitrakou, A., Ryan, C., Veneman, T., Mokan, M., Jenssen, T., Kiss, I., Durrant, J., Cryer, P. E. & Gerich, J. (1991). Hierarchy of glycemic thresholds for counterregulatory hormone secretion, symptoms, and cerebral dysfunction. *American Journal of Physiology, 260,* E67–E74.

Müller, U. A., Femerling, M., Risse, A., Schumann, M., Use, G., Jörgens, V. & Berger, M. (2000). Ausbildung der Patienten mit Typ-I-Diabetes zur Selbsttherapie. Bericht aus den Kliniken der Arbeitsgemeinschaft für Strukturierte Diabetestherapie (ASD) in Deutschland 1998. *Medizinische Klinik, 95,* 359–368.

Mohseni, S. (2001). Hypoglycemic neuropathy. *Acta Neuropathologica, 102,* 413–421.

Monsod, T. P., Flanagan, D. E., Rife, F., Saenz, R., Caprio, S., Sherwin, R. S. & Tamborlane, M. W. (2002). Do sensor glucose levels accurately predict plasma glucose concentraions during hypoglycemia and hyperinsulinemia? *Diabetes Care, 25,* 889–894.

Mühlhauser, I., Spraul, M. & Berger, M. (1995). Insulinsubstitutionstherapie incl. Insulinpumpentherapie. In M. Berger (Ed.), *Diabetes mellitus* (pp. 248–285). München: Urban & Schwarzenberg.

Mühlhauser, J. (1995). Hypoglykämie. In M. Berger (Ed.), *Diabetes mellitus* (pp. 319–335). München: Urban und Schwarzenberg.

Nedopil, N. (1996). *Forensische Psychiatrie. Klinik, Begutachtung und Behandlung zwischen Psychiatrie und Recht.* Stuttgart: Thieme.

Norris, S. L., Engelau, M. & Venkat-Nayaran, K. M. (2001). Effectiveness of self-management training in type 2 diabetes. A systematic review of randomized controlled trials. *Diabetes Care, 24,* 561–568.

Norris, S. L., Lau, J., Smith, S. J., Schmid, C. H. & Engelau, M. M. (2002). Self-management education for edults with type 2 diabetes: a meta-analysis of the effect on glycemic control. *Diabetes Care, 25,* 1159–1171.

Pennebaker, J. W. (1982). *The psychology of physical symptoms.* New York: Springer.

Pennebaker, J. W. (1995). Beyond laboratory-based cardiac perception. In D. Vaitl & R. Schandry (Eds.), *From the heart to the brain. The psychophysiology of circulation-brain interaction* (pp. 389–406). Frankfurt/M.: Lang.

Perros, P. & Deary, I. J. (1999). Long-term effects of hypoglycaemia on cognitive function and the brain in diabetes. In B. M. Frier & B. M. Fisher (Eds.), *Hypoglycaemia in clinical diabetes* (pp. 187–210). New York: Wiley.

Perros, P., Deary, I. J., Sellar, R. J., Best, J. J. K. & Frier, B. M. (1997). Brain abnormalities demonstrated by magnetic resonance imaging in adult IDDM patients with and without a history of recurrent severe hypoglycemia. *Diabetes Care, 20,* 1013–1018.

Petermann, F. (1997). Patientenschulung und Patientenberatung – Ziele, Grundlagen und Perspektiven. In F. Petermann (Ed.), *Patientenschulung und Patientenberatung* (pp. 3–22). Göttingen: Hogrefe.

Petermann, F. & Essau, C. A. (1995). Selbstmanagement junger Menschen mit Typ-I-Diabetes. In F. Petermann (Ed.), *Diabetes mellitus. Sozial- und verhaltensmedizinische Ansätze* (pp. 109–139). Göttingen: Hogrefe.

Petermann, F. & Wendt, A. (1995). Verhaltensmedizinische Ansätze bei Diabetes mellitus – eine Übersicht. In F. Petermann (Ed.), *Diabetes mellitus. Sozial- und verhaltensmedizinische Ansätze* (pp. 67–108). Göttingen: Hogrefe.

Peyrot, M. (1999). Behavior change in diabetes education. *Diabetes Educator, 25,* 62–73.

Pfohl, M. (2001). Patientenschulung – eine Grundlage der Diabetestherapie. In H. Schatz (Ed.), *Diabetologie kompakt. Grundlagen und Praxis* (1 ed., pp. 26–30). Berlin: Blackwell Wissenschaft.

Pickup, J., Mattock, M. & Kerry, S. (2002). Glycaemic control with coninuous subcutaneous insulin infusion compared with insulin injections in patients with typ 1 diabetes: meta-analysis of randomised controlled trials. *BMJ, 324,* 1–6.

Pieber, T., Brunner, G., Schnedl, W., Schattenberg, S., Kaufmann, P. & Krejs, G. (1995). Evaluation of a structured outpatient group education program for intensive insulin therapy. *Diabetes Care, 18,* 625–630.

Pocock, S. J., Hughes, M. D. & Lee, R. J. (1987). Statistical problems in the reporting of clinical trials. *New England Journal of Medicine, 317,* 426–432.

Polonsky, N. H., Davis, C. L., Jacobson, A. M. & Anderson, B. I. (1992). Correlates of hypoglycemic fear in type I and type II diabetes mellitus. *Health Psychology, 11,* 199–202.

Pozzessere, G., Valle, E., De Crignio, S., Cordischi, V. M., Fattapposta, F. & Rizzo, P. A. (1991). Abnormalities of cognitve functions in IDDM revealed by

P300 event-related potential analysis. Comparison with short-latency evoked potentials and psychometric tests. *Diabetes, 40,* 952–958.

Pramming, S., Thornsteinsson, B., Bendtson, I. & Binder, C. (1991). Symptomatic hypoglycemia in 411 type I diabetic patients. *Diabetic Medicine, 8,* 217–222.

Purucker, E., Nguyen, H.-N., Lammert, F., Koch, A. & Matern, S. (2000). Central pontine myelinosis and myocardial infarction following severe hypoglycemia. *Intensive Care Medicine, 26,* 1406–1407.

Rachmani, R., Levi, Z., Slavachevski, I., Avin, M. & Ravid, M. (2002). Teaching patients to monitor risk factors retards the progression of vascular complications in high-risk patients with type 2 diabetes mellitus - a randomized prospective study. *Diabetic Medicine, 19,* 385–392.

Raile, K., Noelle, V., Busse-Widmann, P. & Schwarz, H. P. (2002). Hypoglykämien mit neurologischen Komplikationen bei Kindern mit Typ-1-Diabetes im Vorschulalter. *Monatsschrift für Kinderheilkunde, 150,* 324–328.

Raz, I., Soskolne, V. & Stein, P. (1988). Influence of small-group education session on glucose homeostasis in NIDDM. *Diabetes Care, 11,* 67–71.

Rebrin, K., Steil, G. M., van Antwerp, W. P. & Mastrototaro, J. J. (1999). Subcutaneous glucose predicts plasma glucose independent of insulin: implications for continuous monitoring. *American Journal of Physiology, 277,* E561–E571.

Reichard, P., Berglund, A., Britz, A., Levander, S. & Rosenqvist, U. (1991). Hypoglycaemic episodes during insulin treatment: increased frequency but no effect on cognitive function. *Journal of Internal Medicine, 229,* 9–16.

Reichard, P., Berglund, B., Britz, A., Cars, I., Nilsson, B.-Y. & Rosenqvist, U. (1991). Intensified conventional insulin treatment retards the microvascular complications of insulin-dependent diabetes mellitus IDDM: the Stockholm Diabetes Intervention Study (SDIS) after 5 years. *Journal of Internal Medicine, 230,* 101–108.

Reichard, P., Nilsson, B.-Y. & Rosenqvist, U. (1993). The effect of long-term intensified insulin treatment on the development of microvascular complications of diabetes mellitus. *New England Journal of Medicine, 329,* 304–309.

Reinecker, H. (1995). Selbstmanagement bei Diabetes mellitus. In F. Petermann (Ed.), *Diabetes mellitus. Sozial- und verhaltensmedizinische Ansätze* (pp. 109–122). Göttingen: Hogrefe.

Reiners, K. & Auer, P. (1995). Diabetische Neuropathien. In M. Berger (Ed.), *Diabetes mellitus* (pp. 512–528). München: Urban & Schwarzenberg.

Renner, R., Pfützner, A., Trautman, M., Harzer, O., Sauter, K. & Landgraf, R. (1999). Use of insulin lispro in continuous subcutaneous insulin infusion treatment. Results of a multicenter trial. German Humalog-CSII Study Group. *Diabetes Care, 22,* 784–788.

Reusch, A., Faller, H. & Zwingmann, C. (2001). Evaluation von Patientenschulungen: Experimentelle Designs in der Praxis. *Praxis – Klinische Verhaltensmedizin und Rehabilitation, 14,* 107–114.

Robertson, R. P. (1999). Prevention of recurrent hypoglycemia in type 1 diabetes by pancreas transplantation. *Acta Diabetologica, 36,* 3–9.

Roper, N. A., Bilous, R. W., Kelly, W. F., Unwin, N. C. & Connolly, V. M. (2002). Cause-specific mortality in a population with diabetes. South Tees Diabetes Mortality Study. *Diabetes Care, 25,* 43–47.

Rose, M., Fliege, H., Hildebrandt, M., Schirop, T. & Klapp, B. F. (2002). The network of psychological variables in patients with diabetes and their importance for quality of life and metabolic control. *Diabetes Care, 25,* 35–42.

Rossi, P. H., Freeman, H. E. & Lipsey, M. W. (1999). *Evaluation. A systematic approach.* New York: Sage.

Roth, R. & Kulzer, B. (1995). Die Erfassung des Theorie- und Behandlungswissens zum Typ-I-Diabetes: der Diabeteswissenstest: Typ-I (DWT: Typ-I). In C. W. Kohlmann & B. Kulzer (Eds.), (pp. 125–139). Bern: Huber.

Roth, R., Kulzer, B., Teupe, B. & Borkenstein, M. (1995). *Der Diabetes-Wissen-Test: Typ-I (DWT: Typ-I).* Göttingen: Hogrefe.

Rotter, J. B. (1966). Generalized expectancies for internal versus external control of reinforcement. *Psychological Monographs (whole No. 609), 80,* 1–28.

Royal Statistical Society. (2001). *Computation of the Dip statistic to test for unimodality (FORTRAN-Algorithmus).* Verfügbar unter: StatLib Index, Carnegie Mellon University; http://lib.stat.cmu.edu/apstat/217 [Datum des Zugriffs: 05.05.2001].

Rubin, R. (2000). Psychotherapy and counselling in diabetes mellitus. In F. J. Snoek & T. C. Skinner (Eds.), *Psychology in diabetes care* (pp. 235–265). New York: Wiley.

Rubin, R. J., Altman, W. M. & Mendelson, D. N. (1994). Health care expenditures for people with diabetes mellitus, 1992. *Journal of Clinical Endocrinology and Metabolism, 78,* 809A–809F.

Rubin, R. R. (1997). Psychotherapy in diabetes mellitus. *Seminars in Clinical Neuropsychiatry, 2*, 72–81.

Sakel, M. (1935). *Neue Behandlungsmethode der Schizophrenie.* Wien: Perles.

Schandry, R. (1981). Heart beat perception and emotional experience. *Psychophysiology, 18*, 483–488.

Schandry, R. & Leopold, C. (1996). Ambulatory assessment of self-monitored subjective and objective symptoms of diabetic patients. In J. Fahrenberg & M. Myrtek (Eds.), *Ambulatory assessment. Computer-assisted psychological and psychophysiological methods in monitoring and field studies* (pp. 393–402). Seattle, WA: Hogrefe & Huber.

Schandry, R., Leopold, C. & Vogt, M. (1996). Symptom reporting in asthma patients and insulin-dependent diabetics. *Biological Psychology, 42*, 231–244.

Schatz, H. (Ed.). (2001). *Diabetologie kompakt. Grundlagen und Praxis* (1 ed.). Berlin: Blackwell Wissenschaft.

Scherbaum, W. A. (2002). Evidenz-basierte Medizin (EBM) und die Leitlinien der Deutschen Diabetes Gesellschaft. *Diabetes & Stoffwechsel*, 23–25.

Scherbaum, W. A. & Landgraf, R. (2002). Praxisleitlinien der Deutschen Diabetes Gesellschaft (DDG). *Diabetes & Stoffwechsel, 11*(Suppl. 2).

Schiel, R., Ulbrich, S. & Müller, U. A. (1998). Quality of diabetes care, diabetes knwoledge and risk of severe hypoglycaemia one and four years after participation in a 5-day structured treatment and teaching programme for intensified insulin therapy. *Diabetes and Metabolism, 24*, 509–514.

Schleicher, E. (2001). Pathobiochemie der Makro-, Mikro- und Neuropathie. In H. Schatz (Ed.), *Diabetologie kompakt. Grundlagen und Praxis* (1 ed., pp. 195–202). Berlin: Blackwell Wissenschaft.

Schneider, S., Beyer, J., Sarnighausen, H. E., Burchert, D., Kann, P., Küstner, E. & Kunt, T. (2000). Vergleich des Hypoglykämieempfindens und der hormonellen Gegenregulation während einer kontrollierten Hypoglykämie. Ein Beitrag zur Diagnostik des Hypoglykämie-Unawareness-Syndroms bei Typ-1-Diabetikern. *Deutsche Medizinische Wochenschrift, 125*, 177–181.

Scholz, V. (1995). Patientenschulung als Grundlage der Therapie. In M. Berger (Ed.), *Diabetes mellitus* (pp. 295–308). München: Urban & Schwarzenberg.

Schultes, B., Oltmanns, K. M., Kern, W., Fehm, H. L., Peters, A. & Born, J. (2002). Cerebral adaptation to recurrent hypoglycemia varies among different cognitive functions [abstract]. *Diabetes & Stoffwechsel, 11*(Suppl. 1), 122.

Schwab, K. O., Leichtenschlag, E.-M., Martin, C. & Bartels, H. (1997). Häufiges Fehlen der autonomen Unterzuckerungssymptomatik bei Kindern und Jugendlichen mit Typ 1-Diabetes mellitus. *Monatsschrift für Kinderheilkunde, 145*, 120–127.

Schwartz, L. S., Coulson, L. R., Toovy, D., Lyons, J. S. & Flaherty, J. A. (1991). A biopsychosocial treatment approach to management of diabetes mellitus. *General Hospital Psychiatry, 13*, 19–26.

Schwartz, L. S., Springer, J., Flaherty, J. A. & Kiani, R. (1986). The role of recent life events and social support in the control of diabetes mellitus. A pilot study. *General Hospital Psychiatry, 8*, 212–216.

Schwartz, N. S., Clutter, W. E., Shah, S. D. & Cryer, P. E. (1987). Glycemic thresholds for activation of glucose counterregulatory systems are higher than the threshold for symptoms. *Journal of Clinical Investigation, 79*, 777–781.

Scriven, M. (1991). *Evaluation therausus* (4 ed.). Newbury Park, CA: Sage.

Sennef, J. A. (1999). *Numb toes and aching soles: coping with peripheral neuropathy.* San Antonio, TX: MedPress.

Singh, R., Barden, A., Mori, T. & Beilin, L. (2001). Advanced glycation end products: a review. *Diabetologia, 44*, 129–146.

Skinner, T. C. & Hampson, S. E. (1998). Social support and personal model of diabetes in relation to self-care. *Journal of Adolescence, 21*, 703–715.

Smith, T. W. & Nicassio, P. M. (1995). Psychological practice: clinical application of the biopsychosocial model. In P. M. Nicassio & T. W. Smith (Eds.), *Managing chronic illness: a biopsychosocial perspective* (pp. 1–32). Washington, DC: American Psychological Organization.

Snoek, F. J. & Skinner, T. C. (Eds.). (2000). *Psychology in diabetes care.* New York: Wiley.

Sovik, O. & Thordarson, H. (1999). Dead-in-bed syndrome in young diabetic patients. *Diabetes Care, 22*(Suppl. 2), B40–B42.

Spencer, A. M. (1948). Post-hypoglycemic encephalopathy in Sakel's insulin treatment. *Journal of Mental Science*, 513.

Spiegelhalter, D., Thomas, A. & Best, N. (2000). *WinBUGS version 1.3, user manual.* Verfügbar unter: http://www.mrc-bsu.cam.ac.uk/bugs [Datum des Zugriffs: 05.05.2001].

St. Vincent Group. (1990). Diabetes care and research in Europe. *Diabetic Medicine, 7*, 360.

Standl, E. & Schnell, O. (2000). A new look at the heart in diabetes mellitus: from ailing to failing. *Diabetologia, 43*, 1455–1469.

Starke, A. A. R. (1995a). Pathobiochemie, Pathogenese und Pathophysiologie der diabetischen Mikroangiopathie. In M. Berger (Ed.), *Diabetes mellitus* (pp. 226–234). München: Urban & Schwarzenberg.

Starke, A. A. R. (1995b). Pathogenese und Pathophysiologie der Makroangiopathie des Diabetes mellitus. In M. Berger (Ed.), *Diabetes mellitus* (pp. 388–397). München: Urban & Schwarzenberg.

Starke, A. A. R. (1995c). Pathophysiologie, Pathogenese und Genetik des Stoffwechselsyndroms des Typ-II-Diabetes. In M. Berger (Ed.), *Diabetes mellitus* (pp. 369–387). München: Urban & Scharzenberg.

Starke, A. A. R. (1995d). Physiologie des Kohlenhydratstoffwechsels und Regulation der Glukose–Homöostase. In M. Berger (Ed.), *Diabetes mellitus* (pp. 3–11). München: Urban & Schwarzenberg.

Strachan, M. W., Frier, B. M. & Deary, I. J. (1997). Cognitive assessment in diabetes: a need for consensus. *Diabetic Medicine, 14*, 421–422.

Tattersall, R. B. (1993). Frequency and causes of hypoglycaemia. In B. M. Fisher & B. M. Frier (Eds.), *Hypoglycaemia and diabetes. Clinical and physiological aspects* (pp. 176–189). London: Arnold.

Tattersall, R. B. (1999). Frequency, causes and treatment of hypoglycemia. In B. M. Frier & B. M. Fisher (Eds.), *Hypoglycaemia in clinical diabetes* (pp. 55–88). New York: Wiley.

Tattersall, R. B. & Gale, E. A. M. (1979). Unrecognised nocturnal hypoglycaemia in insulin–treated diabetes. *Lancet, 1*, 1049–1052.

Tattersall, R. B. & Gale, E. A. M. (1993). Mortality. In B. M. Frier & B. M. Fisher (Eds.), *Hypoglycaemia and diabetes. Clinical and physiological aspects* (pp. 176–189). London: Arnold.

Tattersall, R. B. & Gill, G. V. (1991). Unexplained deaths of type I diabetic patients. *Diabetic Medicine, 8*, 49–58.

Temelkova-Kurktschiev, T. S., Koehler, C., Henkel, E., Leonhardt, W., Fuecker, K. & Hanefeld, M. (2000). Postchallenge plasma glucose and glycemic spikes are more stringly associated with atherosclerosis than fasting glucose or HbA_{1c} level. *Diabetes Care, 23*, 1840–1834.

The Diabetes Control and Complications Trial Research Group. (1993). The effect of intensive treatment of diabetes on the development and progression of long-term complications in insulin-dependent diabetes mellitus. *The New England Journal of Medicine, 329*, 977-986.

The Diabetes Control and Complications Trial Research Group. (1996a). Effects of intensive diabetes therapy on neuropsychological function in adults in the Diabetes Control and Complications Trial. *Annals of Internal Medicine, 124*, 379–388.

The Diabetes Control and Complications Trial Research Group. (1996b). Influence of intensive diabetes treatment on quality–of–life outcomes in the Diabetes Control and Complications Trial. *Diabetes Care, 19*, 195–203.

The Diabetes Control and Complications Trial Research Group. (1997). Hypoglycemia in the Diabetes Control and Complications Trial. *Diabetes, 46*, 271–286.

The Diabetes Control and Complications Trial Research Group. (1998). The effect of intensive diabetes therapy on measures of autonomic nervous system function in the Diabetes Control and Complications Trial (DCCT). *Diabetologia, 41*, 416–423.

The Expert Committee on the Diagnosis and Classification of Diabetes Mellitus. (2001). Report of the the expert committee on the diagnosis and classification of diabetes mellitus. *Diabetes Care, 24*(Suppl. 1).

Thow, J. C. & Home, P. D. (1993). Nocturnal hypoglycaemia. In B. M. Frier & B. M. Fisher (Eds.), *Hypoglycaemia and diabetes. Clinical and physiological aspects* (pp. 199–211). London: Arnold.

Tooke, J. E. (Ed.). (1999a). *Diabetic angiopathy.* London: Arnold.

Tooke, J. E. (1999b). A pathophysiological framework for the pathogenesis microangiopathy. In J. E. Tooke (Ed.), *Diabetic angiopathy* (pp. 187–196). London: Arnold.

Towler, D. A., Havlin, C. E., Craft, S. & Cryer, P. (1993). Mechanisms of awareness of hypoglycemia. Perception of Neurogenic (predominantly cholinergic) rather than neuroglycopenic symptoms. *Diabetes, 42*, 1791–1798.

Trautner, C. (1995). Public Health-Aspekte des Diabetes mellitus - gesundheitspolitishe Bedeutung des Diabetes mellitus - Bedeutung des Diabetes mellitus für die Gesellschaft. In M. Berger (Ed.), *Diabetes mellitus* (pp. 23–27). München: Urban & Schwarzenberg.

Trautner, C., Haastert, B., Giani, G. & Berger, M. (2001). Incidence of blindness in southern Germany between 1990 and 1998. *Diabetologia, 44,* 147–150.

Tsui, E. Y., Chiasson, J. L., Tildesley, H., Barnie, A., T. Strack, S. S. amd & Zinman, B. (1998). Counterregulatory hormone responses after long-term continuous subcutaneous insulin infusion with lispro insulin. *Diabetes Care, 21,* 93–96.

UK Prospective Diabetes Study Group. (1998). Intensive blood-glucose control with sulphonylureas or insulin compared with conventional treatment and risk of complications in patients with type 2 diabetes (UKPDS 33). *Lancet, 352,* 837–853.

UK Prospective Diabetes Study Group. (1999). Quality of life in type 2 diabetic patients is affected by complications but not by intensive policies to improve blood glucose or blood pressure controll (UKPDS 37). *Diabetes Care, 22,* 1125–1136.

Vaitl, D. (1996). Interoception. *Biological Psychology, 42,* 1–27.

Veneman, T. F. (1996). Diabetes mellitus and traffic incidents. *Netherlands Journal of Medicine, 48,* 24–28.

Verband der Diabetesberatungs- und Schulungsberuf in Deutschland e.V. (2001). *Fortbildungscurriculum zum/zur Diabetesberater/in DDG.* Verfügbar unter: http://www.vdbd.de/weiterbildung.php?nr=7 [Datum des Zugriffs: 31.12.2001].

Vogel, H. (2001). Fragen zur Didaktik in der Patientenschulung. *Praxis – Klinische Verhaltensmedizin und Rehabilitation, 14,* 161–163.

Vogel, H. & Kulzer, B. (1997). Patientenschulung bei Diabetes mellitus: Konzepte und empirische Befunde. In F. Petermann (Ed.), *Patientenschulung und Patientenberatung* (pp. 233–262). Göttingen: Hogrefe.

Vogt, M. & Schandry, R. (1995). Symptomwahrnehmung bei Asthmapatienten. *Pneumologie, 49,* 316–321.

Wang, P. H., Lau, J. & Chalmers, T. C. (1993). Meta-analysis of effects of intensive blood-glucose control on late complications of type I diabetes. *Lancet, 341,* 1306–1309.

Ward, J. H. (1963). Hierarchical groupings to optimize an objective function. *Journal of the American Statistical Association, 58,* 236–244.

Weck, M., Fischer, S. & Gerbert, B. (1995). Euglykämische Glukose-Clamp-Technik. *Diabetes und Stoffwechsel, 4,* 463–472.

Weets, I., De Leeuw, I. V., Du Caju, M. V. L., Rooman, R., Keymeulen, B., Matthieu, C., Rottiers, R., Daubresse, J.-C., Rocour-Brumioul, D., Pipeleers, D. G., Gorus, F. K. & The Belgian Diabetes Registry. (2002). The incidence of type 1 diabetes in the age group 0–39 years has not increased in Antwerp (Belgium) between 1989 and 2000. Evidence for earlier disease manifestation. *Diabetes Care, 25,* 840–846.

Weitkunat, R., Schandry, R., Sparrer, B. & Beck, K. (1987). Zur Trainierbarkeit der Herzwahrnehmung. *Zeitschrift für experimentelle und angewandte Psychologie, 2,* 340–350.

Wheeler, M. L., Wylie-Rosett, J. & Pichert, J. W. (2001). Diabetes education research (editorial). *Diabetes Care, 24,* 421–422.

Wickelgreen, W. A. (1977). Speed-accuracy tradeoff and information processing dynamics. *Acta Psychologica, 41,* 67–85.

Widom, B. & Simonson, D. C. (1990). Glycemic control and neuropsychologic function during hypoglycemia in patients with insulin–dependent diabetes mellitus. *Annals of Internal Medicine, 112,* 904–912.

Williams, R. & Airey, M. (1999). Epidemiology of diabetic angiopathy. In J. E. Tooke (Ed.), *Diabetic angiopathy* (pp. 7–18). London: Arnold.

Williams, R., Van Gaal, L. & Lucioni, C. (2002). Assessing the impact of complications on the costs of type II diabetes. *Diabetologia, 45,* S13–S17.

Wirsén, A., Fallroth, G., Lindgren, M. & Argadh, C. D. (1992). Neuropsychological performance differs between type-1 diabetic and normal men during insulin-induced hypoglycemia. *Diabetic Medicine, 9,* 156–165.

Wishart, D. (1999). *ClustanGraphics primer. A guide to cluster analysis.* Edinburgh: Clustan Limited.

World Health Organization. (1985). *WHO Study Group on Diabetes Mellitus* (Tech. Rep. No. Series 727). Geneva: WHO.

Wredling, R., Levander, S., Adamson, U. & Lins, P. E. (1990). Permanent neuropsychological impairment after recurrent episodes of severe hypoglycemia in man. *Diabetologia, 33,* 152–157.

Wuttke, W. (1993). Endokrinologie. In R. F. Schmidt & G. Thews (Eds.), *Physiologie des Menschen* (25 ed., pp. 390–421). Berlin: Springer.

Zerssen, D. (1976). *Die Paranoid-Depressivitäts-Skala.* Weinheim: Beltz.

Zoellner, L. A. & Craske, M. G. (1999). Interoceptive accuracy and panic. *Behaviour Research and Therapy, 37,* 1141–1158.

Anhang

A Insulintherapieformen

Im folgenden sind gängige Formen der Insulintherapie zur Diabetesbehandlung in komprimierter Form dargestellt. Tabelle A.1 gibt einen zusammenfassenden Überblick.

A.1 Konventionelle Insulintherapie

Bis Anfang der 80er Jahre wurde zur Behandlung des Diabetes in der Regel die sog. *konventionelle Insulintherapie* (CT) eingesetzt (Hürter, 1997; Schatz, 2001). Bei der CT wird durch die i.d.R. zweimal tägliche Injektion meist fester Mischungen von schnellwirksamen Normalinsulin und Verzögerungsinsulin eine mehr oder minder unphysiologische Hyperinsulinämie induziert[1]. Dies macht es erforderlich, daß der Patient einen rigiden Diätplan mit Haupt- und Zwischenmahlzeiten zu festen Tageszeiten einhalten muß, deren Kohlenhydratgehalt exakt kalkuliert wird. Die hochgradig unphysiologische Form der Insulinsubstitution zwingt den Diabetespatienten, dem injizierten Insulin „hinterherzuessen". Auch flexible Insulindosisanpassungen, z.B. bei körperlicher Aktivität, sind bei der CT nur schwer möglich. Neben dieser geringen Flexibilität der CT ist von

[1] Bei Normalinsulin handelt es sich um Insulin, dem keine Verzögerungssubstanzen beigefügt sind; bei subcutaner Applikation weist Normalinsulin eine kurze Wirkdauer auf (Wirkdauer: 4–6 h; Wirkungsmaximum ca. 2 h nach Injektion); den Verzögerungsinsulinen sind spezifische Verzögerungssubstanzen beigefügt, die den Wirkverlauf des Insulins verändern (flacherer Gipfel, Wirkdauer 12–16 h [NPH-Verzögerungsinsulin]). Es gibt eine Vielzahl unterschiedlicher Verzögerungsinsuline mit unterschiedlichem Wirkprofil. Für einen Überblick über verfügbare Insulinpräparate und deren Kinetik siehe z. B. Schatz (2001).

Bedeutung, daß im Vergleich zu modernen Konzepten der Insulintherapie deutlich schlechtere Stoffwechseleinstellungen erzielt werden. Dies konnte in zwei groß angelegten Längsschnittstudien, dem bereits erwähnten DCCT (The Diabetes Control and Complications Trial Research Group, 1993, 1998) und der Stockholm Diabetes Intervention Study (SDIS; Reichard et al., 1991), gezeigt werden.

A.2 Intensivierte Insulintherapie

Grundprinzip der *intensivierten Insulintherapie* (IT) besteht in der Entkoppelung der Substitution des prandialen Insulinbedarfs vom Basalbedarf an Insulin: ersterer erfolgt mit Normalinsulin oder einem Insulinanalogon (kurze Wirkdauer), letzterer mit Verzögerungsinsulin (lange Wirkdauer). Die IT ermöglicht dem Diabetiker ein großes Maß an Flexibilität, z.B. hinsichtlich der Ernährung, verlangt von ihm allerdings auch effektive, kognitiv anspruchsvolle *Selbstbehandlungsstrategien* (z.B. Insulindosisselbstanpassung, Blutzuckerselbstkontrolle). Im Zusammenhang mit der IT findet eine Verschiebung der Hauptverantwortung für die Behandlung vom behandelnden Arzt hin zum betroffenen Diabetiker selbst statt, der – soll die Selbstbehandlung erfolgreich sein – über ein komplexes theoretisches wie praxisbezogenes Hintergrundwissen sowie entsprechende Selbstbehandlungskompetenzen verfügen muß. Aufgrund ihrer Vorteile im Hinblick auf die physiologischere Blutglukoseführung und die erzielbare Flexibilität stellt die IT momentan die Standardbehandlung der Insulintherapie des Typ 1 Diabetes dar (Berger & Jörgens, 1995).

A.3 Insulinpumpentherapie

Das Grundprinzip der *Insulinpumpentherapie* („continuous subcutaneous insulin infusion", CSII) ähnelt dem der IT (Entkoppelung Basal- *vs.* Prandialbedarf an Insulin). Diese funktionelle Entkoppe-

Tabelle A.1: Tabellarischer Überblick über gängige Insulintherapieformen.

	Konventionelle Insulintherapie	*Intensivierte Insulintherapie*	*Insulinpumpentherapie*
Synonyme/ Abkürzungen	CT	IT, ICT, intensiviert konventionelle Therapie	CSII, „continuous subcutaneous insulin infusion“
Grundprinzip	Fixdosen	funktionelle Trennung von Basalversorgung/Bolus	funktionelle Trennung von Basalversorgung/Bolus, Basalversorgung über Basalrate
eingesetzte Insuline	Mischinsuline, (feste) Dosen Normal-/Basalinsulin	kurzwirksame Insuline (Bolus) Verzögerungsinsulin (Basalbedarf)	nur ein kurzwirksames Insulin für Bolus und Basalrate
Anzahl Injekt.	2–3	5+	subcut. Infusion
Kohlenhydratzufuhr (BE-Verteilung)	fixes BE-Schema	variabel (Dosisselbstanpassung)	variabel (Dosisselbstanpassung)
	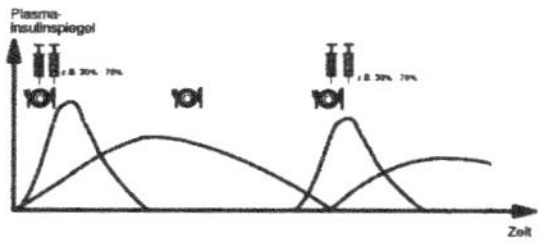	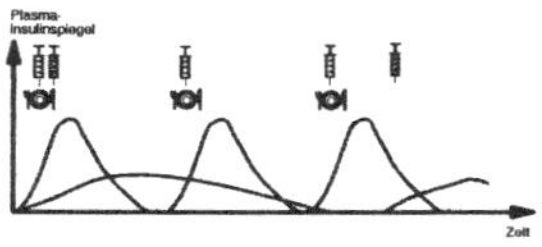	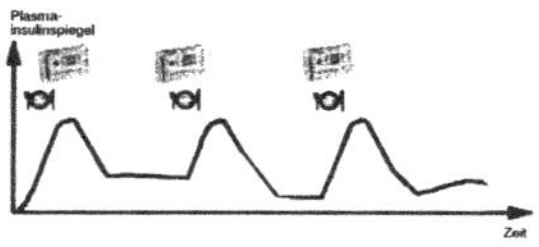

Anmerkungen. Dargestellt sind protoypische Charakteristika der Therapieformen. Im Einzelfall können sich deutliche Abweichungen/Ergänzungen ergeben. Graphische Darstellung modifiziert nach Berger & Jörgens (1995), „graue“ Spritzen: Verzögerungs/ oder Mischinsulin; „weiße“ Spritzen: kurzwirksamen Insulin (Normalinsulin, kurzwirksame Insulinanaloga); „Gedecke“: Aufnahme kohlenhydrathaltiger Nahrung. „Pumpen“ symbolisieren mahlzeitenbezogene Insulinboli bei CSII. Von links nach rechts nimmt die Komplexität der Therapieform und die Anforderung an die Selbstbehandlungskompetenzen zu. Dies korrespondiert auch mit den Freiheitsgraden der Therapieformen bzw. der erreichbaren Flexibilität.

lung wird bei der CSII noch deutlicher realisiert. Der Hauptunterschied zwischen den beiden Substitutionsformen liegt darin, daß bei einer CSII die Substitution des basalen Insulinbedarf durch eine permanente subcutane Infundierung von geringen Dosen Normalinsulin bzw. schnellwirksamen Insulinanaloga erfolgt. Dies erlaubt zumindest vom Prinzip her eine noch physiologischere Insulinsubstitution als bei der IT, da die basale Versorgung mit Insulin wesentlich feiner gesteuert werden kann und nicht mit Verzögerungsinsulinen gearbeitet werden muß, die hinsichtlich ihres Wirkverlaufs sehr unberechenbar sind (vgl. Bolli, Fanelli, Perriello & De Feo, 1993). Mit der Insulinpumpentherapie ist neben einer konstanten Basalrate auch die Programmierung variabler Basalraten, d. h. unterschiedlicher Basalratenprofile, möglich, um eine weitere Optimierung zu erreichen (für eine praxisorientierte Darstellung, siehe Fredrickson, 1995; Lohmüller, 2001; für eine Darstellung gängiger Pumpenmodelle siehe Abbildung A.1). Obwohl die CSII generell Vorteile bei der Erreichung normoglykämischer Behandlungsziele mit sich bringt, ist sie momentan eher spezifischen Indikationsgebieten im Bereich des Typ 1 Diabetes vorbehalten (Pickup, Mattock & Kerry, 2002; DeVries & Heine, 2002), hierzu zählen z. B. Hypoglykämieprobleme oder die Insulintherapie bei graviden Diabetespatientinnen.

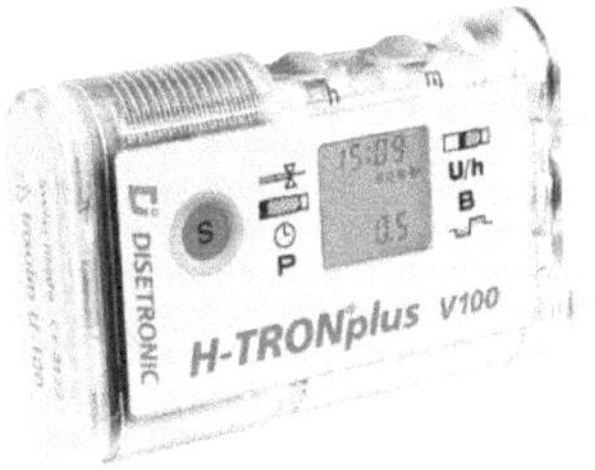

(a) H-Tron (Fa. Disetronic), Burgdorf, CH

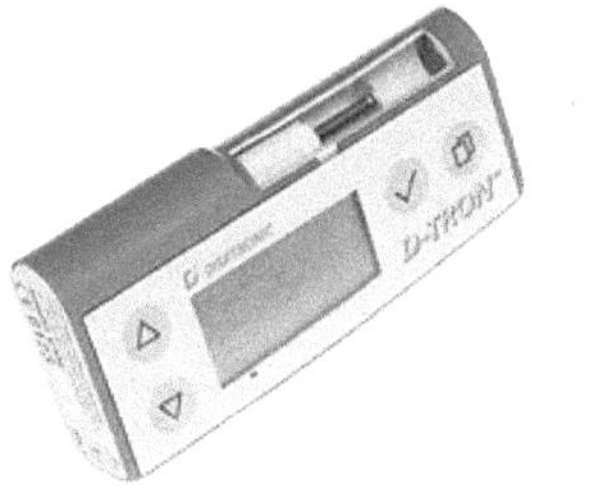

(b) D-Tron (Fa. Disetronic, Burgdorf, CH)

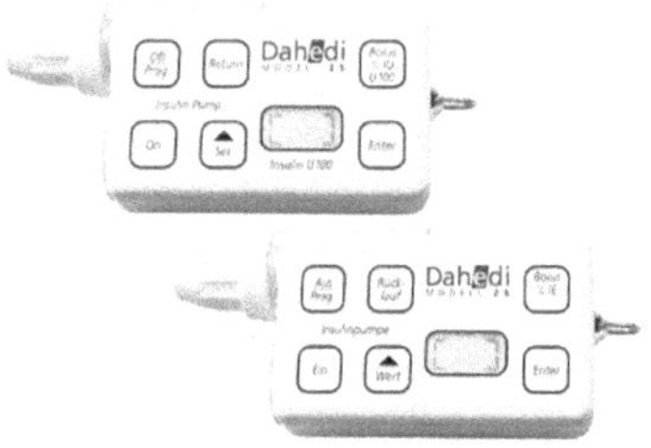

(c) Dahedi (Fa. Disetronic, Burgdorf, CH)

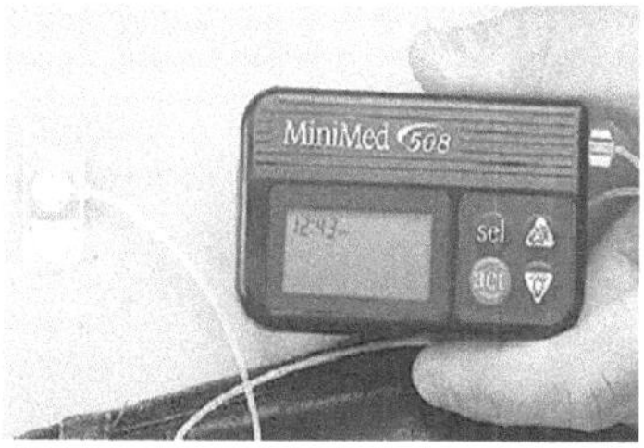

(d) Minimed 508 (Fa. Medtronic Minimed, Northridge, CA, USA)

Abbildung A.1: Gängige Insulinpumpenmodelle.

B Voruntersuchung Glukosemonitoring

B.1 Probandeninformation

Sehr geehrte Patientin, sehr geehrter Patient,

Sie tragen für die kommenden ca. 72 Stunden das Glukosesensorsystem zur kontinuierlichen Blutzuckermessung. Im folgenden noch einige Hinweise, die Sie während dieser Zeit beachten sollten:

1. Ihr Insulinschema, BE-Verteilung und Ausmaß an körperlicher Bewegung sollten während der drei Tage, an denen Sie das Sensorsystem tragen, möglichst **konstant** sein

2. führen Sie mindestens vier **Kalibrationsmessungen** pro Tag durch (Messungen am Laborgerät, die in das Sensorsystem eingegeben werden) – siehe auch die Anleitung und das Protokollblatt, das Ihnen ausgehändigt wurde

3. immer, wenn Sie glauben, eine **Unterzuckerung** zu bemerken (ohne den Blutzuckerwert bereits zu kennen), geben Sie dies bitte in das Sensorsystem ein (als „EVENT 1", siehe Anleitung)

4. geben Sie bitte *alle* Blutzuckerwerte (nicht nur die Kalibrationsmessungen), die Sie während des Zeitraums messen, in das **Protokollblatt** ein, das Ihnen ausgehändigt wurde - ebenso die Anzahl der BE und die Insulindosis. Tragen Sie als Uhrzeit bitte die ein, die am Sensorsystem angezeigt wird („amerikanisches" Format a.m./p.m.)

5. das Sensorsystem ist *nicht* wasserdicht. Benutzen Sie deshalb, wenn Sie duschen wollen, den **Duschbeutel**, der Ihnen ausgehändigt wurde

6. falls **Probleme** auftreten sollten, wie z.B. Fehlermeldungen des Sensorsystems oder Hautreizungen durch das Pflaster, wenden Sie sich bitte an Herrn Fessler (Tel. 467) oder Herrn Kubiak (Tel. 529)

B.2 Fragebogen zur Erfassung von Hypoglykämiesymptomen

	Intensität						
	Überhaupt nicht						Sehr stark
Symptome	1	2	3	4	5	6	7
Schwäche (N)	❑	❑	❑	❑	❑	❑	❑
Schluckauf (D)	❑	❑	❑	❑	❑	❑	❑
Blähungen (D)	❑	❑	❑	❑	❑	❑	❑
Sprachschwierigkeiten (N)	❑	❑	❑	❑	❑	❑	❑
Doppeltsehen (N)	❑	❑	❑	❑	❑	❑	❑
Gelbliches Sehen (D)	❑	❑	❑	❑	❑	❑	❑
Übelkeit (U)	❑	❑	❑	❑	❑	❑	❑
Kopfschmerzen (U)	❑	❑	❑	❑	❑	❑	❑
Verstopfung (D)	❑	❑	❑	❑	❑	❑	❑
Juckreiz (D)	❑	❑	❑	❑	❑	❑	❑
Rückenschmerzen (D)	❑	❑	❑	❑	❑	❑	❑
Benommenheit (N)	❑	❑	❑	❑	❑	❑	❑
Zittern (A)	❑	❑	❑	❑	❑	❑	❑
Schwindel (A)	❑	❑	❑	❑	❑	❑	❑
Konzentrationsprobleme (N)	❑	❑	❑	❑	❑	❑	❑
Herzklopfen (A)	❑	❑	❑	❑	❑	❑	❑
Traurigkeit (D)	❑	❑	❑	❑	❑	❑	❑
Schmerzen in den Beinen (D)	❑	❑	❑	❑	❑	❑	❑
Schüttelfrostartige Schauer (D)	❑	❑	❑	❑	❑	❑	❑
Verschwommenes Sehen (A)	❑	❑	❑	❑	❑	❑	❑
Angst (A)	❑	❑	❑	❑	❑	❑	❑
Herzschmerzen (D)	❑	❑	❑	❑	❑	❑	❑
Unterleibskrämpfe (D)	❑	❑	❑	❑	❑	❑	❑
Kribbeln um den Mund (U)	❑	❑	❑	❑	❑	❑	❑
Atemschwierigkeiten (D)	❑	❑	❑	❑	❑	❑	❑
Hunger (U)	❑	❑	❑	❑	❑	❑	❑
Müdigkeit (U)	❑	❑	❑	❑	❑	❑	❑
Verwirrtheit (N)	❑	❑	❑	❑	❑	❑	❑

Anmerkungen. Deutschsprachige Fassung des Fragebogens von Hepburn (1993). Der Symptomfragebogen enthält die Subskalen: A – autonome Hypoglykämiesymptome; N – neuroglykopenische Hypoglykämiesymptome; U – Dummy-Symptome (in vorliegender Untersuchung nicht eingesetzt). Zur Auswertung können Skalenmittelwerte bzw. Summenscores herangezogen werden. Für Details siehe Mattenklodt (1997) und Kubiak (1998).

B.3 Analogskala zur Erfassung der Hypoglykämiewahrnehmungsgüte

Ich nehme Unterzuckerungen...

gar nicht — sehr gut

... wahr.

Bitte markieren!

Anmerkungen. Länge der Analogskala im Original: 18.5cm.

B.4 Fragebogen zur strukturierten Hypoglykämieanamnese

Anamnesebogen zur Hypoglykämiewahrnehmung

Pb-Code:

Wählen Sie die Aussage aus, die Sie am besten beschreibt:
- o Ich habe immer Symptome, wenn mein Blutzucker niedrig ist.
- o Ich habe manchmal Symptome, wenn mein Blutzucker niedrig ist.
- o Ich habe nie Symptome, wenn mein Blutzucker niedrig ist.

Haben Sie z. Z. bei niedrigem Blutzucker weniger Symptome als früher?
- o Ja o Nein

Wie häufig hatten Sie in den letzten zwölf Monaten schwere Hypoglykämien, bei denen Sie hilflos waren, ohne jedoch bewußtlos zu sein?
- o Nie o Ein- oder zweimal
- o Jeden zweiten Monat o Einmal im Monat
- o Mehr als einmal im Monat

Wie häufig hatten Sie in den letzten zwölf Monaten sehr schwere Hypoglykämien, bei denen Sie bewußtlos waren?
- o Nie o 1-2 mal o 3-4 mal
- o 5-10 mal o mehr als 10

Wie häufig hatten Sie in den letzten vier Wochen Blutzuckerwerte unter 50 mg/dl mit Symptomen?
- o Nie o 1-3 mal o 1 pro Woche
- o 2-3 pro Woche o 4-5 pro Woche o Fast täglich

Wie häufig hatten Sie in den letzten vier Wochen Blutzuckerwerte unter 50 mg/dl ohne irgendein Symptom?
- o Nie o 1-3 mal o 1 pro Woche
- o 2-3 pro Woche o 4-5 pro Woche o Fast täglich

Wie tief muß Ihr Blutzucker sinken, damit Sie Symptome wahrnehmen?
- o 60-70 mg/dl o 50-60 mg/dl o 40-50 mg/dl
- o unter 40 mg/dl

Wie zuverlässig können Sie anhand Ihrer Symptome erkennen, daß Ihr Blutzucker niedrig ist?
- o Nie o Kaum o Manchmal
- o Häufig o Immer

Anmerkungen. Deutschsprachige Fassung des Fragebogens von Clarke et al. (1995). Der Fragebogen erlaubt die Bestimmung eines Risikoscores und die Klassifikation von Patienten als „reduced hypoglycemia aware" *vs.* „hypoglycemia aware". Für Details siehe Mattenklodt (1997) und Kubiak (1998).

C „hand held computer“-Einsatz

C.1 Voruntersuchung (MONITOR)

C.1.1 Steuerdateien

ALLGHYPO.PAR

```
1 3 1 0
Pb-Code (3-stellig):
m:\opd\hypoausg\ausg

m:\opd\hypotest.par
 900
  60  60  60 180
  90  30  60
0 2 0 0 0 0 08 32
1 0 1 1 2 1 2
 5
Geschlecht (1=maennlich, 2=weiblich):
Alter (Jahre):
Diabetesdauer (Jahre):
Schulabschluss:
Familienstand:
```

HYPOTEST.PAR

```
1  0 8 1 0 0
3 3
Bitte schaetzen Sie Ihren aktuellen Blutzucker-
spiegel. Wenn Sie bereit sind, Ihre Schaetzung
einzugeben, druecken Sie bitte ENTER.
0
   ******
********************
2  0 3 1 0 0
2 3
Bitte geben Sie nun Ihre Blutzuckerschaetzung
ein (in mg/dl)!
Wert (geschaetzt):
   ******
********************
3  0 1 1 0 0
3 3
Fuehlen Sie sich wegen Ihres Blutzucker-
spiegels momentan beeintraechtigt, ein
```

```
Kraftfahrzeug zu fuehren?
1  7
ueberhaupt nicht beeintraechtigt
sehr stark beeintraechtigt
0   0
   ******
********************
4  0 1 1 0 0
3 3
Ausgehend von Ihrer Blutzuckerschaetzung:
wuerden Sie unter den gegebenen Umstaenden
Auto fahren?
0  2 1
nein
ja
   ******
********************
4  0 1 1 0 0
3 3
Ausgehend von Ihrer Blutzuckerschaetzung:
wuerden Sie Traubenzucker o.ae. zu sich
nehmen, um den Blutzucker zu korrigieren?
0  2 1
nein
ja
   ******
********************
1  0 0 0 0 0
2 3
Es folgen zwei Reaktionstest. Wenn Sie bereit sind,
druecken Sie bitte ENTER.
0
   ******
********************
9  0 0 0 0 0
1 0 15 30  1
   ******
********************
9  0 0 0 0 0
2 0 20 30  1
   ******
********************
1  0 0 0 0 0
5 3
```

```
Im folgenden werden Sie nach einer Reihe
von Symptomen gefragt. Geben Sie bitte
jeweils an, wie stark diese momentan bei
Ihnen ausgepraegt sind. Druecken Sie ENTER,
um fortzufahren.
0
   ******
********************
3  0 1 1 0 0
1 3
Fuehlen Sie sich schwitzig?
1  7
ueberhaupt nicht
sehr stark
0   0
   ******
********************
3  0 1 1 0 0
1 3
Haben Sie Konzentrationsschwierigkeiten?
1  7
ueberhaupt nicht
sehr stark
0   0
   ******
********************
3  0 1 1 0 0
1 3
Verspueren Sie Schwindel?
1  7
ueberhaupt nicht
sehr stark
0   0
   ******
********************
3  0 1 1 0 0
1 3
Verspueren Sie Herzklopfen?
1  7
ueberhaupt nicht
sehr stark
0   0
   ******
********************
```

```
3  0 1 1 0 0
2 3
Haben Sie Sehstoerungen (z.B.
Sehen von "Doppelbildern")
1  7
ueberhaupt nicht
sehr stark
0   0
   ******
********************
3  0 1 1 0 0
1 3
Zittern Sie?
1  7
ueberhaupt nicht
sehr stark
0    0
   ******
********************
3  0 1 1 0 0
1 3
Leiden Sie unter Atemnnot?
1  7
ueberhaupt nicht
sehr stark
0    0
   ******
********************
3  0 1 1 0 0
1 3
Fuehlen Sie sich veraergert?
1  7
ueberhaupt nicht
sehr stark
0    0
   ******
********************
3  0 1 1 0 0
2 3
Spueren Sie in Ihren Bewegungen
Koordinationsprobleme?
1  7
ueberhaupt nicht
sehr stark
```

```
0    0
   ******
********************
3  0 1 1 0 0
2 3
Fuehlen Sie sich nervoes und
angespannt?
1  7
ueberhaupt nicht
sehr stark
0    0
   ******
********************
3  0 1 1 0 0
1 3
Verspueren Sie ploetzliche Unterleibskraempfe?
1  7
ueberhaupt nicht
sehr stark
0    0
   ******
********************
3  0 1 1 0 0
1 3
Sind sie hungrig?
1  7
ueberhaupt nicht
sehr stark
0    0
   ******
********************
3  0 1 1 0 0
1 3
Verspueren Sie einen Juckreiz?
1  7
ueberhaupt nicht
sehr stark
0   0
   ******
********************
3  0 1 1 0 0
1 3
Haben Sie Angst?
1  7
```

```
ueberhaupt nicht
sehr stark
0   0
   ******
********************
3  0 1 1 0 0
1 3
Verspueren Sie Schmerzen in der Brust?
1  7
ueberhaupt nicht
sehr stark
0   0
   ******
********************
3  0 1 1 0 0
1 3
Fuehlen Sie sich traurig bzw. niedergeschlagen?
1  7
ueberhaupt nicht
sehr stark
0   0
   ******
********************
3  0 1 1 0 0
1 3
Haben Sie Kopfschmerzen?
1  7
ueberhaupt nicht
sehr stark
0   0
   ******
********************
3  0 1 1 0 0
1 3
Verspueren Sie ein ploetzliches Waermegefuehl?
1  7
ueberhaupt nicht
sehr stark
0   0
   ******
********************
3  0 1 1 0 0
1 3
Verspueren Sie schuettelfrostartige Schauer?
1  7
ueberhaupt nicht
sehr stark
0   0
   ******
********************
3  0 1 1 0 0
1 3
Fuehlen Sie sich teilnahmslos?
1  7
ueberhaupt nicht
sehr stark
0   0
   ******
********************
3  0 1 1 0 0
1 3
Haben Sie Schmerzen in den Beinen?
1  7
ueberhaupt nicht
sehr stark
0   0
   ******
********************
3  0 1 1 0 0
1 3
Verspueren Sie ploetzlichen Schluckauf?
1  7
ueberhaupt nicht
sehr stark
0   0
   ******
********************
3  0 1 1 0 0
2 3
Verspueren Sie ein Kribbeln (z.B. um den
Mund)?
1  7
ueberhaupt nicht
sehr stark
0   0
   ******
********************
3  0 1 1 0 0
```

```
1 3
Haben Sie Sprachschwierigkeiten?
1  7
ueberhaupt nicht
sehr stark
0   0
   ******
********************
3  0 1 1 0 0
1 3
Sehen Sie alles mit einem Gelbstich?
1  7
ueberhaupt nicht
sehr stark
0   0
   ******
********************
3  0 1 1 0 0
1 3
Haben Sie ploetzliche Rueckenschmerzen?
1  7
ueberhaupt nicht
sehr stark
0   0
   ******
********************
3  0 1 1 0 0
1 3
Verspueren Sie ploetzliche Blaehungen?
1  7
ueberhaupt nicht
sehr stark
0   0
   ******
********************
3  0 1 1 0 0
1 3
Fuehlen Sie sich zufrieden?
1  7
ueberhaupt nicht
sehr stark
0    0
   ******
********************
3  0 1 1 0 0
1 3
Verspueren Sie allgemeine Schwaeche?
1  7
ueberhaupt nicht
sehr stark
0   0
   ******
********************
3  0 1 1 0 0
1 3
Fuehlen Sie sich energiegeladen?
1  7
ueberhaupt nicht
sehr stark
0    0
   ******
********************
3  0 1 1 0 0
1 3
Fuehlen Sie sich benommen?
1  7
ueberhaupt nicht
sehr stark
0   0
   ******
********************
3  0 1 1 0 0
1 3
Verspueren Sie Uebelkeit?
1  7
ueberhaupt nicht
sehr stark
0   0
   ******
********************
3  0 1 1 0 0
1 3
Fuehlen Sie sich reizbar?
1  7
ueberhaupt nicht
sehr stark
0    0
   ******
```

```
********************
3  0 1 1 0 0
1 3
Fuehlen Sie sich tatkraeftig?
1  7
ueberhaupt nicht
sehr stark
0    0
   ******
********************
3  0 1 1 0 0
1 3
Fuehlen Sie sich heiter?
1  7
ueberhaupt nicht
sehr stark
0    0
   ******
********************
3  0 1 1 0 0
1 3
Verspueren Sie ein ploetzliches Voellegefuehl?
1  7
ueberhaupt nicht
sehr stark
0   0
   ******
********************
3  0 1 1 0 0
1 3
Fuehlen Sie sich verwirrt?
1  7
ueberhaupt nicht
sehr stark
0   0
   ******
********************
3  0 1 1 0 0
1 3
Fuehlen Sie sich lustlos?
1  7
ueberhaupt nicht
sehr stark
0   0
   ******
********************
3  0 1 1 0 0
1 3
Sind Sie aggressiv?
1  7
ueberhaupt nicht
sehr stark
0   0
   ******
********************
3  0 1 1 0 0
1 3
Verspueren Sie Muedigkeit?
1  7
ueberhaupt nicht
sehr stark
0   0
   ******
********************
3  0 1 1 0 0
1 3
Fuehlen Sie sich energielos/antriebsarm?
1  7
ueberhaupt nicht
sehr stark
0   0
   ******
********************
2  025 1 0 0
2 3
Verspueren Sie noch weitere Symptome?
(bitte eingeben, mit ENTER abschliessen)
Symptome(e):
   ******
********************
1  0 8 1 0 0
3 3
Bitte schaetzen Sie erneut Ihren aktuellen Blutzucker-
spiegel. Wenn Sie bereit sind, Ihre Schaetzung
einzugeben, druecken Sie bitte ENTER.
0
   ******
********************
```

```
2  0 3 1 0 0
2 3
Bitte geben Sie nun Ihre Blutzuckerschaetzung
ein (in mg/dl)!
Wert (geschaetzt):
   ******
********************
3  0 1 1 0 0
3 3
Fuehlen Sie sich wegen Ihres Blutzucker-
spiegels momentan beeintraechtigt, ein
Kraftfahrzeug zu fuehren?
1  7
ueberhaupt nicht beeintraechtigt
sehr stark beeintraechtigt
0   0
   ******
********************
4  0 1 1 0 0
3 3
Ausgehend von Ihrer Blutzuckerschaetzung:
wuerden Sie unter den gegebenen Umstaenden
Auto fahren?
0  2 1
nein
ja
   ******
********************
4  0 1 1 0 0
3 3
Ausgehend von Ihrer Blutzuckerschaetzung:
wuerden Sie Traubenzucker o.ae. zu sich
nehmen, um den Blutzucker zu korrigieren?
0  2 1
nein
ja
   ******
********************
1  0 8 1 0 0
4 3
Bitte messen Sie Ihren aktuellen Blutzucker-
spiegel mit Ihrem Messgeraet. Wenn die Messung
abgeschlossen ist, druecken Sie bitte ENTER,
um den Wert einzugeben
0
   ******
********************
2  0 3 1 0 0
2 3
Bitte geben Sie nun den gemessenen
Blutzuckerwert ein (in mg/dl)!
Wert (gemessen):
   ******
********************
4  0 2 1 0 0
4 3
Bitte geben Sie an, womit Sie sich
in der letzten halben Stunde vor
Beginn der Testung vornehmlich
beschaeftigt haben.
0 10 2
Arbeit (sitzend)
Arbeit (stehend)
sozialer Kontakt (angenehm)
sozialer Kontakt (unangenehm)
sozialer Kontakt (neutral)
Schlafen
Entspannung
Sport
Autofahren
Sonstiges
   ******
********************
3  0 1 1 0 0
3 3
Bitte schaetzen Sie die persoenliche
Wichtigkeit der genannten Taetigkeit ein:
die Taetigkeit war Ihnen persoenlich...
1  7
...ueberhaupt nicht wichtig
...sehr wichtig
0   0
   ******
********************
3  0 1 1 0 0
3 3
Bitte schaetzen Sie Ihre KOERPERLICHE
Anstrengung bei der genannten Taetigkeit ein:
```

```
die Taetigkeit war fuer Sie koerperlich...
1  7
...ueberhaupt nicht anstrengend
...sehr anstrengend
0   0
   ******
********************
3  0 1 1 0 0
3 3
Bitte schaetzen Sie Ihre GEISTIGE
Anstrengung bei der genannten Taetigkeit ein:
die Taetigkeit war fuer Sie geistig...
1  7
...ueberhaupt nicht anstrengend
...sehr anstrengend
0   0
   ******
********************
4  0 2 1 0 0
2 3
Falls Sie eine Hypo (BZ < 60 mg/dl) gemessen haben:
was denken Sie, war am ehesten die Ursache?
0 10 2
keine Hypo
Bewegung ohne Anpassung
Bolus zu hoch
Kohlenhydrate falsch geschaetzt
(Zwischen-)Mahlzeit ausgelassen
zuviel Basal
Insulinschema stimmt nicht mehr
Alkoholkosum
Ursache unerklaerlich
sonstige Ursache
   ******
********************
1  0 8 1 0 0
5 3
Bitte denken Sie daran: vor jeder
Blutzuckermessung eine Abfrage mit ESC
aktivieren. Zusaetzlich meldet sich der
Taschencomputer tagsueber ca. alle drei
Stunden.
0
   ******
********************
1  0 0 1 0 0
7

Vielen Dank fuer Ihre Mitarbeit !


Geraet jetzt bitte schliessen und
wieder in die Tasche stecken.

  100
   999999
********************
```

```
INTHYPO.PAR

9999 600 900
22:00 07:00
```

```
MONITOR.PAR

m:\opd\allghypo.par
1
m:\opd\inthypo.par
```

C.1.2 Probandeninstruktionsblatt

Merkblatt, das während der Instruktion der Probanden und des Übens von Handling und Prozedurbearbeitung eingesetzt wurde. Insbesondere wurde auch darauf hingewiesen, daß die Behandlung von Hypoglykämien stets Vorrang hat vor dem Bearbeiten der HHC-Prozedur.

Diabetes Zentrum Mergentheim

Ablauf der Untersuchung...

- Abfrage startet ca. 3-4-mal pro Tag
- vor möglichst jeder BZ-Messung Prozedur selbst starten (mit ESC)
- Dauer des Versuchs

➢ **Ablauf der Prozedur...**

- erste BZ-Schätzung
- Einschätzung der Fahrtauglichkeit
- Würden Sie schnelle BE zu sich nehmen?
- erster Reaktionstest
- zweiter Reaktionstest
- Symptome?
- zweite BZ-Schätzung
- zweite Einschätzung der Fahrtauglichkeit
- Würden Sie schnelle BE zu sich nehmen?
- BZ-Messung
- Situation?
- Anstrengung/persönliche Wichtigkeit der Situation
- Ursache der Unterzuckerung?

WICHTIG: Behandlung der Unterzuckerung hat *Vorrang*

C.2 Trainingprozedur (Interventionsgruppe)

C.2.1 OPL-Code

```
APP Train13
 type $1002
 path "\REAKTION"
ENDA



proc Main:
 global Symptom%(5), Zucker%, Gl%, Start%, dzeit(50),
  dkorr(50), dwechs(50),dgang
 local Tasta%(10), IsHot%(4)
 escape off
 beginn::
 font 12,0
 Start% = 0
 Abfrage:
 cls
 print
 print
 print "      Start mit Enter!"
 do
 call($288e, Addr(Tasta%()))
 IsHot%(1) = 0
 IsHot%(2) = 0
 IsHot%(3) = 0
 IsHot%(4) = 0
 if (Tasta%(5) AND $080) <> 0
  IsHot%(1) = 1
 endif
 if (Tasta%(7) AND $002) <> 0
  IsHot%(2) = 1
 endif
 if (Tasta%(3) AND $004) <> 0
  IsHot%(3) = 1
 endif
 if (Tasta%(3) AND $001) <> 0
  IsHot%(4) = 1
 endif
 if IsHot%(1) + IsHot%(2) + IsHot%(3) + IsHot%(4) = 4
  if Menu: = 1
   stop
  endif
 cls
 print
 print
 print "      Start mit Enter!"
 endif
 if key = 13
  dgang=dgang+1
  cls
  print
  print
  print "  Es folgt Durchgang ",
  print dgang
  print
  print "  Start mit beliebiger Taste..."
  get

  Symptome:
  Test:
  cls
  print
  print
  print "      Start mit Enter!"
 endif
 until 1 = 2
endp

proc Menu:
 local Taste$(1)
 nochmal::
 cls
 print
```

```
 print
 print "  1 Programm beenden"
 print "  2 Zurueck"
 do
  Taste$ = key$
  if Taste$ = "1"
   cls
   print
   print
   print "  Sind Sie sicher (J/N)?",
   do
    Taste$ = Upper$(key$)
   until Taste$ = "J" or Taste$ = "N"
   if Taste$ = "J"
    trap delete "code"
    stop
   endif
  endif
 until Taste$ = "2"
 return 0
endp

proc Abfrage:
 local code1$(255), code2$(255)
  if not exist("code")
  do
   cls
   print
   print
   print " Geben Sie den Code ein:  ",
   input code1$
   print
   print " Bestaetigen Sie den Code: ",
   input code2$
  until (code1$ = code2$)
  if code1$ = ""
   stop
  endif
  create "code", A, code$
  A.code$ = code1$
  append
  close
  else
   open "code", A, code$
   first
   code2$ = A.code$
   close
   do
    cls
    print
    print
    print "  Geben Sie den Code ein:",
    input code1$
    if code1$ = ""
     stop
    endif
   until (code2$ = code1$)
   dgang=0
  endif
endp

proc Symptome:
 local in$(255)
 do
  cls
  print
  print
  print " Geben Sie auf einer Skala von 0-4 an:"
  print "  (0 = ueberhaupt nicht, 4 = sehr stark)"
  print
  print " Konzentrationsschwierigkeiten:",
  input in$
 until in$ = "0" or in$ = "1" or in$ = "2"
   or in$ = "3" or in$ = "4"
 Symptom%(1) = val(in$)

 do
  cls
  print
  print
  print " Geben Sie auf einer Skala von 0-4 an:"
  print "  (0 = ueberhaupt nicht, 4 = sehr stark)"
  print
  print " Zittern:",
  input in$
 until in$ = "0" or in$ = "1" or in$ = "2"
   or in$ = "3" or in$ = "4"
 Symptom%(2) = val(in$)
```

```
do
 cls
 print
 print
 print " Geben Sie auf einer Skala von 0-4 an:"
 print " (0 = ueberhaupt nicht, 4 = sehr stark)"
 print
 print " Schwitzen:",
 input in$
until in$ = "0" or in$ = "1" or in$ = "2" or
 in$ = "3" or in$ = "4"
Symptom%(3) = val(in$)

do
 cls
 print
 print
 print " Geben Sie auf einer Skala von 0-4 an:"
 print " (0 = ueberhaupt nicht, 4 = sehr stark)"
 print
 print " Herzklopfen:",
 input in$
until in$ = "0" or in$ = "1" or in$ = "2" or
 in$ = "3" or in$ = "4"
Symptom%(4) = val(in$)

do
 cls
 print
 print
 print " Geben Sie auf einer Skala von 0-4 an:"
 print " (0 = ueberhaupt nicht, 4 = sehr stark)"
 print
 print " Muedigkeit:",
 input in$
until in$ = "0" or in$ = "1" or in$ = "2"
  or in$ = "3" or in$ = "4"
Symptom%(5) = val(in$)

do
 cls
 print
 print
 print " Schaetzen Sie Ihren Blutzuckerspiegel (mg/dl):"
 print
 print "   ",
  trap input Zucker%
 until err = 0
endp


proc Test:
 global Leucht%, Umdreh%, Richtig, Falsch, Zeit,name$(255)
 local z&, h%, r%, Taste%, Durch%, p%, Erg1%, Erg2%
 local st%, mi%, se%, gesamt$(255), code$(255),trial$(255)
 local Time%, Rite%,temp
 cls
 print
 print "  Start mit beliebiger Taste..."
 get
 defaultwin 0
 Durch% = 0
 Zeit = 0
 Richtig = 0
 Falsch = 0
 temp=1
 do
  dwechs(temp) = 0
  dzeit(temp) = 0
  dkorr(temp) = 0
  temp = temp +1
 until temp = 51
 p% = 0
 do
 r% = 0
 do
  h% = 1 + Int(RND*4)
  until h% <> Leucht%
  Leucht% = h%
  if Int(RND * 10) = 5
   Umdreh% = 1 - Umdreh%
   if Durch%<>50
    dwechs(Durch%+1)=1
   endif
  endif
  rem Umdreh% = Int(RND*2)
```

```
Zeichne:

Rite% = 0
Time% = 0

do
 r% = r% + 1
 Time% = 1000
 Taste% = key
 if Taste% = 256 OR Taste% = 257 OR Taste% = 258 OR Taste% = 259
  if Umdreh% = 0
   if Taste% = 256 AND Leucht% = 3 AND Rite% = 0
    Rite% = 1
    Time% = r%
   endif
   if Taste% = 256 AND Leucht% <> 3
    Rite% = -1
   endif
   if Taste% = 257 AND Leucht% = 1 AND Rite% = 0
    Rite% = 1
    Time% = r%
   endif
   if Taste% = 257 AND Leucht% <> 1
    Rite% = -1
   endif
   if Taste% = 258 AND Leucht% = 4 AND Rite% = 0
    Rite% = 1
    Time% = r%
   endif
   if Taste% = 258 AND Leucht% <> 4
    Rite% = -1
   endif
   if Taste% = 259 AND Leucht% = 2 AND Rite% = 0
    Rite% = 1
    Time% = r%
   endif
   if Taste% = 259 AND Leucht% <> 2
    Rite% = -1
   endif
  endif

  if Umdreh% = 1
   if Taste% = 256 AND Leucht% = 1 AND Rite% = 0
    Rite% = 1
    Time% = r%
   endif
   if Taste% = 256 AND Leucht% <> 1
    Rite% = -1
   endif
   if Taste% = 257 AND Leucht% = 3 AND Rite% = 0
    Rite% = 1
    Time% = r%
   endif
   if Taste% = 257 AND Leucht% <> 3
    Rite% = -1
   endif
   if Taste% = 258 AND Leucht% = 2 AND Rite% = 0
    Rite% = 1
    Time% = r%
   endif
   if Taste% = 258 AND Leucht% <> 2
    Rite% = -1
   endif
   if Taste% = 259 AND Leucht% = 4 AND Rite% = 0
    Rite% = 1
    Time% = r%
   endif
   if Taste% = 259 AND Leucht% <> 4
    Rite% = -1
   endif
  endif
  break
 endif
until r% = 1000
if Rite% = 1 and Durch% <> 51
 Richtig = Richtig + 1
 dzeit(Durch%+1) = Time%*2
 dkorr(Durch%+1) = 1
endif
if Durch% <> 51
 Zeit = Zeit + Time%
endif
open "code", A, code$
code$ = A.code$
close
name$ = code$+"t.txt"
trial$ = code$ + " " + gen$(dgang,3) + " " +
  gen$(dzeit(Durch%+1),4)%+
```

```
  " " + gen$(dkorr(Durch%+1),1) + " " +
  gen$(dwechs(Durch%+1),1)

 if ioopen(Gl%, name$, $0100 or $0020 or $0003)
 ioopen(Gl%,name$, $0100 or $0020 or $0002)
 endif
 iowrite(Gl%, addr(trial$)+1, len(trial$))

 ioclose(Gl%)

 Durch% = Durch% + 1
until Durch% = 50
do
 cls
 print
 print
 print " Schaetzen Sie Ihre Testleistung...",
 print
 print " Reaktionszeit (msec):   ",
 trap input Erg1%
 print " Fehlerzahl:      ",
 trap input Erg2%
until err = 0
Zeit = int(Zeit/50*2)
Falsch = 50 - Richtig
cls
print
print

print " Ihre Testleistung..."
print
print " Reaktionszeit (msec):   ",
print Zeit
print " Fehlerzahl:      ",
print Falsch
print
print "  Weiter mit beliebiger Taste..."
get
open "code", A, code$
code$ = A.code$
close
gesamt$ = code$ + " " + gen$(dgang,3) + " "
 + gen$(day, 2) + " "
gesamt$ = gesamt$ + gen$(month, 2) + " "
gesamt$ = gesamt$ + gen$(year, 4) + " "
gesamt$ = gesamt$ + gen$(Symptom%(1), 1) + " "
gesamt$ = gesamt$ + gen$(Symptom%(2), 1) + " "
gesamt$ = gesamt$ + gen$(Symptom%(3), 1) + " "
gesamt$ = gesamt$ + gen$(Symptom%(4), 1) + " "
gesamt$ = gesamt$ + gen$(Symptom%(5), 1) + " "
gesamt$ = gesamt$ + gen$(Zeit, 5) + " "
gesamt$ = gesamt$ + gen$(Falsch, 3) + " "
gesamt$ = gesamt$ + gen$(Erg1%, 5) + " "
gesamt$ = gesamt$ + gen$(Erg2%, 3) + " "
gesamt$ = gesamt$ + gen$(Zucker%, 4) + " "
gesamt$ = gesamt$ + gen$(hour, 2) + " "
gesamt$ = gesamt$ + gen$(minute, 2) + " "
gesamt$ = gesamt$ + gen$(second, 2) + " "
do
 cls
 print
 print
 print " Messen Sie Ihren Blutzucker"
 print " und geben Sie Ihn ein:",
 trap input Gl%
until err = 0
gesamt$ = gesamt$ + gen$(Gl%, 4) + " "
gesamt$ = gesamt$ + gen$(hour, 2) + " "
gesamt$ = gesamt$ + gen$(minute, 2) + " "
gesamt$ = gesamt$ + gen$(second, 2)

name$=code$+".txt"

if ioopen(Gl%, name$, $0100 or $0020 or $0003)
 ioopen(Gl%, name$, $0100 or $0020 or $0002)
endif
iowrite(Gl%, addr(gesamt$)+1, len(gesamt$))

ioclose(Gl%)

endp

proc Zeichne:
 gupdate off
 gmove 218, 5
 if Leucht% <> 1
  gfill 44, 44, 0
 else
```

```
  gfill 44, 44, 1
  gbox 44, 44
 endif
 gmove -218, -5
 gmove 165, 58
 if Leucht% <> 4
  gfill 44, 44, 0
 else
  gfill 44, 44, 1
  gbox 44, 44
 endif
 gmove -165, -58
 gmove 218, 58
 if Umdreh% <> 1
  gfill 44, 44, 0
 else
  gfill 44, 44, 1
  gbox 44, 44
 endif
 gmove -218, -58
 gmove 271, 58
 if Leucht% <> 2
  gfill 44, 44, 0
 else
  gfill 44, 44, 1
  gbox 44, 44
 endif
 gmove -271, -58
 gmove 218, 111
 if Leucht% <> 3
  gfill 44, 44, 0
 else
  gfill 44, 44, 1
  gbox 44, 44
 endif
 gmove -218, -111
 gupdate on
endp
```

C.2.2 Probandeninformation

Name: ________________

Gerät: ________________

Trainingscomputer

Zusammenfassung als „Gedächtnisstütze"

- Starten der Prozedur mit der Taste ENTER („Rücklauftaste"), Aktivieren des Geräts mit ESC
- Eingaben mit ENTER abschließen
- Gerät schaltet nach gewisser Zeit alleine ab (wieder aktivieren mit ESC)
- Dauer des Übens: Freitag bis Donnerstag, insgesamt ca. 50-60 Durchgänge, Nachbesprechung am 3. Termin
- **Behandlung von Unterzuckerungen hat Vorrang**
- **beim Ausgang mitnehmen**
- Reaktionstest: Pfeiltasten benutzen
  - mittleres Quadrat „aufgefüllt": *gegenseitig* reagieren
  - mittleres Quadrat „leer": *gleichseitig* reagieren

Diabetes Zentrum Mergentheim

➢ **Einsatz von Kleincomputern...**

- ... zur Erfassung der Hypoglykämiewahrnehmung
- ... zur Weiterentwicklung des „Hypo-Trainings"
- ... Erprobung neuer Trainingsinhalte/-methoden

➢ **Vorteil...**

Abfragen der Symptome im Alltag

➢ **Zielgruppe...**

DiabetikerInnen mit und ohne Hypoglykämiewahrnehmungsprobleme

➢ **mit dem Kleincomputer werden erfaßt...**

- ... Symptome
- ... Blutzuckerschätzungen und Meßdaten
- ... Aufmerksamkeits- und Konzentrationstests

Diabetes Zentrum Mergentheim

Mittleres Quadrat weiß ⇒ gleichsinnige Reaktion

(= Drücken der Pfeiltaste in der Richtung des am Rand weiß erscheinenden Quadrats)

Beispiele

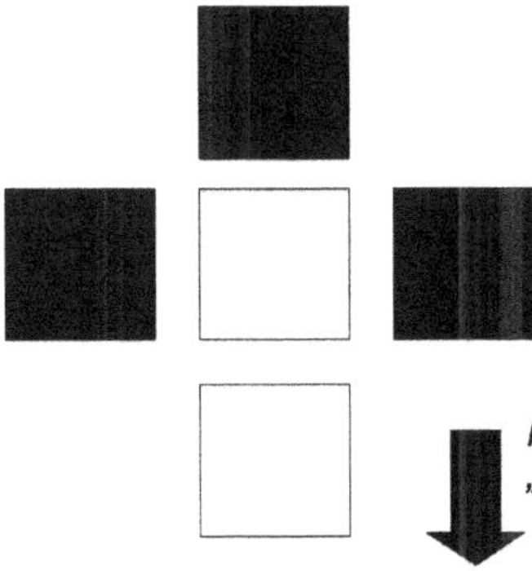

Richtige Reaktion:
„Pfeil nach unten“-Taste

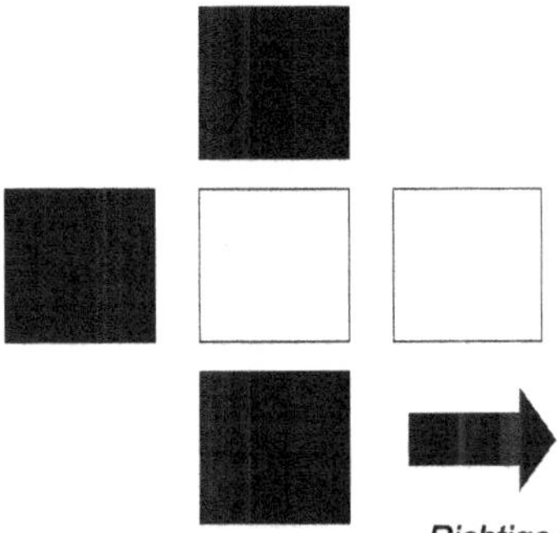

Richtige Reaktion:
„Pfeil nach rechts“-Taste

D Interventionsprogramm

D.1 Basisdokumentation

D.1.1 Medizinische Dokumentationsbögen

Diabetes Zentrum Mergentheim

Pumpengruppe

Formbogen zur **ärztlichen Anamnese (Aufnahme)** 1/3

(0) Pat.-Nr. ____________________
code

Allgemeine Daten

(1) Name ____________________
name$
(2) Station ____________________
station$
(3) Arzt ____________________
arzt$
(4) Geschlecht O weiblich 1 O männlich 2
geschlecht
(5) Alter (Jahre) ____________________
alter

Allgemeine diabetesbezogene Daten

(6) Diabetesdauer (Jahre) ____________________
ddauer
(7) Diabetestyp O Ia 1 O Ib 2
typ
(8) C-Komponente? O ja 1 O nein 0 O nicht eindeutig 2
ckomp

(9) Hba1c (%) ________
hba1cpat (wie vom Patienten mitgeteilt!)
(10) Wie oft bereits im DZM? ________
dzm

Bisherige Insulintherapie

(11) Falls **„Spritzentherapie"...**

(11a) bisherige Form der Insulintherapie
therapie
O ICT 1 O CIT 2 O BBK 3

(11b) Verwendete Insuline (Mehrfachnennung möglich)

hum. Altinsulin O ja 1
insnorm0
tier. Altins. O ja 1
instier0
Insulin Lispro O ja 1
inslis0
Monot./Ultrat. O ja 1
instard0

NPH-Insulin O ja 1
insnph0
Lenteinsulin O ja 1
inslente0
Insulin Aspart O ja 1
insasp0

(11c) Anzahl Injektionen per die ____________________
anzinj0
(11d) Durchschnitt der letzten zwei Tage:
Normalinsulin I.E. / die ________
normant0
Verzögerungsinsuline I.E. / die ________
nphant0

Diabetes Zentrum Mergentheim

Pumpengruppe

Formbogen zur ärztlichen Anamnese (Aufnahme) 2/3

(12) Falls **„Pumpentherapie"...**

(12a) Seit wann Pumpenträger: ______________
dauerpumpe

(12b) Welche Fabrikat momentan... O Disectronic 1 O Minimed 2 O andere 3
modell0
(12c) Insulin... O Normalinsulin 1 O Insulinanalogon (Lispro, Aspart) 2
csiiins0

(12d) Durchnitt der letzten beiden Tage... Bolus I.E. __________ Basalrate I.E. __________
bolus0 basal0

Diabetesbezogene Komplikationen (schwere Unterzuckerungen, Ketoazidosen; Hypertonus laut Patient)

(13a) Anzahl schwerer Unterzuckerungen mit Bewußtlosigkeit (Glukagon i.m., Glukose i.v.) **in den letzten 12 Monaten**?
ashyb120 Anzahl __________
(13c) mit Fremdhilfe?
ashyf120 Anzahl __________

(13a) Anzahl schwerer Unterzuckerungen (Glukagon i.m., Glukose i.v.) **seit Krankheitsbeginn**?
ashyb10 Anzahl __________
(13c) mit Fremdhilfe?
ashyf10 Anzahl __________

(14a) Leidet der Patient unter Hypoglykämiewahrnehmungsproblemen? O ja 1
O nein 0
ahywa0
(14b) Leidet der Patient unter einer Hypoglykämieängsten? O ja 1
O nein 0
ahyang0
(14c) Besteht eine Problematik nächtlicher schwerer Hypoglykämien? O ja 1
O nein 0
nocthypo0

Diabetes Zentrum Mergentheim

Pumpengruppe

Formbogen zur ärztlichen Anamnese (Aufnahme) 3/3

(14d) Bitte schätzen Sie die Hypoglykämiewahrnehmung des Patienten ein (Linie markieren)

Der Patient nimmt Unterzuckerungen...

gar nicht ... wahr. sehr gut

ahana Bitte ausmessen von links mit Null bis zur Markierung des Arztes/der Ärztin (in cm).

(15a) Anzahl schwerer Ketoazidosen seit Krankheitsbeginn (Hospitalisierung erforderlich) (lt. Patient)? ___________
keto0

(15b) Wann zuletzt Ketoazidose (Jahr): ___________
keto0jahr

(16) Hypertonus bekannt: ❍ ja 1 ❍ nein 0
hyper0

– Ende des Fragebogens zur ärztlichen Anamnese –
Danke

Diabetes Zentrum Mergentheim

Pumpengruppe

Formbogen zur **Entlassung** 1/2

(0) Pat.-Nr. Entlassdatum:
1 code

Allgemeine Daten

(1) Name ______________________
2 name$

(2) Station ______________
3 station$

(3) Arzt ______________
4 arzt$

Allgemeine biomedizinische Daten

(4) Größe (cm) ______________
5 groesse

(5) Gewicht (kg) (bei Aufnahme) ______________
6 gewicht0

(6) Gewicht (kg) (bei Entlassung) ______________
7 gewicht1

(7) RR1 (syst./diast.) ______ / ______
8 rr01sys rr01dia

(8) RR2 (syst./diast.) ______ / ______
9 r02sys rr02dia

(9) RR3 (syst./diast.) ______ / ______
10 r02sys rr02dia

(10a) 24-h-RR durchgeführt? ○ ja 1 ○ nein 2
11 rr024

(10b) falls (10a)=ja Nachtabsenkung (% syst./diast.) ______ / ______
12 r024sys rr024dia
keine 24h-RR beide Felder=.

(10c) falls (10a)=ja mittlerer Blutdruck (syst./diast.) ______ / ______
13 r0m24sys rr0m24dia
keine 24h-RR beide Felder=.

Labordaten

(11a) HbA1c (Aufn.) ______________
14 hba1c0

(12a) Chol. (Aufnahme) ______________
16 chol0

(13a) HDL (Aufnahme) ______________
18 hdl0

(14a) Trigl. (Aufnahme) ______________
20 trig0

(15a) Kreatinin. (Aufn.) ______________
22 krea0

(16a) Mikralb. (Aufn.) ______________
24 mikral0

(16b) Mirkoalb. (Entl.) ______________
25 mikral1

(11b) HbA1c (Entl.) ______________
15 hba1c1

(12b) Chol. (Entl.) ______________
17 chol1

(13b) HDL (Entlassung) ______________
19 hdl1

(14b) Trigl. (Entl.) ______________
21 trig1

(15b) Kreatinin. (Entl.) ______________
23 krea1

Diabetes Zentrum Mergentheim

Pumpengruppe

Formbogen zur **Entlassung** 2/2

(18) 24h-Sammelurin (.=nicht durchgeführt) ______
27 sammel0

Diabetische Folgeschäden

(19) Retinopathie O keine 0 O Grad I 1 O Grad 2 1 O Grad 3 3
28 rp0

(20) Nephropathie O keine 0 O Grad I 1 O Grad 2 2 O Grad 3 3 O Grad 4a 4
29 np0 O Grad 4b 5 O Grad 5 6

(21) Neuropathie (Stimmgabeltest), Vibrationsempfinden < 5/8 O ja 1 O nein 2
30 neurop0

(22) KHK O ja 1 O nein 2
31 khk0

(23) AVK O ja 1 O nein 2 Typ: ______
32 avk0

(24) Apoplex O ja 1 O nein 2
33 apo0

Medikamentöse Behandlung (außer Insulin)

(25) Antihypertensiva O ja 1 O nein 2
34 antihyp0

- O Betablocker 35 beta
- O ACE-Hemmer 36 ace
- O Calciumantagonisten 37 calc
- O Alphablocker 38 alpha

(26) ASS O ja 1 O nein 2
39 ass0

(27) Sonstige Medikation ______
40 stmed0$, keine=.

Komorbide Erkrankungen

(28a) Diagnose 1 ______
41 komorb01$, keine Diagnose=.

(28b) Diagnose 2 ______
42 komorb02$, keine Diagnose=.

(28c) Diagnose 3 ______
43 komorb03$, keine Diagnose=.

Akutkomplikationen während des Aufenthalts

(29a) Häufigkeit schwerer Unterzuckerungen (Glukose i.v., Glukagon i.m.)

Anzahl (in der Klinik) ______
44 shyint0in

Anzahl (während Freigang) ______
45 shyint0au

(29b) Anzahl nächtlicher Unterzuckerungen (BZ < 60 mg/dl zwischen 22:00 und 6:00) ______
46 nocthyint0

D.1.2 Patientenfragebogen

Dargestellt sind die eingesetzten Analogskalen zur Erfassung der Gefährlichkeit von Hypoglykämien, Angst vor Folgeerkrankungen bzw. Unterzuckerungen (Länge der Skala im Original: 15.5 cm) sowie der von den Patienten bearbeitete Bewertungsbogen.

Schwere Hypoglykämien sind... (bitte Linie markieren)

____

gänzlich ungefährlich — *sehr gefährlich*

Meine Angst vor Unterzuckerungen ist .... (bitte Linie markieren)

____

gering — *stark*

Meine Angst vor diabetischen Folgeschäden ist....
(bitte Linie markieren)

____

gering — *stark*

Diabetes Zentrum Mergentheim

Ihre Meinung ist uns wichtig.

Name: ______________________________

Uns interessiert sehr, wie Sie die Schulung "Hypoglykämie" in der Pumpengruppe beurteilen.

(1) Schulungsinhalte

(a) Wie sehr haben Sie die Schulungsinhalte interessiert

O O O O O O
sehr — überhaupt nicht

(b) Haben Sie Ihrer Meinung nach Neues dazugelernt?

O ja O nein

(c) Gab es Ihrer Meinung nach ein Thema, das zu kurz kam, etwas, das *ausführlicher* behandelt werden sollte?

____

____

(d) Gab es Ihrer Meinung nach ein Thema, das zuviel Raum einnahm, etwas, das *kürzer* behandelt werden sollte?

____

____

(2) Gestaltung der Schulung

Bitte beurteilen Sie....

(a) Materialien (Qualität der Folien usw.)	O sehr gut	O	O	O	O	O stark verbesserungsbedürftig
(b) Vortragsstil (z.B Verständlichkeit, "roter Faden".)	O sehr gut	O	O	O	O	O stark verbesserungsbedürftig
(c) Übungen (Arbeitsblätter, Kleincomputer.)	O sehr gut	O	O	O	O	O stark verbesserungsbedürftig

(3) Gesamtbeurteilung

(a) Wie würden Sie die Hypoglykämieschulung insgesamt beurteilen? Vergeben Sie bitte eine Note nach dem "Schulsystem" (1 = "sehr gut" bis 6 = "ungenügend"), Zwischennoten (z.B. 3,5 oder 3+) sind erlaubt.

Note: ______________

(b) Haben Ihnen die Gestaltung und die Inhalte der Schulung besser gefallen als Schulungen zum Thema "Hypoglykämie", die Sie bis jetzt besucht haben?

O ja O nein

D.2 Schulungscurricula Kontroll- und Interventionsgruppe

Auf den folgenden Seiten wird ein Überblick über die Gesamtcurricula der CSII-Gruppen (Kontrolle und Intervention) gegeben. Hypoglykämieschulung und Patientenbefragung (Fragebogen Basisdokumentation) sind durch Umrandung hervorgehoben.

Woche 1 (Kontrolle)

Montag (Aufnahmetag)	Dienstag	Mittwoch	Donnerstag	Freitag	Samstag	Sonntag
14:15-15:00 Bearbeitung der Patientenfragebögen	9:00-12:00 Basalratenberechnung	8:30-12:00 Anlegen der Insulinpumpe, Pumpentechnik	8:30-10:00 Katheter, Pflaster	10:15-11:45 Korrekturschemata		
15:00-16:45 Vorstellung Pumpenmodelle 16:45-18:00 Kennenlernrunde (gesamtes Behandler-team)	13:00-14:30 BE-Festlegung Protokollierung 14:30-17:30 Pumpentechnik Bolusberechnung	13:00-14:30 Pumpenalarme		14:00-14:30 Katheterwechsel unter Anleitung 14:30-15:30 Korrekturschemata - Übungen		
19:00-20:00 Vorstellung Pumpenmodelle	16:45-17:30 Korrekturschemata	16:45-17:30 Pumpenvisite	16:45-17:30 Pumpenvisite	16:45-17:30 Pumpenvisite	16:45-17:30 Pumpenvisite	16:45-17:30 Pumpenvisite

Woche 2 (Kontrolle)

Montag	Dienstag	Mittwoch	Donnerstag	Freitag	Samstag	Sonntag
	8:30-11:00 Fallbesprechungen	9:30-12:00 Sportanpassung	8:30-9:30 Besprechung Sportanpassung	10:15-11:00 Abschlussbesprechung, Nachbetreuung		
10:00-11:00 Azidosekorrektur	11:00-12:00 Hypoglykämieschulung	13:00-14:00 Pumpe und Alltag I	10:00-11:00 Pumpe und Alltag II	11:00-12:00 Hypoglykämieschulung		
13:00-16:00 Diätetik, Sportanpassung (Theorie)	13:30-15:00 Sportanpassung	15:30-16:30 Fallbesprechungen	14:30-15:30 Korrekturschemata	15:00-16:00 Azidosekorrektur		
16:45-17:30 Pumpenvisite	16:45-17:30 Pumpenvisite	16:45-17:30 Pumpenvisite, anschl. Gelegenheit zu Sportanpassung	16:45-17:30 Pumpenvisite	16:45-17:30 Pumpenvisite	16:45-17:30 Pumpenvisite	16:45-17:30 Pumpenvisite

Woche 1 (Intervention)

Montag	Dienstag	Mittwoch	Donnerstag	Freitag	Samstag	Sonntag
(Aufnahmetag)						
14:15-15:00 Bearbeitung der Patientenfragebögen	9:00-12:00 Basalratenberechnung	8:30-12:00 Anlegen der Insulin-pumpe, Pumpentechnik	8:30-10:00 Katheter, Pflaster	10:15-11:45 Korrekturschemata		
15:00-16:45 Vorstellung Pumpenmodelle	13:00-14:30 BE-Festlegung Protokollierung	13:00-14:30 Pumpenalarme		14:00-14:30 Katheterwechsel unter Anleitung		
16:45-18:00 Kennenlernrunde (gesamtes Behandler-team)	14:30-17:30 Pumpentechnik Bolusberechnung			14:30-16:30 Hypoglykämieschulung (Blocktermin 1)		
19:00-20:00 Vorst. Pumpenmodelle	16:45-17:30 Korrekturschemata	16:45-17:30 Pumpenvisite	16:45-17:30 Pumpenvisite	16:45-17:30 Pumpenvisite	16:45-17:30 Pumpenvisite	16:45-17:30 Pumpenvisite

Woche 2 (Intervention)

Montag	Dienstag	Mittwoch	Donnerstag	Freitag	Samstag	Sonntag
8:30-10:00 Korrekturschemata - Übungen	8:30-12:00 Fallbesprechungen	9:30-12:00 Sportanpassung	8:30-9:30 Besprechung Sportanpassung	10:15-11:00 Abschlussbesprechung, Nachbetreuung		
10:00-11:00 Azidosekorrektur	10:00-12:00 Hypoglykämieschulung (Blocktermin 2)	13:00-14:00 Pumpe und Alltag I	10:00-11:00 Pumpe und Alltag II	11:00-12:30 Hypoglykämieschulung (Blocktermin 3)		
13:00-16:00 Diätetik, Sportanpassung (Theorie)	13:30-15:00 Sportanpassung	15:30-16:30 Fallbesprechungen	14:30-15:30 Korrekturschemata	15:00-16:00 Azidosekorrektur		
16:45-17:30 Pumpenvisite	16:45-17:30 Pumpenvisite	16:45-17:30 Pumpenvisite, anschl. Gelegenheit zu Sportanpassung	16:45-17:30 Pumpenvisite	16:45-17:30 Pumpenvisite	16:45-17:30 Pumpenvisite	16:45-17:30 Pumpenvisite

PSYCHOPHYSIOLOGIE IN LABOR UND FELD

Herausgeber: Michael Myrtek und Jochen Fahrenberg

Band 1 Michael Marwitz: Psychophysiologische Aspekte der normotonen und der labil-hypertonen Blutdruckregulation. 1997.

Band 2 Beatrice Cadalbert: Die Psychophysiologie des niedrigen Blutdrucks: Kreislaufregulation, Lebensgewohnheiten und Beschwerden. 1997.

Band 3 Christoph Klein: The Post-Imperative Negative Variation in Schizophrenic Patients and Healthy Subjects. 1997.

Band 4 Daniel Lacher: Partnerschaft im Test. Psychologische und physiologische Untersuchungen an Paaren. 1997.

Band 5 Gertraud Kinne: Interaktives Monitoring von Myokardischämie. Psychophysiologische Zusammenhänge von Ischämie und Angina pectoris im Alltag von Koronarpatienten. 1997.

Band 6 Tanos Freiha: Sakkadische Augenbewegungen und Lidschläge bei cortikalen Läsionen. Die Neuropsychologie von Augenbewegungen – Vergleich von oculomotorischen Parametern bei Patienten mit cortikalen Läsionen mit Vorschulkindern, alten Menschen und einer Gruppe von Studenten. 1998.

Band 7 Andreas Hinz: Stabilität, Konsistenz, Kovariation und Spezifität in der Psychophysiologie. 1999.

Band 8 Cornelia Anna Pauls: Emotion und Persönlichkeit. 1999.

Band 9 Michael Myrtek / Friedrich Foerster / Georg Brügner (†): Freiburger Monitoring System (FMS). Ein Daten-Aufnahme- und Auswertungs-System für Untersuchungen im Alltag – Emotionale Beanspruchung, Körperlage, Bewegung, EKG – Subjektives Befinden – Verhalten. 2001.

Band 10 Christian Stiglmayr: Spannung und Dissoziation bei der Borderline-Persönlichkeitsstörung. 2003.

Band 11 Thomas Kubiak: Entwicklung und erste empirische Überprüfung eines stationären Interventionskonzepts zur Behandlung von Typ 1 Diabetikern mit Hypoglykämieproblemen. 2003.

Peter Lang · Europäischer Verlag der Wissenschaften

Christian Stiglmayr

Spannung und Dissoziation bei der Borderline-Persönlichkeitsstörung

Frankfurt/M., Berlin, Bern, Bruxelles, New York, Oxford, Wien, 2003.
XV, 265 S., zahlr. Abb. und Tab.
Psychophysiologie in Labor und Feld. Herausgegeben von Michael Myrtek und Jochen Fahrenberg. Bd. 10
ISBN 3-631-50462-4 · br. € 45.50*

Patientinnen mit einer Borderline-Persönlichkeitsstörung (BPD) berichten von aversiven Spannungszuständen, welche häufig mit dissoziativen Zuständen einher gehen. Der Autor stellt den em- pirischen Forschungsstand zu diesen Themen umfassend dar. Im empirischen Teil der Arbeit untersucht er den Verlauf dieser Spannungszustände und deren Zusammenhang mit dissoziativen Zuständen. Zu diesem Zweck erhielten Patientinnen mit einer BPS und Kontrollprobandinnen für 48 Stunden einen handheld-PC, welcher stündlich zur Einschätzung der fraglichen Parameter aufforderte. Die Ergebnisse belegen bei Borderline-Patientinnen ein erhöhtes Spannungsniveau, welches häufiger ausgelöst wird, schneller ansteigt und länger bestehen bleibt. Schließlich korrelieren Spannungszustände hoch signifikant mit dissoziativen Zuständen.

Aus dem Inhalt: Borderline-Persönlichkeitsstörung · Dialektisch-Behaviorale Therapie (DBT) · Dissoziation · Spannungszustände · Computergestützte Datenerfassung · Dissoziations-Spannungs-Skala akut (DSS-akut)

Frankfurt/M · Berlin · Bern · Bruxelles · New York · Oxford · Wien
Auslieferung: Verlag Peter Lang AG
Moosstr. 1, CH-2542 Pieterlen
Telefax 00 41 (0) 32 / 376 17 27

*inklusive der in Deutschland gültigen Mehrwertsteuer
Preisänderungen vorbehalten

Homepage http://www.peterlang.de

FSC
www.fsc.org
MIX
Papier | Fördert
gute Waldnutzung
FSC® C083411

Kolibri 360 GmbH
Ferdinand-Jühlke-Straße 7
99095 Erfurt, Deutschland
produktsicherheit@kolibri360.de

Druck:
CPI Druckdienstleistungen GmbH
im Auftrag der
Kolibri 360 GmbH
Ferdinand-Jühlke-Str. 7
99095 Erfurt